刘学春　王诗恒　王光涛 ——编著

名老中医 肝胆病 验方集萃

化学工业出版社
· 北京 ·

内 容 简 介

全国名老中医探历圣之源，综诸家之得，学验俱丰，拘古但不泥古，常用方、经验方创新多，临证常能力挽沉疴。为了继承、发展和弘扬全国名老中医治疗肝胆病的临床经验和学术思想，本书精选学术期刊网发表的相关论文，以病名为纲，方论为目，依次梳理，便于检索，希望能为广大临床医生、科研工作者和医学爱好者提供阅读、借鉴的系统资料。

图书在版编目（CIP）数据

名老中医肝胆病验方集萃／刘学春，王诗恒，王光涛编著．—北京：化学工业出版社，2021.10
ISBN 978-7-122-40019-2

Ⅰ．①名… Ⅱ．①刘… ②王… ③王… Ⅲ．①肝病（中医）-验方-汇编②胆病（中医）-验方-汇编 Ⅳ．①R289.51

中国版本图书馆 CIP 数据核字（2021）第 198792 号

责任编辑：张 蕾 王清颢　　　　　文字编辑：李 媛
责任校对：杜杏然　　　　　　　　　装帧设计：史利平

出版发行：化学工业出版社（北京市东城区青年湖南街 13 号　邮政编码 100011）
印　　装：三河市延风印装有限公司
710mm×1000mm　1/16　印张 20¼　字数 451 千字　2021 年 10 月北京第 1 版第 1 次印刷

购书咨询：010-64518888　　　　　　　售后服务：010-64518899
网　　址：http://www.cip.com.cn
凡购买本书，如有缺损质量问题，本社销售中心负责调换。

定　价：69.80元　　　　　　　　　　　　　　　　版权所有　违者必究

序言

古之方书有综合方书、方论、医方歌诀、单方验方，多以病名为始，下附诸方，一方一论，便于检索和使用。正如《肘后备急方》言，方书"使有病者得之，虽无韩伯休，家自有药；虽无封君达，人可为医"。自秦汉以降，专门记载和论述方剂的著作渐广，《黄帝内经》载方39首，《伤寒杂病论》中有药方113首。《伤寒杂病论》和《金匮要略》被称为方书之鼻祖。《五十二病方》《肘后备急方》《孙真人海上方》《备急千金药方》《外台秘要》《仙授理伤续断秘方》《华佗神方》等都是各历史时期验方效方之集成。验方效方，临床应用广泛，医之精髓所载。

今之国医博览历代圣贤之论，承家学之精华，结合现代医学之发展，临证数十载，发挥古意，创立新说，在肝心痛、肝炎、肝硬化、肝纤维化、黄疸、脂肪肝、肝囊肿、肝脓疡、肝吸虫病、肝衰竭、肝性血卟啉病、小儿肝母细胞瘤、胆囊炎、胆囊息肉、胆囊癌等肝胆病诊治方面积累了丰富的经验。

国之名老中医多从事临床工作数十年，在重点疾病的治疗上拥有丰富的经验，也积累了一些常用方和经验方，是当代中医临床医学成就的核心成果。对其深入研究会不断丰富中医的临床内容和内涵，促进中医临床疗效的提高，成为子孙后代继续学习的源泉。自2009年以来，国家卫生健康委员会和国家中医药管理局为加强对名老中医验方、效方和常用方的整理和研究，总结其治疗特定疾病的有效经验，作为中医临床研究的重中之重，制定了相关的政策和实施方案，为加速名老中医学术经验的活态传承工作开启了绿色通道。

肝胆病多是由病毒引起的感染性疾病，以肝炎及其并发症为主。我国是肝胆疾病的高发地区。仅由乙型肝炎病毒感染引起的慢性肝炎患者约有三千万，如果不采取积极的预防和治疗措施，很可能造成肝硬化、肝纤维化甚至肝癌等病变，严重威胁人民的健康。由于肝胆疾病具有复杂性、顽固性、反复性等特点，不易根治，成为临床的一大难题。《名老中医肝胆病验方集萃》一书广泛收集系统整理了三届国医大师、首届全国名中医、国家中医药管理局六批全国老中医药专家学术经验继承工作指导老师和各省市名老中医发表在学术期刊中有关治疗肝胆病学术经验，依据中医传统理论，以文献为依据，以验方为核心，以病名为经，以方名为纬，结合现代临床与家庭运用方药的特点，选择疗效可靠的方药。每类方药分列方名、药物组成、功能主治、用量用法（服法）、方剂来源（出处）和方解六部分内容，具有针对性强、实用性强的特点，便于医者和读者更好地研读和使用。

该书的编撰意义在于使研习者可以按病名随时查阅，并运用中医理论和中药学知识，掌握国医大师和名老中医治疗肝胆病的立方原则,理解其配伍规律,继承其学术经验,临证灵活化裁,加减运用,同时,还要能守正创立新方,以解决临床上千变万化的疾病治疗问题,更好地为临床治疗服务。

2021 年春

前言

  2002年，笔者刘学春、王光涛有缘侍诊恩师余瀛鳌教授左右，获益匪浅。从此，临证之时常常会使用余老亲授的治疗方法，屡试屡效，心中常怀感恩之念。2017年，有幸作为国家中医药管理局全国老中医药专家学术经验继承人正式拜余瀛鳌教授为师，再次得到恩师亲传倾囊相授，让笔者更加感受到弘扬名老中医学术思想责任的重要性。恩师常常告诫，既要多读书，又要广泛地吸纳各家的学术经验。因此，在梳理恩师诊治肝胆病学术经验的同时，笔者也对国医大师、全国名中医、全国老中医药专家学术经验继承工作指导老师，以及各省市自治区的地方名中医的相关经验进行整理和研究，从而编撰成册。

  本书以学术期刊发表的相关论文为资料来源，以病名为纲，证候为目，探索方源，注录方解，依次梳理，便于检索，客观地保持了各学术论文的科学性、权威性、先进性和临床实用性，希望为广大临床医生、科研工作者和医学爱好者提供阅读、借鉴的系统资料。

  本书在编撰过程中，对无方剂名称者，制定了"治疗"+"疾病名称"+"经验方"的命名原则，即"治疗××病的经验方"进行命名。方名之下列有药物组成、用量、适用证型、方解等。对于原始文献没有药物剂量者，在药物组成后备注"原方无剂量"。

  根据1993年国务院发布的《关于禁止犀牛角和虎骨贸易的通知》、2018年国务院发布《关于严格管制犀牛和虎及其制品经营利用活动的通知》以及2020年全国人大常委会在2月24日审议通过《关于全面禁止非法野生动物交易、革除滥食野生动物陋习、切实保障人民群众生命健康安全的决定》等相关规定，本书未收录含有犀牛角、穿山甲等国家禁止的动物药方剂。

  我们努力搜集最相关和最新发表的文献，引用具有重要临床价值的经典文献，以最大限度地纳入名中医肝胆疾病的验方。本书的编写原则是尊重原始文献的基础上加以补充说明，以丰富书的内涵，更适合当前中医药的临床实践。

  由于时间和精力有限，难免存在不足和疏漏，恳请同道批评、指正！

编著者

2021年8月

目 录

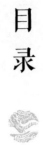

肝心痛 \\1
 柴胡疏肝散 \\1
 化肝煎 \\1
 小陷胸汤 \\2
 天麻钩藤饮 \\2
 一贯煎 \\2
 当归四逆汤 \\3

肝炎 \\4
 1.急性肝炎 \\4
  清肝汤 \\4
  茵陈汤、栀子柏皮汤、六一散合用化裁 \\4
  清营汤、茵陈汤合用化裁 \\5
  治疗急性肝炎的经验方 \\5
 2.黄疸型肝炎 \\6
  治疗黄疸型肝炎的经验方（一） \\6
  治疗黄疸型肝炎的经验方（二） \\6
  糯稻根代茶饮方 \\7
 3.病毒性肝炎 \\7
  茵陈四苓汤 \\7
  茵陈汤 \\7
  茵陈汤化裁 \\8
  生肖汤 \\8
  四逆散合柴胡疏肝散 \\9
  四君子汤 \\9
  一贯煎加减 \\10
  首乌汤 \\10
  柴平汤合茵陈汤 \\11

茵陈汤 \\11
柴芍六君子汤 \\12
一贯煎合补肝散 \\12
膈下逐瘀汤 \\13
四君子汤合金匮肾气丸 \\13
酸枣仁汤 \\13
茵陈栀子柏皮汤 \\14
益肝转阴汤 \\14
治疗病毒性肝炎的经验方（一） \\15
治疗病毒性肝炎的经验方（二） \\15
治疗病毒性肝炎的经验方（三） \\16
治疗病毒性肝炎的经验方（四） \\16
治疗病毒性肝炎的经验方（五） \\17

4.慢性肝炎 \\17

加味四逆温胆汤 \\17
甘露消毒丹 \\18
犀泽汤 \\18
茵草清化饮 \\19
精草补化汤 \\19
黄精滋养汤 \\20
沙苑补气汤 \\20
麻黄连翘茵陈剂 \\21
疏肝利胆方 \\21
清热利湿解毒退黄剂 \\22
清肝败毒饮 \\22
升山汤合茵陈汤加减 \\22
一贯煎（一） \\23
一贯煎（二） \\23
一贯煎合四君子汤 \\24
化肝解毒汤 \\24
治疗慢性肝炎的经验方（一） \\25
治疗慢性肝炎的经验方（二） \\25
治疗慢性肝炎的经验方（三） \\26
治疗慢性肝炎的经验方（四） \\26
治疗慢性肝炎的经验方（五） \\27
治疗慢性肝炎的经验方（六） \\27
治疗慢性肝炎的经验方（七） \\27

         治疗慢性肝炎的经验方（八） \\28
         治疗慢性肝炎的经验方（九） \\28
         治疗慢性肝炎的经验方（十） \\29
5. **慢性乙型肝炎** \\29
         逍遥散合四君子汤 \\29
         甘露消毒丹 \\30
         柴芍六君子汤 \\30
         一贯煎 \\31
         膈下逐瘀汤 \\31
         疏肝实脾汤 \\32
         疏肝调脾汤 \\32
         酸枣仁汤合一贯煎 \\33
         茵陈汤合藿朴二陈汤 \\33
         乙戊汤 \\34
         归芍四君子汤 \\34
         柴胡解毒汤（一） \\35
         柴胡鳖甲汤 \\35
         柴芩茵陈蒿汤 \\35
         柴胡解毒汤（二） \\36
         解毒扶正汤（一） \\36
         解毒扶正汤（二） \\37
         调控免疫方 \\37
         舒肝化癥汤 \\38
         扶正祛邪保肝汤 \\38
         四君子汤合四逆散合木金散加减 \\39
         化肝解毒汤 \\39
         益肝柴胡汤 \\40
         强肝汤（一） \\40
         强肝汤（二） \\41
         复肝宝 \\41
         茵陈汤合小柴胡汤 \\42
         四苓茵陈合剂 \\42
         不换金正气散合柴胡疏肝散 \\43
         甘露消毒丹 \\43
         茵陈汤 \\44
         慢性迁延型肝炎方 \\44
         茵蒲退黄饮 \\45

方名	页码
芪蒲饮	\\45
巴蒲饮	\\46
一贯车苓饮	\\46
肝脾疏络饮	\\46
肝积汤	\\47
柴芍六君子汤	\\47
解毒汤	\\48
一贯煎合逍遥汤	\\48
清肝健脾和胃方	\\49
疏肝健脾和胃方	\\49
一贯煎	\\50
逍遥散合异功散	\\50
茵陈栀子柏皮汤	\\51
治疗乙型肝炎病毒携带者经验方	\\51
治疗慢性乙型肝炎的经验方（一）	\\52
治疗慢性乙型肝炎的经验方（二）	\\52
治疗慢性乙型肝炎的经验方（三）	\\53
治疗慢性乙型肝炎的经验方（四）	\\53
治疗慢性乙型肝炎的经验方（五）	\\53
治疗慢性乙型肝炎的经验方（六）	\\54
治疗慢性乙型肝炎的经验方（七）	\\54
治疗慢性乙型肝炎的经验方（八）	\\55
治疗慢性乙型肝炎的经验方（九）	\\55
治疗慢性乙型肝炎的经验方（十）	\\56
治疗慢性乙型肝炎的经验方（十一）	\\56
治疗慢性乙型肝炎的经验方（十二）	\\57
治疗慢性乙型肝炎的经验方（十三）	\\57
治疗慢性乙型肝炎的经验方（十四）	\\58
治疗慢性乙型肝炎的经验方（十五）	\\58
治疗慢性乙型肝炎的经验方（十六）	\\58
治疗慢性乙型肝炎的经验方（十七）	\\59
治疗慢性乙型肝炎的经验方（十八）	\\59
治疗慢性乙型肝炎的经验方（十九）	\\60
治疗慢性乙型肝炎的经验方（二十）	\\60
治疗慢性乙型肝炎的经验方（二十一）	\\61
治疗慢性乙型肝炎的经验方（二十二）	\\61
治疗慢性乙型肝炎的经验方（二十三）	\\62
治疗慢性乙型肝炎的经验方（二十四）	\\62

治疗慢性乙型肝炎的经验方（二十五）　　\\62
　　治疗慢性乙型肝炎的经验方（二十六）　　\\63
　　治疗慢性乙型肝炎的经验方（二十七）　　\\63
　　治疗慢性乙型肝炎的经验方（二十八）　　\\64
　　治疗慢性乙型肝炎的经验方（二十九）　　\\64
　　治疗慢性乙型肝炎的经验方（三十）　　　\\65
　　治疗慢性乙型肝炎的经验方（三十一）　　\\65
　　治疗慢性乙型肝炎的经验方（三十二）　　\\65
　　治疗慢性乙型肝炎的经验方（三十三）　　\\66

6. 重型乙型肝炎　　\\66
　　治疗重型乙型肝炎的经验方（一）　　\\66
　　治疗重型乙型肝炎的经验方（二）　　\\67

7. 慢性乙型肝炎伴脂肪肝　　\\67
　　治疗慢性乙型肝炎伴脂肪肝的经验方　　\\67

8. 慢性乙型肝炎胁痛　　\\68
　　四逆散　　\\68
　　龙胆泻肝汤　　\\68
　　泄青丸　　\\69

9. 慢性乙型肝炎伴病毒相关性肾炎　　\\69
　　治疗慢性乙型肝炎伴病毒相关性肾炎的经验方　\\69
　　补肾祛邪方　　\\70

10. 慢性乙型肝炎伴不寐　　\\71
　　治疗慢性乙型肝炎伴不寐的经验方（一）　　\\71
　　治疗慢性乙型肝炎伴不寐的经验方（二）　　\\71

11. 慢性丙型肝炎　　\\72
　　四君子汤加减　　\\72
　　治疗慢性丙型肝炎的经验方　　\\72

12. 慢性活动性肝炎　　\\72
　　和肝汤　　\\72
　　清暑益气汤合水牛角地黄汤　　\\73
　　治疗慢性活动性肝炎的经验方（一）　　\\73
　　治疗慢性活动性肝炎的经验方（二）　　\\74
　　清肝解毒汤　　\\74

13. 脂肪性肝炎　　\\75
　　降脂理肝汤（一）　　\\75
　　降脂理肝汤（二）　　\\75

14. 重症肝炎 \\76
    治疗重症肝炎的经验方（一） \\76
    治疗重症肝炎的经验方（二） \\77
    治疗重症肝炎的经验方（三） \\77
15. 重症肝炎黄疸 \\78
    治疗重症肝炎黄疸的经验方（一） \\78
    治疗重症肝炎黄疸的经验方（二） \\78
    治疗重症肝炎黄疸的经验方（三） \\79
16. 自身免疫性肝炎 \\79
    柴胡疏肝散 \\79
    茵陈五苓散 \\80
    柴胡疏肝散 \\80
    柴胡疏肝散和茵陈汤 \\81
    治疗自身免疫性肝炎的经验方（一） \\81
    治疗自身免疫性肝炎的经验方（二） \\82
    自身免疫性肝炎合并肝硬化肝囊肿经验方 \\82
17. 淤胆型肝炎 \\83
    疏肝胆安汤（一） \\83
    疏肝胆安汤（二） \\83
18. 黄疸型肝炎 \\84
    茵陈汤 \\84
19. EB病毒感染性肝炎 \\84
    治疗EB病毒感染性肝炎的经验方 \\84

肝硬化 \\86

1. 各证型肝硬化 \\86
    一贯煎（一） \\86
    一贯煎（二） \\86
    附丹鸡黄精汤 \\87
    和肝汤 \\87
    柴胡活络汤 \\88
    柴胡鳖甲汤 \\88
    疏肝消积丸 \\89
    消积1号方 \\89
    化浊解毒清肠方 \\89
    清肝方 \\90
    软肝煎 \\90

治疗肝硬化药对	\\91
逍遥散	\\91
调气和血汤	\\92
胆胰合症方（一）	\\92
胆胰合症方（二）	\\93
真武汤合五苓散	\\93
乙癸同源饮	\\94
圈龙汤加强肝汤	\\94
调气活血方	\\95
桃红化浊汤	\\95
桑明合剂合疏肝化瘀汤	\\96
软肝饮	\\96
治疗各证型肝硬化的经验方（一）	\\97
治疗各证型肝硬化的经验方（二）	\\97
治疗各证型肝硬化的经验方（三）	\\98
治疗各证型肝硬化的经验方（四）	\\98
治疗各证型肝硬化的经验方（五）	\\98
治疗各证型肝硬化的经验方（六）	\\99
治疗各证型肝硬化的经验方（七）	\\99
治疗各证型肝硬化的经验方（八）	\\100
治疗各证型肝硬化的经验方（九）	\\100
治疗各证型肝硬化的经验方（十）	\\101
治疗各证型肝硬化的经验方（十一）	\\101
治疗各证型肝硬化的经验方（十二）	\\102
治疗各证型肝硬化的经验方（十三）	\\102
治疗各证型肝硬化的经验方（十四）	\\102
治疗各证型肝硬化的经验方（十五）	\\103
治疗各证型肝硬化的经验方（十六）	\\103
2.早期肝硬化	**\\104**
理肝健脾合剂方	\\104
治疗早期肝硬化的经验方（一）	\\104
治疗早期肝硬化的经验方（二）	\\105
治疗早期肝硬化的经验方（三）	\\105
治疗早期肝硬化的经验方（四）	\\106
3.慢性肝炎肝硬化	**\\106**
柴胡疏肝散	\\106
解毒软肝方	\\107

肝八味　　　　　　　　　　\\107
　　龙柴方　　　　　　　　　　\\108
　　治疗慢性肝炎肝硬化的经验方　\\108
4.肝硬化活动期　　　　　　　\\109
　　解毒软肝方　　　　　　　　\\109
5.原发性胆汁性肝硬化　　　　\\109
　　猪苓汤　　　　　　　　　　\\109
　　参灵颐肝汤　　　　　　　　\\110
　　补中益气汤　　　　　　　　\\110
6.酒精性肝硬化　　　　　　　\\111
　　治疗酒精性肝硬化经验方　　\\111
7.肝硬化腹水　　　　　　　　\\111
　　保肝降酶饮　　　　　　　　\\111
　　疏凿饮子　　　　　　　　　\\112
　　疏肝开肺方　　　　　　　　\\113
　　软坚护肝方　　　　　　　　\\113
　　苍牛防己汤　　　　　　　　\\113
　　一贯煎合鳖甲煎　　　　　　\\114
　　软肝方　　　　　　　　　　\\114
　　消水汤　　　　　　　　　　\\115
　　柴胡疏肝散和胃苓汤　　　　\\115
　　疏肝健脾活瘀利水方　　　　\\116
　　清肝健脾利水方　　　　　　\\116
　　附子理中丸合五苓散　　　　\\117
　　一贯煎合猪苓汤　　　　　　\\117
　　健脾消肿汤（一）　　　　　\\117
　　健脾消肿汤（二）　　　　　\\118
　　五苓散　　　　　　　　　　\\118
　　四君子汤合自拟抗纤软肝方　\\119
　　腹水期自拟方　　　　　　　\\119
　　养阴益气活血利水汤　　　　\\120
　　五苓散（一）　　　　　　　\\121
　　五苓散（二）　　　　　　　\\121
　　苍黄防己汤　　　　　　　　\\122
　　理中汤　　　　　　　　　　\\122
　　真武汤　　　　　　　　　　\\122
　　桂枝附子汤　　　　　　　　\\123

治疗肝硬化腹水的经验方（一）　　\\123
　　　治疗肝硬化腹水的经验方（二）　　\\124
　　　治疗肝硬化腹水的经验方（三）　　\\124
　　　治疗肝硬化腹水的经验方（四）　　\\125
　　　治疗肝硬化腹水的经验方（五）　　\\125
　　　治疗肝硬化腹水的经验方（六）　　\\126
　　　治疗肝硬化腹水的经验方（七）　　\\126
　　　治疗肝硬化腹水的经验方（八）　　\\127
　　　治疗肝硬化腹水的经验方（九）　　\\127
　　　治疗肝硬化腹水的经验方（十）　　\\128
　　　治疗肝硬化腹水的经验方（十一）　\\128
　　　治疗肝硬化腹水的经验方（十二）　\\128
　　　治疗肝硬化腹水的经验方（十三）　\\129
　8.肝硬化胸水　　　　　　　　　　　\\130
　　　治疗肝硬化胸水的经验方（一）　　\\130
　　　治疗肝硬化胸水的经验方（二）　　\\130
　9.肝硬化黄疸　　　　　　　　　　　\\131
　　　药浴方　　　　　　　　　　　　\\131
　　　治疗肝硬化黄疸的经验方　　　　\\131

脂肪肝　　　　　　　　　　　　　　\\132

　1.非酒精性脂肪肝　　　　　　　　　\\132
　　　大柴胡汤　　　　　　　　　　　\\132
　　　调脂化浊丸　　　　　　　　　　\\132
　　　当归白芍散　　　　　　　　　　\\133
　　　肝脂溶颗粒　　　　　　　　　　\\133
　　　慢迁肝方　　　　　　　　　　　\\134
　　　四生汤　　　　　　　　　　　　\\134
　　　化浊解毒护肝方　　　　　　　　\\135
　　　疏肝降脂煎　　　　　　　　　　\\135
　　　清肝降脂煎　　　　　　　　　　\\136
　　　脾虚肝郁方　　　　　　　　　　\\136
　　　健脾去脂方　　　　　　　　　　\\137
　　　柴胡疏肝散　　　　　　　　　　\\137
　　　血府逐瘀汤合二陈汤　　　　　　\\138
　　　滋水清肝饮　　　　　　　　　　\\138
　　　痛泻要方　　　　　　　　　　　\\139

二陈汤合四逆散	\\139
平胃散合慢迁肝方	\\140
祛痰活血汤	\\140
清肝活血饮	\\141
消脂保和汤	\\142
健脾疏肝降脂汤	\\142
疏肝降脂汤	\\143
护肝降脂汤	\\143
芪茵茶方	\\144
柴胡疏肝散	\\144
消脂合剂	\\145
当归白芍散	\\145
消脂肝方	\\146
疏肝降浊方	\\146
茵陈汤	\\147
化浊降脂汤	\\147
化痰调脂方	\\148
疏肝健脾汤	\\148
柴胡疏肝散	\\149
二陈汤	\\149
藿朴夏苓汤	\\150
水红花子汤	\\150
黄连温胆汤合四苓汤	\\151
治疗脂肪肝的经验方（一）	\\152
治疗脂肪肝的经验方（二）	\\152
治疗脂肪肝的经验方（三）	\\153
治疗脂肪肝的经验方（四）	\\153
治疗脂肪肝的经验方（五）	\\154
治疗脂肪肝的经验方（六）	\\154
治疗脂肪肝的经验方（七）	\\155
治疗脂肪肝的经验方（八）	\\155
治疗脂肪肝的经验方（九）	\\156
治疗脂肪肝的经验方（十）	\\156
治疗脂肪肝的经验方（十一）	\\157
治疗脂肪肝的经验方（十二）	\\157
治疗脂肪肝的经验方（十三）	\\158
治疗脂肪肝的经验方（十四）	\\158
治疗脂肪肝的经验方（十五）	\\159

治疗脂肪肝的经验方（十六） \\159
治疗脂肪肝的经验方（十七） \\160
脂肪肝茶饮方 \\160
消脂益肝汤 \\161
导痰汤合血府逐瘀汤 \\161
泽荷楂曲汤 \\162
温肾健脾消脂汤 \\162
培中除湿汤 \\162
降脂理肝汤 \\163
小柴胡汤合温胆汤 \\163
治疗脂肪肝的经验方（十八） \\164
治疗脂肪肝的经验方（十九） \\165
治疗脂肪肝的经验方（二十） \\165
治疗脂肪肝的经验方（二十一） \\166
治疗脂肪肝的经验方（二十二） \\166
治疗脂肪肝的经验方（二十三） \\167
治疗脂肪肝的经验方（二十四） \\167
治疗脂肪肝的经验方（二十五） \\168
治疗脂肪肝的经验方（二十六） \\168
治疗脂肪肝的经验方（二十七） \\169

2. 酒精性脂肪肝 \\169
二陈汤 \\169
消脂护肝片 \\170
治疗酒精性脂肪肝的经验方（一） \\170
治疗酒精性脂肪肝的经验方（二） \\171

3. 脂肪肝合并高血压 \\171
五积方 \\171

4. 肝炎后脂肪肝 \\172
治疗肝炎后脂肪肝的经验方（一） \\172
治疗肝炎后脂肪肝的经验方（二） \\172
治疗肝炎后脂肪肝的经验方（三） \\173
治疗肝炎后脂肪肝的经验方（四） \\173

5. 急性黄疸型肝炎（恢复期）伴脂肪肝 \\173
治疗急性黄疸型肝炎（恢复期）
伴脂肪肝的经验方 \\173

6. 脂肪肝、胆囊炎 \\174
治疗脂肪肝、胆囊炎的经验方（一） \\174

治疗脂肪肝、胆囊炎的经验方（二）　　\\174
7.脂肪肝合并冠心病　　\\175
　　治疗脂肪肝合并冠心病的经验方　　\\175

肝纤维化　　\\176

　　和肝汤　　\\176
　　养血柔肝丸合一贯煎　　\\176
　　养宗养血柔肝丸　　\\177
　　柴胡疏肝散　　\\177
　　和肝通络汤　　\\178
　　和肝通络汤合青金丹香饮　　\\178
　　桃红化浊汤　　\\179
　　益肝抗纤方　　\\179
　　灵甲胶囊　　\\180
　　滋肾养肝方　　\\180
　　七味化纤汤　　\\181
　　甘露消毒丹　　\\181
　　柴芍六君汤　　\\182
　　柴胡疏肝散　　\\182
　　桂枝茯苓丸　　\\183
　　理冲汤　　\\183
　　保肝宁　　\\183
　　雄芍汤　　\\184
　　桑明合剂合四逆散　　\\184
　　治疗肝纤维化的经验方（一）　　\\185
　　治疗肝纤维化的经验方（二）　　\\185
　　治疗肝纤维化的经验方（三）　　\\186
　　治疗肝纤维化的经验方（四）　　\\186
　　治疗肝纤维化的经验方（五）　　\\187
　　治疗肝纤维化的经验方（六）　　\\187
　　治疗肝纤维化的经验方（七）　　\\188
　　治疗肝纤维化的经验方（八）　　\\188
　　治疗肝纤维化的经验方（九）　　\\189
　　治疗肝纤维化的经验方（十）　　\\189
　　治疗肝纤维化的经验方（十一）　　\\190
　　治疗肝纤维化的经验方（十二）　　\\190
　　治疗肝纤维化的经验方（十三）　　\\191

治疗肝纤维化的经验方（十四）　　\\191
　　治疗酒精性肝纤维化的经验方　　\\192
　　软肝散　　\\192

肝损伤　　\\194

　　和肝汤　　\\194
　　戊己饮3号方　　\\194
　　柴胡疏肝散　　\\195
　　保肝益胃合剂　　\\195
　　肝胃合剂　　\\196
　　参灵颐肝汤　　\\196
　　茵陈汤合平胃散　　\\197
　　疏肝解郁方　　\\197
　　龙胆泻肝汤　　\\198
　　归芍四君子汤　　\\198
　　治疗肝损伤的经验方（一）　　\\199
　　治疗肝损伤的经验方（二）　　\\199
　　治疗肝损伤的经验方（三）　　\\200
　　治疗肝损伤的经验方（四）　　\\200
　　治疗严重药物性肝损伤经验方　　\\201

肝囊肿　　\\202

　　三鸡汤　　\\202
　　疏肝消囊汤　　\\203
　　逍遥散合五苓散　　\\203
　　治疗肝囊肿的经验方　　\\204

肝脓肿　　\\205

　　大柴胡汤　　\\205
　　治疗肝脓肿的经验方（一）　　\\205
　　治疗肝脓肿的经验方（二）　　\\206
　　清营汤　　\\206

肝癌　　\\208

　　参桃软肝方　　\\208
　　茵陈蒿汤合小柴胡汤　　\\208
　　下瘀血汤（一）　　\\209

下瘀血汤（二） \\209
槲芪方 \\209
参芪苓蛇汤 \\210
真武汤 \\210
下瘀血汤（三） \\211
茵陈五苓散合下瘀血汤 \\211
龙胆泻肝汤合十灰散 \\212
甘露消毒丹 \\212
扶正化瘀解毒汤 \\213
甲乙煎 \\213
柴胡疏肝散合茵陈汤 \\214
肝癌方 \\214
肝复乐 \\215
化肝解毒汤 \\215
四君子汤 \\216
健脾解毒方 \\216
大柴胡汤 \\217
益气软肝方 \\217
治疗肝癌的经验方（一） \\218
治疗肝癌的经验方（二） \\218
治疗肝癌的经验方（三） \\218
治疗肝癌的经验方（四） \\219
治疗肝癌的经验方（五） \\219
治疗肝癌的经验方（六） \\220
治疗肝癌的经验方（七） \\220
治疗肝癌的经验方（八） \\221
治疗肝癌的经验方（九） \\221
治疗肝癌的经验方（十） \\222
治疗肝癌的经验方（十一） \\222

妊娠期肝病 \\223

治疗妊娠期肝病的经验方 \\223

妊娠期肝内胆汁淤积症 \\224

生地黄四物汤 \\224
外洗方 \\224

慢性肝病合并瘤及瘤样增生 \\226

    治疗慢性肝病合并瘤及瘤样增生的经验方 \\226
    慢性肝炎合并卵巢囊肿基本方 \\226

肝豆状核变性 \\227

    大黄黄连泻心汤 \\227
    治疗肝豆状核变性的经验方（一） \\227
    治疗肝豆状核变性的经验方（二） \\228
    治疗肝豆状核变性的经验方（三） \\228

甲亢合并肝损害 \\229

    治疗甲亢合并肝损害的经验方 \\229

肝衰竭 \\230

    蘡薁合剂 \\230
    至宝牛黄合清宫汤 \\230
    清化逐水汤 \\231
    茵陈术附汤（一） \\231
    增液承气汤 \\232
    茵陈术附汤（二） \\232
    茵虎颗粒 \\233
    退黄灌肠液 \\233
    治疗肝衰竭的经验方（一） \\234
    治疗肝衰竭的经验方（二） \\234

肝吸虫病 \\236

    肝吸虫一号方 \\236
    肝吸虫二号方 \\236

肝阳虚 \\237

    乌梅丸 \\237
    温肝汤 \\237

肝气虚 \\238

    黄芪补肝汤 \\238

肝肾虚寒 \\239
  治疗肝肾虚寒的经验方 \\239

肝性血卟啉病 \\240
  茵虎汤 \\240

肝硬化低蛋白血症 \\241
  治疗肝硬化低蛋白血症的经验方 \\241

肝血管瘤 \\242
  红花十二味丸 \\242

肝结石 \\243
  治疗肝结石的经验方 \\243

乳儿肝炎综合征 \\244
  治疗乳儿肝炎综合征的经验方 \\244

小儿肝母细胞瘤 \\245
  升血汤(一) \\245
  升血汤(二) \\245

肝风内动 \\247
  治疗肝风内动的经验方(一) \\247
  治疗肝风内动的经验方(二) \\247
  治疗肝风内动的经验方(三) \\248

胁痛 \\249
  治疗胁痛的经验方 \\249

黄疸 \\250
  茵陈汤(一) \\250
  茵陈汤(二) \\250
  茵陈汤(三) \\251
  茵陈蒿汤(一) \\251
  茵陈蒿汤(二) \\251
  茵陈蒿汤合龙胆泻肝汤 \\252

蒿芩清胆汤 \\252
　　茵陈术附汤 \\253
　　花参降酶汤合退黄甲方 \\253
　　滋肾养肝方 \\254
　　凉血茵陈合剂 \\254
　　茵陈四苓汤 \\255
　　肝瘟汤 \\255
　　大柴胡汤 \\255
　　虎贯茵黄清肝饮 \\256
　　治疗黄疸的经验方（一） \\256
　　治疗黄疸的经验方（二） \\257
　　治疗黄疸的经验方（三） \\257
　　治疗黄疸的经验方（四） \\258
　　治疗黄疸的经验方（五） \\258
　　治疗黄疸的经验方（六） \\258
　　治疗黄疸的经验方（七） \\259
　　治疗黄疸的经验方（八） \\259
　　治疗黄疸的经验方（九） \\260
　　治疗黄疸的经验方（十） \\260
　　治疗黄疸的经验方（十一） \\260
　　治疗黄疸的经验方（十二） \\261
　　治疗黄疸的经验方（十三） \\261
　　治疗黄疸的经验方（十四） \\262
　　治疗黄疸的经验方（十五） \\262

黑疸 \\264
　　治疗黑疸的经验方 \\264

风疸 \\265
　　治疗风疸的经验方 \\265

胃癌肝转移 \\266
　　治疗胃癌肝转移的经验方 \\266

胰腺癌肝转移 \\267
　　治疗胰腺癌肝转移的经验方 \\267

妊娠肝功能损害 \\268
  保肝护胎方 \\268

胆囊炎 \\269
  和肝汤 \\269
  疏肝汤 \\269
  理气胆通汤 \\270
  小柴胡汤 \\270
  柴胡疏肝散 \\271
  柴胡疏肝散合五金汤 \\271
  五金散合柴胡疏肝散 \\272
  养肝柔肝汤 \\272
  治疗胆囊炎的经验方（一） \\273
  治疗胆囊炎的经验方（二） \\273
  治疗胆囊炎的经验方（三） \\274
  治疗胆囊炎的经验方（四） \\274
  治疗胆囊炎的经验方（五） \\275
  治疗胆囊炎的经验方（六） \\275
  治疗胆囊炎的经验方（七） \\276

胆囊息肉样病变 \\277
  治疗胆囊息肉样病变的经验方 \\277

胆囊癌 \\278
  养肝柔肝汤 \\278
  胆宁汤合四君子汤 \\278

胆道癌 \\280
  治疗胆道癌的经验方（一） \\280
  治疗胆道癌的经验方（二） \\280

胆囊切除术后综合征 \\282
  芪芩乌贝汤合左金丸 \\282

胆道蛔虫症 \\283
  治疗胆道蛔虫症的经验方 \\283

胆胀 \\284
    归芍运脾汤 \\284

胆石症 \\285
    利胆消胀汤 \\285
    肝管溶石方 \\285
    柴胡疏肝散合茵陈汤 \\286
    靖胆丸 \\286
    五金散 \\286
    四金二胡汤 \\287
    养肝利胆汤 \\287
    当归补血汤合白芍甘草汤 \\288
    胆宁汤合四君子汤 \\288
    养肝柔肝汤 \\289
    十二味疏肝利胆冲剂 \\289
    疏肝利胆溶石汤 \\290
    治疗胆石症的经验方（一） \\290
    治疗胆石症的经验方（二） \\291
    治疗胆石症的经验方（三） \\291
    治疗胆石症的经验方（四） \\292
    治疗胆石症的经验方（五） \\292
    治疗胆石症的经验方（六） \\293

参考文献 \\294

肝心痛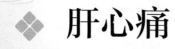

柴胡疏肝散

【药物组成】陈皮 10g，柴胡 10g，川芎 8g，香附 10g，枳壳 6g，郁金 10g，白芍 10g，甘草 5g，鸡血藤 15g，茯神 10g，石菖蒲 10g，延胡索 10g。

【功能主治】疏肝行气，活血止痛，宁心安神。适用于肝气郁结型肝心痛。

【用量用法】水煎服，每日 1 剂，早晚分服。

【出处】路志正.肝心痛证治[J].北京中医，1994（1）：17-20.

【方解】本方为首届国医大师、全国老中医药专家学术经验继承工作指导老师路志正教授治疗肝心痛的经验方。"肝心痛"是中医病名，首见于《黄帝内经·灵枢·厥病》，描述为："厥心痛，色苍苍如死状，终日不得太息，肝心痛也。"肝主疏泄、谋虑，藏血、藏魂，主筋，为罢极之本；若情志过激或抑郁，劳伤虚损，六淫邪客等致气血逆乱，肝（胆）功能失调，筋脉失于濡养，心脉挛急而引起心痛者，则称之为"肝心痛"。肝心痛的临床表现与心、肝经经络走行及生理功能有关。方中以柴胡功善疏肝解郁为君药。香附理气疏肝而止痛，川芎活血行气以止痛，二药相合，助柴胡以解肝经之郁滞，并增行气活血止痛之效，共为臣药。陈皮、枳壳、郁金共行理气行滞；鸡血藤活血通络；延胡索活血行气止痛；茯神、石菖蒲共行开窍豁痰，宁心安神；白芍、甘草共行养血柔肝，缓急止痛，均为佐药。甘草调和诸药，为使药。诸药相合，共奏疏肝行气、活血止痛、宁心安神之功。

化肝煎

【药物组成】陈皮 10g，青皮 6g，牡丹皮 10g，白芍 10g，焦栀子 10g，泽泻 8g，土贝母 5g，蒲黄^{包煎} 10g，五灵脂^{包煎} 10g，木瓜 10g，降香 3g，甘草 10g。

【功能主治】疏肝破气，清泄肝火，消积解郁。适用于肝气横逆型肝心痛。

【用量用法】水煎服，每日 1 剂，早晚分服。

【出处】路志正.肝心痛证治[J].北京中医，1994（1）：17-20.

【方解】本方为首届国医大师、全国老中医药专家学术经验继承工作指导老师路志正教授治疗肝心痛的经验方。方中青皮、陈皮疏肝破气，消积解郁；牡丹皮、焦栀子清热凉血，活血散瘀；白芍苦酸，柔肝止痛，平抑肝阳；土贝母苦寒，清热化痰，润肺止咳；泽泻甘淡微寒，性主沉降，引药下行，利小便，导火外泄；蒲黄、五灵脂、降香共行活血化瘀，通络止痛；木瓜舒筋活络；甘草调和药性。诸药合用，则肝气得舒，肝火清泄，气顺不逆而病证自愈。

小陷胸汤

【药物组成】黄连 5g，半夏 10g，全瓜蒌 10g，青黛^{包煎}10g，石菖蒲 10g，郁金 10g，僵蚕 6g，天竺黄 10g，胆南星 6g，紫苏子^{包煎}10g。

【功能主治】化痰通络，宽胸散结，清热利湿。适用于肝火夹痰型肝心痛。

【用量用法】水煎服，每日 1 剂，早晚分服。

【出处】路志正.肝心痛证治[J].北京中医，1994（1）17-20.

【方解】本方为首届国医大师、全国老中医药专家学术经验继承工作指导老师路志正教授治疗肝心痛的经验方。方中全瓜蒌甘寒，清热涤痰，宽胸散结，用时先煮，意在"以缓治上"，通胸膈之痹。臣以黄连苦寒泄热除痞，半夏辛温化痰散结。佐以郁金、天竺黄、胆南星、紫苏子、僵蚕、石菖蒲共行清热利湿，化痰散结；青黛清热解毒，凉血消斑，泻火定惊。全方共奏化痰通络，宽胸散结，清热利湿之功。

天麻钩藤饮

【药物组成】天麻 10g，钩藤^{后下}10g，生石决明 10g，栀子 10g，黄芩 10g，川牛膝 10g，杜仲 10g，益母草 15g，桑寄生 10g，何首乌 10g，朱茯神 10g。

【功能主治】平肝息风，清肝降火，活血利水。适用于肝风内动型肝心痛。

【用量用法】水煎服，每日 1 剂，早晚分服。

【出处】路志正.肝心痛证治[J].北京中医，1994（1）17-20.

【方解】本方为首届国医大师、全国老中医药专家学术经验继承工作指导老师路志正教授治疗肝心痛的经验方。方中天麻、钩藤平肝息风，为君药。生石决明咸寒质重，功平肝潜阳，并除热明目，与君药合用，加强平肝息风之力；川牛膝引血下行，并活血利水，共为臣药。杜仲、桑寄生补益肝肾以治本；栀子、黄芩清肝降火，以折其亢阳；益母草合川牛膝活血利水，有利于平降肝阳；何首乌、朱茯神共行宁心安神，均为佐药。全方共奏平肝息风，清肝降火，活血利水之功。

一贯煎

【药物组成】北沙参 10g，麦冬 10g，当归 10g，生地黄 15g，枸杞子 10g，川楝子 6g，白芍 10g，山茱萸 12g，牡丹皮 10g，蒺藜 10g，丹参 18g，僵蚕 6g，龟甲^{先煎}15g。

【功能主治】滋阴柔肝，滋养肺胃，柔肝止痛。适用于肝肾阴虚型肝心痛。

【用量用法】水煎服，每日1剂，早晚分服。

【出处】路志正.肝心痛证治[J].北京中医，1994（1）：17-20.

【方解】本方为首届国医大师、全国老中医药专家学术经验继承工作指导老师路志正教授治疗肝心痛的经验方。方中生地黄滋阴养血，补益肝肾，为君药，内寓滋水涵木之意。当归、枸杞子共行养血滋阴柔肝；北沙参、麦冬共行滋养肺胃，养阴生津，意在佐金平木，扶土制木，四药共为臣药。佐以少量川楝子，疏肝泄热，理气止痛，复其条达之性，该药性虽苦寒，但与大量甘寒滋阴养血药相配伍，则无苦燥伤阴之弊。白芍养阴柔肝止痛；牡丹皮、丹参共行活血化瘀；蒺藜平肝解郁；山茱萸补肾阳；龟甲滋阴降火；僵蚕息风止痉，祛风止痛，化痰散结。诸药合用，使肝体得养，肝气得舒，则诸症可解。全方共奏滋阴柔肝，滋养肺胃，柔肝止痛之功。

当归四逆汤

【药物组成】当归10g，桂枝10g，白芍12g，细辛^{后下}3g，通草10g，甘草6g，大枣1枚，薤白10g，吴茱萸3g，麝香^{分冲}0.06g。

【功能主治】温经散寒，健脾养血。适用于血瘀型肝心痛。

【用量用法】水煎服，每日1剂，早晚分服。

【出处】路志正.肝心痛证治[J].北京中医，1994（1）：17-20.

【方解】本方为首届国医大师、全国老中医药专家学术经验继承工作指导老师路志正教授治疗肝心痛的经验方。本方以桂枝汤去生姜，倍大枣，加当归、通草、细辛组成。方中当归甘温，养血和血；桂枝辛温，温经散寒，温通血脉，为君药。细辛温经散寒，助桂枝温通血脉；白芍养血和营，助当归补益营血，共为臣药。通草通经脉，以畅血行；大枣、甘草益气健脾养血，共为佐药。重用大枣，既合归、芍以补营血，又防桂枝、细辛燥烈大过，伤及阴血；薤白通阳散结；吴茱萸散寒止痛；麝香开窍醒神，活血通经，消肿止痛。甘草兼调药性而为使药。全方共奏温经散寒，健脾养血之功。

肝炎

1.急性肝炎

清肝汤

【药物组成】生地黄15g,水牛角^{先煎}15g,山羊角^{先煎}15g,牡丹皮、赤芍、白芍、金银花、菊花、制香附、党参各9g,连翘15g,佛手6g,广木香3g,白茅根30g。

【功能主治】疏肝理气,活血凉血,散瘀止痛。适用于湿热内蕴型急性肝炎。

【用量用法】每日1剂,早晚分服。

【出处】蔡沛源.著名老中医王正公应用清肝汤治疗迁慢肝炎的经验[J].上海中医药杂志,1982(12):20-21.

【方解】本方为上海"王氏内科"著名医家王正公教授治疗肝炎的经验方。急性肝炎多为湿热证,病机为湿热邪气困脾,或热郁化火灼伤阴液,导致血热而瘀阻肝络,内伏之蕴热不得外泄所致,日久可伤及肝肾阴液,据此创立清肝汤。方中金银花、连翘、菊花、水牛角、山羊角共行清热解毒,为君药。牡丹皮、赤芍活血凉血,散瘀止痛,为臣药。佐以制香附、佛手共行疏肝解郁。白芍养血柔肝,生地黄清热生津,党参补脾益气生津,白茅根凉血止血,广木香理气散结。全方共奏疏肝理气,活血凉血,散瘀止痛之功。

茵陈汤、栀子柏皮汤、六一散合用化裁

【药物组成】茵陈10g,栀子15g,黄柏10g,大黄^{后下}3g,滑石10g,板蓝根10g,大青叶10g,败酱草15g,金银花10g,连翘10g,甘草3g。

【功能主治】清热为主,佐以利湿解毒。适用于小儿急性黄疸型传染性肝炎。

【用量用法】水煎服,每日1剂,早晚分服。

【出处】朱澜.徐光棣诊治小儿急性黄疸型传染性肝炎的经验[J].中医药学报,2004(3):7-8.

【方解】本方为甘肃省天水市名老中医徐光棣教授治疗小儿急性黄疸型传染性肝炎的经验方。临床症见黄疸色泽鲜明如橘子色,胁痛,在小儿则诉腹痛,口干而苦,口气

臭秽，喜饮，恶心欲吐，食欲锐减，厌恶油腻，小便深黄，大便干结，或有发热或见嗜睡，心中懊憹，舌苔黄腻，脉象弦数。本方由茵陈汤、栀子柏皮汤、六一散合用化裁。方中加入板蓝根、败酱草、金银花、连翘等清热解毒之品，对阳黄偏热重者效果颇佳。

临证加减：发热重加金银花、连翘；食欲差加麦芽、鸡内金；恶心呕吐加藿香、佩兰、竹茹、半夏、陈皮；便溏减大黄；胁腹痛加川楝子、郁金；黄疸深重加龙胆、黄芩。

清营汤、茵陈汤合用化裁

【药物组成】金银花、连翘、大青叶、板蓝根、茵陈、栀子、黄柏、黄连、滑石、菖蒲、郁金各10g，丹参18g。

【功能主治】清热解毒，利湿开窍。适用于小儿黄疸型传染性肝炎急黄型（相当于急性重型肝炎、急性黄色肝萎缩、肝坏死）。

【用量用法】水煎服，每日1剂，早晚分服。

【出处】朱澜.徐光棣诊治小儿急性黄疸型传染性肝炎的经验[J].中医药学报，2004（3）：7-8.

【方解】本方为甘肃省天水市名老中医徐光棣教授治疗小儿黄疸型传染性肝炎急黄型（相当于急性重肝炎、急性黄色肝萎缩、肝坏死）的经验方。方由清营汤、茵陈汤合芳香开窍药物化裁。然而此型治愈率颇低，病死率较高，往往在出现黄疸后即发生昏迷，今后有待继续探索其有效方药。

临证加减：高热神昏者加服至宝丹或安宫丸；不发热或低热加服苏合香丸；出血重者加生地黄、白茅根、水牛角；有腹水尿闭者加车前子、泽泻。

治疗急性肝炎的经验方

【药物组成】生地黄15g，丹参15g，党参15g，鳖甲[先煎]15g，赤芍、白芍各9g，水牛角[先煎]15g，牡丹皮9g，桃仁9g，金银花9g，连翘12g，麦芽15g，茯苓9g，鲜白茅根30g。

【功能主治】活血凉血，散瘀止痛，软坚散结。适用于湿热内蕴型急性肝炎。

【用量用法】水煎服，每日1剂，早晚分服。

【出处】蔡沛源.著名老中医王正公应用清肝汤治疗迁慢肝炎的经验[J].上海中医药杂志，1982（12）：20-21.

【方解】本方为上海"王氏内科"著名医家王正公教授治疗急性肝炎的经验方，适用于湿热内蕴，治以清热解毒，化瘀通络。方中金银花、连翘、水牛角清热解毒，为君药。桃仁、赤芍、丹参、牡丹皮、鲜白茅根共行活血凉血，散瘀止痛，为臣药。佐以鳖甲软坚消结；白芍养血柔肝；茯苓、党参共行健脾燥湿，益胃生津；麦芽行气消食，健脾开胃；生地黄清热养血生津。全方共奏活血凉血，散瘀止痛，软坚散结之功。

2.黄疸型肝炎

治疗黄疸型肝炎的经验方（一）

【药物组成】茵陈30g，满天星30g，板蓝根30g，栀子10g，大黄6g，滑石20g，木通12g，车前草30g，金钱草30g。

【功能主治】清热解毒，除湿化浊。适用于湿热并重型黄疸型肝炎。

【用量用法】水煎服，每日1剂，早晚分服。上药方均为成人量，小儿酌减。

【出处】龚志贤.名老中医龚志贤临床经验荟萃（21）[J].中国乡村医药，2005（3）：69-70.

【方解】本方为重庆市名老中医龚志贤教授治疗黄疸型肝炎的经验方之一。黄疸之成，乃时行热毒，湿邪郁伏所致，因而采用清热解毒、利湿化浊为治则。方中茵陈为君药，苦泄下降，善清热利湿，为治黄疸要药。臣以栀子清热降火，通利三焦，助茵陈引湿热从小便而去；满天星入肝经，功清热化痰，利水消肿，共为臣药。佐以大黄泄热逐瘀，通利大便，导瘀热从大便而下；车前草、金钱草、滑石、木通、板蓝根清热解毒，利水通淋。全方共奏清热解毒，除湿化浊之功。

临证加减：黄疸消退后，可去满天星、金钱草；热已减轻，口不干苦，或大便偏溏者可去大黄；小便清长者可去滑石、木通；食欲不振者可加鸡屎藤、鱼腥草、麦芽等。

治疗黄疸型肝炎的经验方（二）

【药物组成】茵陈、满天星各30g，车前草、金钱草各30g。

【功能主治】清热解毒，除湿化浊。适用于黄疸型肝炎。

【用量用法】水煎服，每日1剂，早晚分服。上药方均为成人量，小儿酌减。

【出处】龚志贤.名老中医龚志贤临床经验荟萃（21）[J].中国乡村医药，2005（3）：69-70.

【方解】本方为重庆市名老中医龚志贤教授治疗黄疸型肝炎的经验方之一。治黄疸型肝炎，古代医家有谓利小便为治黄总诀。黄疸型肝炎多由湿热引起，属于中医的天行黄疸范畴，治疗重在清利湿热。方中茵陈为治疗黄疸的要药，具有清热利湿退黄之功效，为君药。满天星入肝经，清热化痰，利水消肿，为臣药。佐以车前草、金钱草清热利水。全方共奏清热解毒，除湿化浊之功。

临证加减：湿热并重者，可加龙胆清利湿热；热重于湿者，可加板蓝根、败酱草、黄芩、黄连清热解毒；湿重于热者，加灯芯草利水；黄疸消退后，去满天星；热减轻者，去龙胆；小便清畅者，去车前草；食欲不振者，加鸡屎藤、鱼腥草；肝区疼痛者，加泽兰叶、香附。本病的治疗除使用祛湿、利尿药外，在方中合用清热解毒的药物尤为重要。因此，除上述记载的清热解毒药物外，还有蒲公英、紫花地丁、马兰、银花藤、天葵子、野菊花、半支莲、白花蛇舌草、夏枯草、大蓟、小蓟、萹草等清热解毒药亦可以选用。

糯稻根代茶饮方

【药物组成】糯稻根（糯稻茎亦可）60g。

【功能主治】养胃，清肺健脾，退虚热。适用于黄疸型肝炎。

【用量用法】用清水煎半小时，取汁加入白糖少许，代饮料频服。上药方均为成人量，小儿酌减。

【出处】龚志贤.名老中医龚志贤临床经验荟萃（21）[J].中国乡村医药，2005（3）：69-70.

【方解】本方为重庆市名老中医龚志贤教授治疗黄疸型肝炎的经验方之一。糯稻根须性平味甘，入肝、肺、肾三经，有养胃，清肺健脾，退虚热之功。

3.病毒性肝炎

茵陈四苓汤

【药物组成】茵陈30g，茯苓、猪苓各15g，泽泻20g，白茅根30g，炒白术10g，炒栀子10g，车前子（包煎）30g，竹茹10g，鸡内金20g，六一散（包煎）30g，木香10g，赤芍20g，板蓝根30g。

【功能主治】清热利湿。适用于肝胆湿热型病毒性肝炎。

【用量用法】水煎服，每日1剂，早晚分服。

【出处】周兰.尹莲芳治疗病毒性肝炎的经验[J].安徽中医临床杂志，1998（6）：387-388.

【方解】本方为安徽省名老中医、全国老中医药专家学术经验继承工作指导老师尹莲芳教授治疗肝胆湿热型病毒性肝炎的经验方。茵陈四苓汤来源于《杏苑春生》卷三。方中茵陈，为君药，清热利湿退黄，其提取物可降低天冬氨酸氨基转移酶（AST）和丙氨酸氨基转移酶（ALT）活性。茯苓、猪苓、泽泻共为臣药，清热利水，化湿解毒。白茅根除胃中伏热；炒白术补气健脾、燥湿利水，使壅遏之湿热毒邪消退；炒栀子、车前子、竹茹、板蓝根共行清热解毒，利胆退黄；鸡内金健脾消食，六一散清热化湿，木香行气宽中；赤芍凉血活血，散瘀止痛。全方共奏清热利湿退黄之功。黄疸者，重用茵陈、泽泻、猪苓；呕逆者，重用鸡内金、茯苓；湿困脾虚者，重用炒白术。

茵陈汤

【药物组成】茵陈，炒栀子，大黄，车前草，黄芩，泽泻，金钱草，白茅根，木通。（原方无剂量）

【功能主治】清利湿热祛瘀。适用于湿热蕴结型病毒性肝炎。

【用量用法】水煎服，每日1剂，早晚分服。

【出处】张爽，李艳.谢旭善.谢旭善治疗肝着病的经验[J].黑龙江中医药，2016，45（5）：31-32.

【方解】本方为山东省名中医谢旭善教授治疗病毒性肝炎的经验方。方中茵陈苦泄下降，是治疗黄疸的要药，善清热利湿，为君药。现代药理研究表明，茵陈具有保护肝细胞膜完整性及通透性，防止肝细胞坏死，促进肝细胞再生及改善肝脏微循环，抑制葡萄糖醛酸糖苷酶活性，增强肝脏解毒等功能。臣以炒栀子清热降火，通利三焦，助茵陈引湿热从小便而去。佐以大黄、车前草、黄芩、泽泻、金钱草、白茅根、木通共行利尿通淋，泄热逐瘀，通利大便，导瘀热从二便而下。诸药合用利湿与泄热并进，通利二便，前后分消，湿邪得除，瘀热得去，黄疸自退。

茵陈汤化裁

【药物组成】茵陈30g，炒栀子10g，大黄5g，木香10g，木瓜20g，通草15g，淡竹叶10g，车前子^{包煎}30g，板蓝根30g，连翘15g，败酱草15g，赤芍15g。

【功能主治】清热利湿，苦寒荡涤。适用于湿热蕴结型病毒性肝炎。

【用量用法】水煎服，每日1剂，早晚分服。

【出处】周兰.尹莲芳治疗病毒性肝炎的经验[J].安徽中医临床杂志，1998（6）：387-388.

【方解】本方为安徽省名老中医、全国老中医药专家学术经验继承工作指导老师尹莲芳教授治疗湿热蕴结型病毒性肝炎的经验方。茵陈汤为治疗湿热黄疸的常用古方。《伤寒论》用其治疗湿热黄疸，《金匮要略》则用其治疗谷疸。湿热型病毒性肝炎须辨其热重、湿重及湿热并重。对热重者，常治以清热利湿，苦寒荡涤，方用茵陈汤加减。方中茵陈为君药，苦泄下降，善清热利湿，为治黄疸要药。臣以炒栀子清热降火，通利三焦，助茵陈引湿热从小便去。佐以大黄泄热逐瘀，通利大便，导瘀热从大便而下。木香、木瓜行气宽中；通草、淡竹叶、车前子共行利水渗湿，导湿热从小便去；板蓝根、连翘、败酱草共行清热解毒；赤芍凉血活血。诸药合用利湿与清热并进，行气散结，通利二便，前后分消，湿邪得除，瘀热得祛，黄疸自退。

生肖汤

【药物组成】柴胡10g，郁金10g，赤芍10g，白芍10g，白术10g，薏苡仁20g，虎杖10g，鸡骨草10g，白花蛇舌草15g，茵陈10g，土茯苓20g，通草10g，陈皮10g，甘草10g。

【功能主治】疏肝解郁，健脾和胃，清热利湿，化痰祛瘀。适用于肝郁脾虚，湿热瘀结型病毒性肝炎。

【用量用法】水煎服，每日1剂，早晚分服。

【出处】颜勤,刘明.徐学义治疗病毒性肝炎经验[J].湖南中医杂志,2016,32(6)：18-20+41.

【方解】本方为贵州省名中医徐学义教授治疗病毒性肝炎的经验方。慢性乙型肝炎乃疫毒首犯中焦，湿困脾土，土壅木郁，湿热交蒸，肝失条达，肝气犯胃所致。方中柴胡疏肝解郁，理气止痛，为君药。郁金理气疏肝而止痛，赤芍活血行气止痛，二药相合，助柴胡以解肝经之郁滞，并增行气活血止痛之效，共为臣药。白芍养血柔肝，缓急止痛；白术、薏苡仁共行燥湿健脾；虎杖、鸡骨草、白花蛇舌草共行清热解毒；茵陈、土茯苓、通草共行清热利湿；陈皮行气宽中，健脾化痰，共为佐药。甘草调和药性为使药。全方共奏疏肝养血，健脾和胃，燥湿化痰之功。遵从肝体阴用阳的特点，保存一分阴血，便有一分生机。若因湿热久羁，化生痰浊，痰浊阻络，血行不畅，形成痰瘀胶着不解的局面，常加赤芍凉血活血；配合法半夏、陈皮理气行滞，涤痰化瘀。全方既顾及湿热之毒，痰瘀交阻，又不忘养血疏肝，健脾和胃，临证常见奇效。

四逆散合柴胡疏肝散

【药物组成】柴胡，香附，陈皮，枳实，青皮，郁金，木香，大腹皮，川楝子。（原方无剂量）

【功能主治】疏肝理气，行气解郁。适用于肝气郁结型病毒性肝炎。

【用量用法】水煎服，每日1剂，早晚分服。

【出处】张爽,李艳,谢旭善.谢旭善治疗肝着病的经验[J].黑龙江中医药,2016,45（5）：31-32.

【方解】本方为山东省名中医谢旭善教授治疗肝气郁结型病毒性肝炎的经验方。肝气郁结证多见于病毒性肝炎早期患者，由情志不遂、气机郁结导致肝之疏泄功能出现障碍。病属气分证，临床表现为胁肋胀痛，牵及胸膺，情绪抑郁，多愁不悦，腹胀，不思饮食，夜寐欠安，大便干稀不调。治以疏肝理气，行气解郁法，常选四逆散合柴胡疏肝散加减。方中柴胡功善疏肝解郁，为君药。香附理气疏肝而止痛，助柴胡以解肝经之郁滞，为臣药。陈皮、枳实、青皮、郁金共行理气行滞，辛开苦降，芳香调达，入气分行气解郁，入血分凉血散结，为血中气药，气滞窜痛常用之品；大腹皮利水消肿；川楝子疏肝泄热，均为佐药。木香配郁金，名颠倒木金散，木香主解气郁，郁金主散血瘀，两者合而疏郁化瘀。诸药相合，共奏疏肝化瘀，燥湿化痰，利水消肿之功。其中柴胡、郁金为必用之药，两药合用疏肝解郁，理气止痛效果佳。

四君子汤

【药物组成】太子参，白术，茯苓，薏苡仁，芡实，山药，干姜，巴戟天，附子，

车前子^{包煎}。（原方无剂量）

【功能主治】健脾祛湿，温补脾肾阳气。适用于脾肾阳虚型病毒性肝炎。

【用量用法】水煎服，每日 1 剂，早晚分服。

【出处】张爽，李艳，谢旭善.谢旭善治疗肝着病的经验[J].黑龙江中医药，2016，45（5）：31-32.

【方解】本方为山东省名中医谢旭善教授治疗脾肾阳虚型病毒性肝炎的经验方。脾肾为先后天的关系，后天养先天，病毒性肝炎出现阳气不足证主要来源于脾胃，后天久病不愈，晚期可累及肾使先天受到影响。脾阳虚明显时出现脘腹怕凉，大便溏泄，一日数次，伴有肠鸣，气短乏力。中焦脾胃之阳不振，日久及肾，出现脾肾两虚证，可见脘腹怕凉、喜暖，畏寒怕冷，四肢倦怠，脘腹胀满，小便清长，大便溏泄，舌质淡，舌体胖大、苔白，治疗选四君子汤加用温补肾阳药。方中太子参，为君药，甘温益气，健脾养胃。臣药用苦温之白术，健脾燥湿，益气助运之功益著。佐以甘淡茯苓、薏苡仁、芡实、山药健脾渗湿，与白术相配，加强健脾祛湿之力；干姜、巴戟天、附子共行温补脾肾阳气，车前子清热利湿。全方共奏健脾祛湿，温补脾肾阳气之功。

一贯煎加减

【药物组成】生地黄，沙参，麦冬，玄参，五味子，百合，川楝子，牡丹皮，赤芍，丹参，酸枣仁，白茅根。（原方无剂量）

【功能主治】滋补肝阴。适用于肝阴不足型病毒性肝炎。

【用量用法】水煎服，每日 1 剂，早晚分服。

【出处】张爽，李艳，谢旭善.谢旭善治疗肝着病的经验[J].黑龙江中医药，2016，45（5）：31-32.

【方解】本方为山东省名中医谢旭善教授治疗肝阴不足型病毒性肝炎的经验方。适用于肝阴不足型病毒性肝炎，治以滋补肝阴。方中生地黄滋阴养血、补益肝肾，为君药，内寓滋水涵木之意。沙参、麦冬、百合滋养肺胃，养阴生津，意在佐金平木，扶土制木之意，共为臣药。佐以少量川楝子，疏肝泄热，理气止痛，复其条达之性；玄参清热泻火解毒，五味子收敛固涩；丹参、牡丹皮、赤芍、白茅根共行活血凉血，散瘀止痛；酸枣仁养心肝，生津止渴，与大量甘寒滋阴养血药相配伍，则无苦燥伤阴之弊。诸药合用使肝体得养，肝气得舒，则诸症可解，共奏清热凉血，滋补肝阴，生津止渴之功。阴虚则热，且本病后期患者多见消瘦，脾胃功差，除有肝阴不足的肝热症状外，还表现出食欲不振，纳少，食后腹胀，恶心厌油等症状，故此方兼顾补脾气、养胃阴、增食欲。

首乌汤

【药物组成】生何首乌 15g，连翘 15g，板蓝根 15g，大青叶 30g，半枝莲 30g，柴胡

15g，丹参 15g，牡丹皮 15g，茜草 15g，茵陈 30g，白茅根 30g，甘草 3g。

【功能主治】疏肝解郁，清热解毒，活血凉血，利湿退黄。适用于病毒性肝炎。

【用量用法】水煎服，每日 1 剂，早晚分服。

【出处】杨小平.翟明义治疗肝瘟的经验[J].河南中医，1994（2）：80.

【方解】本方为河南省名中医翟明义教授治疗病毒性肝炎的经验方。肝瘟疫毒，滞留于肝脏日久，久则变异。根据疫毒的性质及肝喜条达之本性，投以清热解毒、凉血疏肝之品，使邪热得清，肝气条达，其病自愈。方中生何首乌入肝肾，为阴中之阳药，专清肝中热毒，消痈散结，润肠通便，为君药。连翘、板蓝根、大青叶、半枝莲助何首乌清热解毒，为臣药。柴胡疏肝解郁；丹参、牡丹皮、茜草共行活血凉血，化瘀解毒；茵陈、白茅根清热利湿，凉血退黄，共为佐药。甘草健脾和中，清热解毒，缓解药性，为使药。全方共奏疏肝解郁，清热解毒，活血凉血，利湿退黄之功。

柴平汤合茵陈汤

【药物组成】柴胡 5g，苍术 15g，厚朴 10g，陈皮 10g，白术 15g，茯苓 15g，炒栀子 10g，茵陈 15g，黄芩 10g，甘草 10g。

【功能主治】疏肝解郁，健脾利湿，清热解毒，利湿退黄。适用于病毒性肝炎急性发作期。

【用量用法】水煎服，每日 1 剂，早晚分服。

【出处】蒋俊民.池晓玲教授治疗肝病经验介绍[J].新中医，2008（5）：15-17.

【方解】本方为广东省中医院池晓玲教授治疗病毒性肝炎的经验方。方中柴胡苦平，入肝胆经，透解邪热，疏达经气。现代药理研究表明，柴胡降低 ALT 活性及血清总胆红素（TBiL），纠正血清白蛋白、球蛋白的改变，具有抗炎保肝，增强机体免疫功能的作用。苍术辛香苦温，入中焦燥湿健脾，使湿去则脾运有权，共为君药。臣以厚朴行气除满，与苍术相伍，行气以除湿，燥湿以运脾，使滞气得行，湿浊得去。陈皮、白术、茯苓、炒栀子、茵陈为佐药，共行理气和胃，燥湿醒脾，利胆退黄；黄芩清热利湿，以助苍术、厚朴之力。使以甘草，调和诸药，且益气健脾和中。现代药理现代药理研究证明甘草可明显减轻肝细胞空泡变性及肝细胞坏死，具有良好的保肝降酶作用。全方共奏疏肝解郁，健脾利湿，清热解毒，利湿退黄之功。

茵陈汤

【药物组成】茵陈 15g，炒栀子 10g，大黄 10g，车前草 15g，黄芩 10g，陈皮 10g，香附 10g。柴胡 5g，甘草 5g，白术 15g，

【功能主治】疏肝解郁，健脾利湿，清热解毒，利湿退黄。适用于湿热中阻型慢性病毒性肝炎。

【用量用法】水煎服，每日 1 剂，早晚分服。

【出处】蒋俊民.池晓玲教授治疗肝病经验介绍[J].新中医，2008（5）：15-17.

【方解】本方为广东省中医院池晓玲教授治疗湿热中阻型慢性病毒性肝炎的经验方。方中茵陈是治黄疸要药，苦泄下降，善清热利湿，为君药。臣以炒栀子清热降火，通利三焦，助茵陈引湿热从小便而去。佐以大黄、车前草、黄芩共行清热利湿，泄热逐瘀，通利大便，导瘀热从二便而下；柴胡、香附疏肝解郁；白术益气健脾利湿；陈皮理气散结，助柴胡疏肝行气。甘草健脾和中，调和药性为使药。全方共奏疏肝解郁，健脾利湿，清热解毒，利湿退黄之功。现代药理研究表明茵陈汤通过降低非酒精性脂肪性肝炎患者血清及肝细胞中丙二醛（MDA）水平，升高超氧化物歧化酶（SOD）水平（即抗脂质过氧化）达到抑制炎症的目的。

柴芍六君子汤

【药物组成】柴胡、甘草、陈皮、法半夏各 10g，白术、茯苓、白芍、太子参各 15g。

【功能主治】调和肝脾。适用于肝郁脾虚型慢性病毒性肝炎。

【用量用法】水煎服，每日 1 剂，早晚分服。

【出处】蒋俊民.池晓玲教授治疗肝病经验介绍[J].新中医，2008（5）：15-17.

【方解】本方为广东省中医院池晓玲教授治疗肝郁脾虚型慢性病毒性肝炎的经验方。方中太子参、白术、茯苓、甘草组成四君子汤，重在健脾益气渗湿，为治疗脾虚的基础方。柴胡、白芍两者配伍一散一收，重在疏肝柔肝，敛阴和营；陈皮、法半夏配伍降逆和胃理气；法半夏性辛散温燥，入脾胃经，取其和胃降逆治效；陈皮性味辛温入脾胃经，善于理气。诸药合用共奏疏肝健脾和胃之功。药理研究发现柴芍六君子汤可有效治疗肝郁脾虚型慢性乙型肝炎，主要表现在改善肝功能，降低慢性乙型肝炎表面抗原定量水平，降低病毒载量水平等方面。

一贯煎合补肝散

【药物组成】生地黄、酸枣仁、沙参、川木香、白术各 15g，枸杞子、当归、麦冬各 10g，山药 30g，五指毛桃 25g。

【功能主治】补益肝肾。适用于肝肾阴虚型慢性病毒性肝炎。

【用量用法】水煎服，每日 1 剂，早晚分服。

【出处】蒋俊民.池晓玲教授治疗肝病经验介绍[J].新中医，2008（5）：15-17.

【方解】本方为广东省中医院池晓玲教授治疗肝肾阴虚型慢性病毒性肝炎的经验方。方中生地黄滋阴养血，补益肝肾，为君药，内寓滋水涵木之意。当归、枸杞子共行养血，滋阴，柔肝；沙参、麦冬共行滋养肺胃，养阴生津，意在佐金平木，扶土制木，四药共为臣药。佐以酸枣仁养心补肝，生津止渴；川木香理气散结；白术、山药、五指毛桃益气健脾祛湿。诸药合用使肝体得养，肝气得舒，则诸症可解。大量临床研究表明，一贯煎改善肝纤维化患者症状及体征，降低血清肝纤维化指标。

膈下逐瘀汤

【药物组成】柴胡、红花、甘草各 5g，枳壳、当归、桃仁、乌药、香附、川芎、牡丹皮各 10g，白芍、丹参、茯苓各 15g。

【功能主治】疏肝行气，活血散瘀。适用于瘀血阻络型慢性病毒性肝炎。

【用量用法】水煎服，每日 1 剂，早晚分服。

【出处】蒋俊民.池晓玲教授治疗肝病经验介绍[J].新中医，2008（5）：15-17.

【方解】本方为广东省中医院池晓玲教授治疗瘀血阻络型慢性病毒性肝炎的经验方。方中红花、桃仁、牡丹皮、川芎、当归、丹参共行活血通经，行瘀止痛；香附、乌药、枳壳、柴胡、白芍共行调气疏肝；茯苓健脾化湿。现代药理研究表明桃仁、当归、川芎、乌药等药物提取物对保护肝细胞、肝脏的血液循环及抗肝纤维化有明显的作用。方中使用甘草，一则是取其调和诸药之效，使攻中有制；二则是协助主药以缓急止痛，更好发挥其活血止痛之。全方共奏疏肝行气，活血散瘀之功。

四君子汤合金匮肾气丸

【药物组成】山药 30g，党参 25g，白术 20g，炙甘草、牡丹皮、熟附子[先煎]、山茱萸各 10g，泽泻、茯苓、熟地黄、桑寄生各 15g，桂枝 5g。

【功能主治】益气健脾，燥湿利水，温肝肾阳，滋肝肾阴。适用于脾肾阳虚型慢性病毒性肝炎。

【用量用法】水煎服，每日 1 剂，早晚分服。

【出处】蒋俊民.池晓玲教授治疗肝病经验介绍[J].新中医，2008（5）：15-17.

【方解】本方为广东省中医院池晓玲教授治疗脾肾阳虚型慢性病毒性肝炎的经验方。方中党参，为君药，甘温益气，健脾养胃。臣以苦温之白术，健脾燥湿，加强益气助运之力；熟附子、山茱萸补肾阳。佐以茯苓、泽泻利水渗湿，苓术相配，则使健脾祛湿之功益著；山药补脾益胃，桂枝温阳利水；桑寄生、熟地黄补肝肾，益精填髓；牡丹皮活血凉血。使以炙甘草，益气和中，调和诸药。见肝之病，知肝传脾，当先实脾。实脾则肝自愈，此治肝脾之要妙。全方共奏益气健脾，燥湿利水，温肝肾阳，滋肝肾阴之功。

酸枣仁汤

【药物组成】酸枣仁 30g，茯苓 25g，茯神、熟地黄、知母、柏子仁各 15g，川芎、五味子、当归、远志、甘草各 10g。

【功能主治】养心安神，滋阴除烦，养肝补血。适用于肝阴不足，心血亏虚型慢性病毒性肝炎。

【用量用法】水煎服，每日 1 剂，早晚分服。

【出处】蒋俊民.池晓玲教授治疗肝病经验介绍[J].新中医，2008（5）：15-17.

【方解】本方为广东省中医院池晓玲教授治疗肝阴不足，心血亏虚型慢性病毒性肝炎的经验方。方中酸枣仁，为君药，以其甘酸质润，入心、肝之经，养血补肝，宁心安神。茯苓、茯神宁心安神；知母、熟地黄苦寒质润，滋阴润燥，清热除烦，共为臣药，与君药相伍，以助安神除烦之功。佐以川芎之辛散，调肝血而疏肝气；五味子宁心安神；当归养血补血，与大量之酸枣仁相伍，辛散与酸收并用，补血与行血结合，具有养血调肝之妙；远志、柏子仁增强安神效果。甘草和中缓急，调和诸药为使药。全方共奏养心安神，滋阴除烦，养肝补血之功。现代药理研究表明酸枣仁汤可以提高小鼠存活率，减轻肝脏病变程度，降低血清转氨酶活性及 TNF-α、IL-1β 的浓度，增加肝脏组织中超氧化物歧化酶（SOD）、谷胱甘肽还原酶（GR）的活性，降低氧化氮合酶（NOS）的活性及丙二醛（MDA）、一氧化氮（NO）的浓度。

茵陈栀子柏皮汤

【药物组成】茵陈 30g，生黄柏 10g，炒栀子 10g，全当归 10g，杭白芍 10g，紫丹参 12g，野郁金 10g，粉甘草 5g，焦山楂、焦神曲各 12g，炒麦芽 12g。

【功能主治】清热利湿，利胆退黄。适用于湿热蕴结型乙型肝炎。

【用量用法】水煎服，每日 1 剂，早晚分服。

【出处】吴宏光.吴熙伯老中医治疗乙型肝炎的经验[J].江苏中医杂志，1982（4）：19-20.

【方解】本方为江苏省名老中医吴熙伯教授治疗乙型肝炎的经验方。方中重用茵陈，为君药，苦泄下降，善清热利湿，为治黄疸要药。臣以炒栀子清热降火，通利三焦，助茵陈引湿热从小便而去。佐以生黄柏清热燥湿，泻火解毒；全生当归通便；野郁金利湿退黄；紫丹参活血化瘀；杭白芍养阴柔肝，焦山楂、焦神曲、炒麦芽健脾消食。粉甘草调和药性为使药。诸药相合，共奏清热利湿，利胆退黄之功。

益肝转阴汤

【药物组成】党参，柴胡，郁金，赤芍，白芍，虎杖，白花蛇舌草，半枝莲。（原方无剂量）

【功能主治】疏肝运脾，清热解毒。适用于慢性病毒性肝炎。

【用量用法】水煎服，每日 1 剂，早晚分服。

【出处】胡西百合提，王宏峰.金洪元教授中医辨证治疗慢性病毒型肝炎临床经验[J].新疆中医药，2013，31（5）：54-55.

【方解】本方为首届全国名中医、全国老中医药专家学术经验继承工作指导老师金洪元教授治疗慢性病毒型肝炎的经验方。方中党参健脾益气。柴胡有疏肝、升阳、理气、解郁之效；郁金为血中之气药。上两药配伍疏肝理气，以复肝木条达之性，共行疏肝理气，活血止痛，利胆退黄之功。赤芍活血祛瘀；白芍养血柔肝，柴胡配白芍，一散一收，可增强肝脏微循环，促进肝细胞再生；虎杖、白花蛇舌草、半枝莲增强清肝解毒功效，抑制或清除肝炎病毒。全方共奏疏肝运脾，清热解毒之功。

治疗病毒性肝炎的经验方（一）

【药物组成】柴胡10g，制香附10g，玄参15g，枸杞子12g，麦冬10g，生地黄15g，熟地黄15g，山药15g，丹参15g，赤芍15g，白芍15g，鸡血藤15g，鸡骨草30g，鸡内金15g。

【功能主治】疏肝解郁，滋阴养血，活血化瘀，利湿退黄。适用于病毒性肝炎。

【用量用法】水煎服，每日1剂，早晚分服。

【出处】张卫，李洪涛，李哲.余瀛鳌治疗病毒性肝炎经验[J].辽宁中医杂志，2017，44（9）：1831-1833.

【方解】本方为首届全国名中医、全国老中医药专家学术经验继承工作指导老师余瀛鳌教授治疗病毒性肝炎的经验方。病毒性肝炎包括甲型肝炎、慢性乙型肝炎、丙型肝炎、戊型肝炎等，是患者感染了肝炎病毒，病毒侵袭人体，肝失调达，气滞血瘀，邪气藏伏于肝，以肝脏损害为主的一组全身性传染病。在我国病毒性肝炎的防治中，中医药发挥了巨大作用。针对慢性肝炎的肝郁、阴血亏虚、脾失健运及瘀血阻络的基础病机，确立以调肝、育阴血、健脾、活血通络为基本治疗原则。方中柴胡、制香附共行疏肝解郁；玄参清热凉血，滋阴降火；枸杞子、麦冬共行滋阴养肝，生津止渴；生地黄清热凉血，养阴生津；熟地黄补血养阴，益精填髓；山药健脾益气，益胃生津；丹参活血化瘀，通经止痛；白芍养血柔肝；赤芍清热凉血，散瘀止痛；鸡内金健脾消食；鸡血藤活血补血，调经止痛；鸡骨草利湿退黄，疏肝止痛。全方共奏疏肝解郁，滋阴养血，活血化瘀，利湿退黄之功。

治疗病毒性肝炎的经验方（二）

【药物组成】柴胡10g，制香附10g，当归10g，鳖甲^{先煎}15g，赤芍15g，白芍15g，丹参15g，生地黄15g，熟地黄15g，川厚朴6g，三棱10g，莪术10g，鸡血藤15g，鸡骨草30g，茯苓20g，车前子^{包煎}12g，车前草4g。

【功能主治】疏肝解郁，凉血活血，软坚散结，利湿退黄。适用于病毒性肝炎。

【用量用法】水煎服，每日1剂，早晚分服。

【出处】张卫，李洪涛，李哲.余瀛鳌治疗病毒性肝炎经验[J].辽宁中医杂志，2017，44（9）：1831-1833.

【方解】本方为首届全国名中医、全国老中医药专家学术经验继承工作指导老师余瀛鳌教授治疗病毒性肝炎的经验方。方中柴胡、制香附疏肝解郁，理气止痛；当归、白芍养血柔肝；赤芍、丹参、鸡血藤共行凉血活血，散瘀止痛；鳖甲软坚散结，主要有抑制炎症反应、阻断转化生长因子信号转导途径、促进肝星状细胞（HSC）凋亡、抗氧化损伤、抑制HSC的活化增殖、调控细胞外基质的产生和降解，发挥抗肝纤维化的作用。生地黄清热凉血，养阴生津；熟地黄补血养阴，益精填髓；川厚朴理气散结；三棱、莪术共行破血行气，化瘀散结；车前子、车前草、鸡骨草共行清热利湿退黄；茯苓健脾利湿。全方共奏疏肝解郁，凉血活血，软坚散结，利湿退黄之功。

治疗病毒性肝炎的经验方（三）

【药物组成】柴胡12g，郁金24g，白芍24g，酸枣仁30g，三棱12g，莪术12g，丹参15g，姜黄12g，青皮12g，炙甘草12g。

【功能主治】疏肝理气，活血散瘀，破血导滞。适用于肝郁血瘀型病毒性肝炎。

【用量用法】水煎服，每日1剂，早晚分服。

【出处】张爽，李艳，谢旭善.谢旭善治疗肝着病的经验[J].黑龙江中医药，2016，45（5）：31-32.

【方解】本方为山东省名中医谢旭善教授治疗病毒性肝炎的经验方。本病由肝气郁结，肝疏泄失常，久而久之局部气血运行不畅，瘀阻经络所致。病成初期，病变较轻，尚在气分，久病入血入络，造成气滞血瘀，以血瘀为主，出现胸部刺痛，故治疗从疏肝理气，活血化瘀入手。方中柴胡疏肝解，为君药。郁金活血，助柴胡以解肝经之郁滞，并增行气活血止痛之效，为臣药。白芍养血柔肝，缓急止痛；酸枣仁养心补肝；三棱、莪术、丹参、姜黄、青皮共行活血行气，化瘀止痛，均为佐药。炙甘草调和药性为使药。全方共奏疏肝理气，活血散瘀，破血导滞之功。

治疗病毒性肝炎的经验方（四）

【药物组成】金银花15g，连翘9g，蒲公英15g，牡丹皮9g，赤芍15g，龙胆6g，马齿苋15g，败酱草15g，柴胡9g，黄芩9g，薄荷_{后下}3g，荆芥穗6g，砂仁_{后下}9g，生甘草3g。

【功能主治】清热解毒，消痈散结，疏肝理气。适用于热毒蕴结，气营两燔型病毒性肝炎。

【用量用法】水煎服，每日1剂，早晚分服。

【出处】孙建光.尹常健治肝病验案四则[J].山东中医杂志，2001（7）：438-439.

【方解】本方为全国老中医药专家学术经验继承工作指导老师、山东省名中医尹常健教授治疗病毒性肝炎的经验方。病毒性肝炎热毒蕴结气分，邪不外解而内陷于营，故见高热不退，舌红绛无苔，脉沉细数。肝内之慢性感染病灶，吸收较慢，难以速愈，单用清热解毒药往往奏效较慢，若配伍以宣表透邪之药，则使热解毒消，感染灶吸收而愈。年纪轻者正气实，若毒邪盛，则治以清解。本病的治疗以取叶天士"到气才可清气，入营犹可透营转气"之法。方中金银花、连翘、蒲公英性凉质轻，清热解毒，清透泄热，使营分邪热转出气分而解，共为君药。牡丹皮、赤芍清热凉血，增强解毒之功；龙胆、马齿苋、败酱草共行清热利湿，泻火解毒，消痈散结；柴胡、黄芩疏解少阳郁热，调畅气机，以顺其肝喜调达之性，共为臣药。佐以薄荷、荆芥穗取其轻宣透达之性，使邪有出路。砂仁和胃。生甘草调和诸药，与赤芍合用调和脾胃，养血柔肝。全方共奏清热解毒，消痈散结，疏肝理气之功。

治疗病毒性肝炎的经验方（五）

【药物组成】柴胡8g，茵陈15g，白花蛇舌草15g，炒枳壳10g，赤芍15g，生黄芪20g，枸杞子10g，建曲10g，鸡内金10g。

【功能主治】疏肝解郁，健脾和胃。适用于肝脾两损型病毒性肝炎。

【用量用法】水煎服，每日1剂，早晚分服。

【出处】周兰.尹莲芳治疗病毒性肝炎的经验[J].安徽中医临床杂志，1998（6）：387-388.

【方解】本方为安徽省名老中医、全国老中医药专家学术经验继承工作指导老师尹莲芳教授治疗病毒性肝炎的经验方。方中柴胡疏肝解郁，茵陈、白花蛇舌草清热利湿，共为君药。炒枳壳理气疏肝而止痛，赤芍活血行气以止痛，二药相合，助柴胡以解肝经之郁滞，并增行气活血止痛之效，共为臣药。生黄芪补气升阳，枸杞子滋阴养肝，建曲、鸡内金健脾消食，共为佐药、使药。诸药相合，共奏疏肝行气、活血止痛之功。治疗肝脾两损型病毒性肝炎用药不以太苦寒，应稍偏温燥。因湿为阴邪，非温不化，而湿祛则热无所附，湿热自除。故在祛邪的基础上，可加入健脾利湿、养阴柔肝、行气活血等药。

4.慢性肝炎

加味四逆温胆汤

【药物组成】柴胡，白芍，枳实，炙甘草，法半夏，竹茹，陈皮，云茯苓，凤尾草，鸡骨草，生姜，大枣。（原方无剂量）

【功能主治】疏肝解郁、健脾祛湿、清热解毒。适用于慢性肝炎。

【用量用法】水煎服，每日1剂，早晚分服。

【出处】邹鹏飞，钟蕾，蒋小敏.伍炳彩治疗痰湿郁热型慢性肝病经验[J].江西中医药，2015，46（12）：29-30.

【方解】本方为第三届国医大师、全国老中医药专家学术经验继承工作指导老师伍炳彩教授治疗慢性肝炎的经验方。方中柴胡为君药，疏肝解郁。枳实降气导滞，与柴胡配伍，一升一降，条达气机，升清降浊，调理肝脾；白芍养血敛肝，与柴胡合用，一散一敛，使柴胡升散的同时防止其太过而耗伤阴血，且柴胡行于气分，白芍通血分。两者相合而气血同补，共为臣药。云茯苓、炙甘草皆性味甘平而健脾；法半夏、陈皮燥湿祛痰以助脾运，脾胃运化正常，则无生痰之源，痰湿热毒之邪不易内犯肝脏而发病。鸡骨草归肝、胃经，具有清热解毒，疏肝散瘀止痛的功效；凤尾草、竹茹清热利湿，消肿解毒，对于肝胆疾病的治疗亦有显著疗效。生姜、大枣调和药性为使药。全方共奏疏肝解郁、健脾祛湿、清热解毒之功。

甘露消毒丹

【药物组成】豆蔻^{后下}6g，藿香、茵陈、滑石^{布包}、黄芩、连翘、垂盆草、郁金、谷芽、麦芽、射干各10g，薄荷^{后下}、石菖蒲各5g，川贝母、木通各3g。

【功能主治】清热化湿，活血解毒，理气消肿。适用于乙型肝炎证属湿热浊邪，弥漫三焦，湿热俱盛、热重于湿。

【用量用法】水煎服，每日1剂，早晚分服。

【出处】郭建生.伍炳彩从病位辨治肝炎经验[J].实用中医药杂志，2001（8）：35.

【方解】本方为第三届国医大师、全国老中医药专家学术经验继承工作指导老师伍炳彩教授治疗乙型肝炎证属湿热浊邪，弥漫三焦，湿热俱盛、热重于湿者的经验方，治以祛湿化浊，清热解毒。滑石利水渗湿，清热解暑，两擅其功；茵陈善清利湿热而退黄；黄芩清热燥湿，泻火解毒。三药相合，正合湿热并重之病机，共为君药。湿热留滞，易阻气机，故臣以石菖蒲、藿香、豆蔻行气化湿，悦脾和中，令气畅行；木通清热利湿通淋，导湿热从小便而去，以益其清热利湿之力。热毒上攻，颐肿咽痛，故佐以连翘、射干、川贝母、薄荷，合以清热解毒，散结消肿而利咽止痛；垂盆草利湿退黄，清热解毒；郁金疏肝理气退黄；麦芽、谷芽消食和中。全方共奏清热化湿，活血解毒，理气消肿之功。

犀泽汤

【药物组成】黄连30g，金银花9g，茵陈30g，夏枯草12g，泽兰15g，平地木30g，续随子30g，田基黄30g，垂盆草30g，败酱草15g，熟大黄10g，水牛角粉^{冲服}3g。

【功能主治】疏肝化瘀，凉血解毒，清热利湿。适用于传染性肝炎。

【用量用法】水煎服，每日1剂，早晚分服。

【出处】韩天雄，邢斌，施红.颜德馨教授治疗传染性肝炎的思路与方法[J].中国中医急症，2007（8）：959-960.

【方解】本方为首届国医大师、全国老中医药专家学术经验继承工作指导老师颜德馨教授治疗传染性肝炎的经验方。传染性肝炎的主要病因是外感疫毒，病机为邪实与正虚两个方面，发病包括急性期和迁延期。急性期以邪实为主，迁延期为虚实错杂，治疗原则为祛邪与扶正。常用的祛邪方法包括清热利湿法、凉血化瘀法，常用的扶正方法包括滋补肝肾法、运脾益气法和温补阳气法。本方水牛角粉、泽兰，为君药，具有清热解毒，凉血化瘀的功效。平地木、续随子，为臣药，具有疏肝泄热、利湿化浊的功效。田基黄清热利湿，是防治黄疸的常用药。田基黄、垂盆草、金银花、夏枯草、黄连、茵陈、熟大黄共为佐药，具有清湿热，辟秽运脾，杜湿热之源的功效。败酱草为使药，具有清热解毒，凉血散瘀的功效。诸药相合，共奏疏肝化瘀，凉血解毒，清热利湿的功效。临床观察表明本方具有改善患者血液流变性，调节免疫功能，降酶退黄，抑制病毒活动和肝纤维化的作用。

茵草清化饮

【药物组成】茵陈、萆薢、薏苡仁各15g，白鲜皮、白扁豆、半夏、蒺藜、赤芍各10g，厚朴6g，豆蔻4.5g。

【功能主治】理脾和胃，清化疏肝。适用于脾胃湿热肝郁型肝炎。

【用量用法】水煎服，每日1剂，早晚分服。

【出处】张海鸥，杨永昇.杨春波主任论治肝炎经验——肝炎之治主在脾[J].福建中医药大学学报，2014，24（6）：43-45.

【方解】本方为第三届国医大师、全国老中医药专家学术经验继承工作指导老师杨春波教授治疗肝炎的经验方。本方适用于脾胃湿热肝郁证，治以理脾和胃，清化疏肝。方中薏苡仁、白扁豆共行健脾益气化湿，共为君药。萆薢、茵陈、白鲜皮共行清热利湿，共为臣药。佐以豆蔻温脾燥湿；蒺藜、厚朴共行疏肝解郁，活血通络；半夏、赤芍健脾和胃通络，清热祛湿。全方共奏疏肝理气，清利湿热之功。

精草补化汤

【药物组成】黄精、萆薢、仙鹤草各15g，白扁豆12g，茯苓、赤芍、蒺藜各10g，厚朴6g，砂仁[后下]、炙甘草各4.5g。

【功能主治】补脾化湿，疏肝通络。适用于脾虚湿热肝瘀型肝炎。

【用量用法】水煎服，每日1剂，早晚分服。

【出处】张海鸥，杨永昇.杨春波主任论治肝炎经验——肝炎之治主在脾[J].福建中医药大学学报，2014，24（6）：43-45.

【方解】本方为第三届国医大师、全国老中医药专家学术经验继承工作指导老师杨春波教授治疗肝炎的经验方。适用于脾虚湿热肝瘀证，治以补脾化湿，疏肝通络。方中黄精、仙鹤草、白扁豆健脾益气，共为君药。《本草纲目》言草解除阳明之湿而固下焦，合砂仁、茯苓清热祛湿，共为臣药。蒺藜、赤芍、厚朴疏肝理气通络为佐药。炙甘草补脾气，清热解毒，调和诸药为使药。全方共奏补脾益气，清热祛湿，疏肝理气，活血通络之功。

黄精滋养汤

【药物组成】黄精、山药、莲子、仙鹤草、墨旱莲草各15g，女贞子、桑叶、赤芍、茜草各10g，甘草3g。

【功能主治】养脾滋肝，行气活血。适用于脾肝阴亏络瘀型肝炎。

【用量用法】水煎服，每日1剂，早晚分服。

【出处】张海鸥，杨永昇.杨春波主任论治肝炎经验——肝炎之治主在脾[J].福建中医药大学学报，2014，24（6）：43-45.

【方解】本方为第三届国医大师、全国老中医药专家学术经验继承工作指导老师杨春波教授治疗肝炎的经验方。适用于脾肝阴亏络瘀证，治以养脾滋肝，行气活血。方中山药、黄精、莲子、仙鹤草共行健脾益气，为君药。墨旱莲草、女贞子共行滋补肝阴，为臣药。赤芍、桑叶、茜草共行疏肝通络，为佐药。甘草为使药，补脾和中，调和药性，含有甘草酸，有类激素样作用，可抑制机体的自身免疫反应，提高临床疗效。诸药合用共奏养脾滋肝，行气活血之功。

沙苑补气汤

【药物组成】沙苑子、生黄芪各15g，丹参12g，白术、菟丝子、泽泻、枳壳、泽兰各10g，益智仁、炙甘草各4.5g。

【功能主治】补脾益肾，化瘀利水。适用于脾肾气虚血瘀型肝炎。

【用量用法】水煎服，每日1剂，早晚分服。

【出处】张海鸥，杨永昇.杨春波主任论治肝炎经验——肝炎之治主在脾[J].福建中医药大学学报，2014，24（6）：43-45.

【方解】本方为第三届国医大师、全国老中医药专家学术经验继承工作指导老师杨春波教授治疗肝炎的经验方。适用于脾肾气虚血瘀证，治以补脾益肾，化瘀利水。方中生黄芪、白术健脾益气，共为君药。菟丝子、沙苑子、益智仁共行温补肾气，为臣药。枳壳理气止痛，丹参、泽泻、泽兰共行活血化瘀，利水通络，为佐药。药理研究表明，活血化瘀药物通过清除血液中过剩抗原，清除和防止免疫复合物产生发挥免疫调节作用。炙甘草调和诸药为使药。诸药合用共奏补脾益肾，化瘀利水之功。

麻黄连翘茵陈剂

【药物组成】炙麻黄，杏仁，连翘，茵陈，藿香叶，炒苍术，厚朴，豆蔻，赤茯苓，薏苡仁，芦根，车前草，虎杖。（原方无剂量）

【功能主治】清热利湿，燥湿健脾。适用于湿热型肝炎。

【用量用法】水煎服，每日1剂，早晚分服。

【出处】王俊槐.李培生治疗肝炎病湿热证的经验[J].湖北中医学院学报，2003，5(4)：23.

【方解】本方为全国老中医药专家学术经验继承工作指导老师李培生教授治疗肝炎的经验方。肝炎湿热型肝炎的病机为湿热遏阻中焦，导致上焦肺卫失宣，少阳三焦与肝胆疏泄失职，易发生黄疸。治以宣上透表、开泄湿热退黄，创麻黄连翘茵陈剂。方中茵陈清热利湿，为君药。药理研究表明，茵陈具有促进肝细胞再生，保护肝细胞膜，防止肝细胞坏死，改善肝脏微循环，增强肝脏解毒功能和抑制葡萄糖醛酸糖苷酶活性的作用。炙麻黄、连翘、杏仁、藿香叶宣上，透达表邪，开泄湿热从汗而解，透风于热外，共为臣药。佐以炒苍术、豆蔻、厚朴共行燥湿醒脾，渗湿于热下；赤茯苓、薏苡仁、芦根、车前草、虎杖共行清热渗湿，使湿从小便去。全方共奏清热利湿，燥湿健脾之功。

疏肝利胆方

【药物组成】藿香，厚朴，姜半夏，茯苓，柴胡，茵陈，丹参，白花蛇舌草，车前草，大黄。（原方无剂量）

【功能主治】燥湿化浊，疏肝解郁，活血散瘀，清热利湿。适用于湿热型肝炎。

【用量用法】水煎服，每日1剂，早晚分服。

【出处】王俊槐.李培生治疗肝炎病湿热证的经验[J].湖北中医学院学报，2003，5（4）：23.

【方解】本方为全国老中医药专家学术经验继承工作指导老师李培生教授治疗湿热型肝炎的经验方。此证为湿热阻滞于中，胆汁瘀滞，疏泄不及，上下不通，法当宽中渗湿，疏肝利胆，分利三焦。方中茵陈清热利湿退黄，为君药。姜半夏、厚朴、茯苓共行燥湿化痰，理气宽中，为臣药。佐以大黄泄热通腑，化瘀解毒；车前草、白花蛇舌草清热利湿，排毒邪从二便去而退黄；藿香芳香化浊，柴胡疏肝解郁，丹参活血散瘀。全方共奏燥湿化浊，疏肝解郁，活血散瘀，清热利湿之功。

清热利湿解毒退黄剂

【药物组成】茵陈，炒栀子，黄柏，大黄，藿香，厚朴，茯苓，车前草，杏仁，豆蔻，薏苡仁。（原方无剂量）

【功能主治】清热利湿，泻火解毒，健脾化浊，行气散结。适用于湿热型肝炎。

【用量用法】水煎服，每日1剂，早晚分服。

【出处】王俊槐.李培生治疗肝炎病湿热证的经验[J].湖北中医学院学报，2003，5（4）：23.

【方解】本方为全国老中医药专家学术经验继承工作指导老师李培生教授治疗湿热型黄疸的经验方。证属胃燥脾湿，肝郁胆火炽盛阻滞三焦，胆汁排泄不畅所致，临证多采用伤寒温病之法。方中茵陈，为君药，苦泄下降，善清热利湿，为治黄疸要药。臣以炒栀子清热降火，通利三焦，助茵陈引湿热从小便而去。佐以大黄、黄柏泄热逐瘀，通利大便；车前草利湿通淋，导瘀热从二便而下；薏苡仁、豆蔻、茯苓共行健脾利水渗湿；藿香芳香化浊；厚朴行气除满；杏仁化痰止咳，润肠通便。全方共奏清热利湿，泻火解毒，健脾化浊，行气散结之功。

清肝败毒饮

【药物组成】柴胡，黄芩，杏仁，厚朴，茯苓，麦芽，茵陈，败酱草，白花蛇舌草。（原方无剂量）

【功能主治】疏肝解郁，清热利湿，健脾化积，清热解毒。适用于湿热型肝炎。

【用量用法】水煎服，每日1剂，早晚分服。

【出处】王俊槐.李培生治疗肝炎病湿热证的经验[J].湖北中医学院学报，2003，5（4）：23.

【方解】本方为全国老中医药专家学术经验继承工作指导老师李培生教授治疗湿热型黄疸的经验方。方中茵陈清热利湿退黄，为君药。黄芩清热燥湿，为臣药。佐以柴胡疏肝解郁，行气止痛；杏仁化痰；茯苓健脾利湿；麦芽健脾消食；厚朴行气除满；败酱草、白花蛇舌草清热解毒。诸药合用共奏疏肝解郁，清热利湿，健脾化积，清热解毒之功。

升山汤合茵陈汤加减

【药物组成】升麻，山药，红花，白芍，虎杖，白术，茵陈，栀子，大黄，败酱草，土茯苓，葛根，野菊花。（原方无剂量）

【功能主治】清热解毒，化湿祛邪，疏肝健脾。适用于传染性肝炎。

【用量用法】水煎服，每日1剂，早晚分服。

【出处】杨国栋.裴正学教授辨治传染性肝炎学术思想特色探述[J].中医药学刊，2006，24（7）：1209-1210.

【方解】本方为全国老中医药专家学术经验继承工作指导老师裴正学教授治疗传染性肝炎的经验方。肝炎病毒易袭肝胆脾胃，病理因素以湿温热邪毒为主，治疗上应清热解毒，化湿祛邪，疏肝健脾。方中升麻清热解毒，茵陈清热利湿，为治黄疸要药，共为君药。臣以栀子清热降火，通利三焦，助茵陈引湿热从小便而去。佐以大黄泄热逐瘀，通利大便，导瘀热从大便而下；白术、山药共行健脾益气，益胃生津，同时可以保护脾胃，缓解药性；白芍滋补肝阴、柔肝止痛；虎杖、葛根、败酱草、土茯苓、野菊花、红花共行清热解毒消肿，化脓祛瘀。全方共奏清热解毒，化湿祛邪，疏肝健脾之功。

一贯煎（一）

【药物组成】枸杞子15g，沙参15g，麦冬25g，生地黄15g，当归7g，女贞子20g，牡丹皮20g，丹参25g，虎杖20g，白花蛇舌草15g，田基黄20g，川楝子7g。

【功能主治】滋补肝阴，补血活血，清热解毒，疏肝泄热。适用于肝阴亏损，湿热瘀血型慢性肝炎。

【用量用法】水煎服，每日1剂，早晚分服。

【出处】林寿宁，唐友明.林沛湘治疗慢性肝炎经验[J].黑龙江中医药，1993（4）：1-3，56.

【方解】本方为全国老中医药专家学术经验继承工作指导老师林沛湘教授治疗慢性肝炎的经验方。本病主要病机是阴血不足及气阴两虚，肝体失养，湿热、瘀血等病邪伤肝。补虚以益气养阴补血和清热利湿凉血为要，慎用行气疏肝之品，以避免损伤肝液。方中生地黄滋阴养血、补益肝肾，为君药，内寓滋水涵木之意。当归、枸杞子共行养血滋阴柔肝；沙参、麦冬滋养肺胃，养阴生津，意在佐金平木，扶土制木，四药共为臣药。佐以少量川楝子，疏肝泄热，理气止痛，复其条达之性。该药性虽苦寒，但与大量甘寒滋阴养血药相配伍，则无苦燥伤阴之弊；女贞子滋补肝肾；虎杖、白花蛇舌草、田基黄共行清热解毒，利湿退黄；牡丹皮、丹参共行补血活血，散瘀止痛。全方共奏滋补肝阴，补血活血，清热解毒，疏肝泄热之功。

一贯煎（二）

【药物组成】枸杞子，麦冬，北沙参，当归，白芍，生地黄，五味子。（原方无剂量）

【功能主治】滋阴疏肝。适用于肝肾阴虚型慢性肝炎。

【用量用法】水煎服，每日1剂，早晚分服。

【出处】李秋慧，陆瑶瑶，张杰.张杰治疗慢性肝炎经验拾萃[J].浙江中医杂志，2017，

52（7）：477-478.

【方解】本方为全国老中医药专家学术经验继承工作指导老师张杰教授治疗慢性肝炎的经验方。适用于肝肾阴虚证，治以滋补肝肾，用一贯煎。一贯煎出自《续名医类案》，具有滋阴疏肝的功效，主治肝肾阴虚证。现代药理研究显示一贯煎可有效改善小鼠肝功能，减轻肝细胞炎症反应，抑制肝细胞的凋亡及坏死，抑制肝纤维化的进程，延缓及控制腹水、出血等并发症的发生。方中生地黄滋阴养血，补益肝肾，为君药，内寓滋水涵木之意。当归、枸杞子共行养血滋阴柔肝；北沙参、麦冬滋养肺胃，养阴生津，意在佐金平木，扶土制木，四药共为臣药。佐以五味子收敛固涩，益气生津；白芍柔肝止痛。诸药合用使肝体得养，肝气得舒，则诸症可解。

一贯煎合四君子汤

【药物组成】枸杞子13g，麦冬13g，沙参13g，当归10g，党参20g，黄芪17g，茯苓20g，淮山药25g，白术20g，鸡内金10g，丹参10g，鸡骨草20g，茵陈20g，大枣15g，郁金10g。

【功能主治】滋补肝阴，补气养血，健脾利湿，清热解毒。适用于肝阴血亏，脾气虚弱所致慢性肝炎。

【用量用法】水煎服，每日1剂，早晚分服。

【出处】林寿宁，唐友明.林沛湘治疗慢性肝炎经验[J].黑龙江中医药，1993（4）：1-3，56.

【方解】本方为全国老中医药专家学术经验继承工作指导老师林沛湘教授治疗慢性肝炎的经验方。适用于肝阴血亏，脾气虚弱所致慢性肝炎，治以养肝阴血，健脾益胃。方中当归、枸杞子共行养血滋阴柔肝；沙参、麦冬共行滋养肺胃，养阴生津，意在佐金平木，扶土制木，四药共为君药。黄芪、党参、茯苓、白术、淮山药共行益气健脾，利水渗湿，共为臣药。佐以丹参活血散瘀；郁金疏肝解郁，利胆退黄；茵陈、鸡骨草共行清热解毒，利湿退黄；鸡内金健脾消食。大枣补中益气，调和药性为使药。全方共奏滋补肝阴，补气养血，健脾利湿，清热解毒之功。

化肝解毒汤

【药物组成】熟大黄5g，茵陈20g，栀子10g，炒苍术10g，黄柏10g，叶下珠20g，垂盆草30g，苦参10g，鸡骨草20g，蒲公英20g，酢浆草15g，老鹳草15g，郁金10g，白茅根15g，藿香10g，车前草12g，赤芍10g。

【功能主治】清热利湿，解毒退黄，活血散瘀。适用于慢性肝炎。

【用量用法】水煎服，每日1剂，早晚分服。

【出处】叶放，吴勉华，薛博瑜，等.周仲瑛重视慢性肝病湿热瘀毒证治临床经验研究[J].辽宁中医杂志，2007（12）：1680-1682.

【方解】本方为首届国医大师、全国老中医药专家学术经验继承工作指导老师、国家级非物质文化遗产传统医药项目代表性传承人周仲瑛教授治疗慢性肝炎的经验方。方中茵陈清热利湿退黄为君药。炒苍术、黄柏共行清热燥湿，助君药之力，为臣药。佐以车前草、熟大黄、栀子、老鹳草、藿香共行清热利湿，清肝胆湿热；苦参、蒲公英、酢浆草、叶下珠清热解毒；鸡骨草、垂盆草共行利湿解毒，药理研究表明，对白鼠的四氯化碳性肝损伤有一定的保护作用，使转氨酶及γ-球蛋白升高，脂肪变性及纤维化程度减轻；赤芍、白茅根共行活血凉血，散瘀止痛；郁金疏肝解郁。全方共奏清热利湿，解毒退黄，活血散瘀之功。

治疗慢性肝炎的经验方（一）

【药物组成】茵陈80g，栀子6g，生大黄^{后下}、熟大黄各3g，牡丹皮15g，丹参15g，赤芍、白芍各15g，郁金12g，苦参15g，水红花子10g，茺蔚子12g，猪苓30g，半边莲20g。

【功能主治】清利肝胆湿热佐以活血。适用于湿热发黄兼有瘀血型慢性重型肝炎。

【用量用法】水煎服，每日1剂，早晚分服。

【出处】杨华升，李秀惠.钱英用"逆流挽舟法"治疗慢性重型肝炎的经验[J].世界中医药，2007（6）：345-346.

【方解】本方为首届全国名中医、全国老中医药专家学术经验继承工作指导老师钱英教授治疗湿热发黄兼有瘀血型慢性重型肝炎的经验方。方中重用茵陈为君药，苦泄下降，善清热利湿，为治黄疸要药。臣以栀子清热降火，通利三焦，助茵陈引湿热从小便而去。佐以生、熟大黄泄热逐瘀，通利大便，导瘀热从大便而下；丹参、牡丹皮、赤芍、水红花子、茺蔚子活血凉血，化瘀通络；苦参、半边莲共行清热解毒止血；白芍养阴补血；猪苓利水渗湿；郁金活血行气解郁，利胆退黄。全方共奏清热利湿，利胆退黄，活血止血，化瘀通络之功。

治疗慢性肝炎的经验方（二）

【药物组成】柴胡、炒黄芩、炙甘草、炒栀子各10g，清半夏8g，丹参15g，薏苡仁20g，茵陈30g，制大黄6g，大枣3枚。

【功能主治】清热解毒，利湿退黄，清肝胆热。适用于肝胆湿热型慢性肝炎。

【用量用法】水煎服，每日1剂，早晚分服。

【出处】李秋慧，陆瑶瑶，张杰.张杰治疗慢性肝炎经验拾萃[J].浙江中医杂志，2017，52（7）：477-478.

【方解】本方为全国老中医药专家学术经验继承工作指导老师张杰教授治疗慢性肝

炎的经验方。方由茵陈汤和小柴胡汤组成，适用于肝胆湿热证，治以清热利湿。茵陈汤治疗湿热并重，小柴胡汤治半表半里之证。方中茵陈苦泄下降，善清热利湿，为治黄疸要药，柴胡疏肝解郁，共为君药。臣以炒栀子清热降火，通利三焦，助茵陈引湿热从小便而去。佐以制大黄、炒黄芩泄热逐瘀，通利大便，导瘀热从大便而下；薏苡仁利水渗湿；丹参活血化瘀；清半夏燥湿化痰。炙甘草、大枣为使药，共行补脾和中，调和药性。全方共奏清热解毒，利湿退黄，清肝胆热之功。

治疗慢性肝炎的经验方（三）

【药物组成】大腹皮、大腹子各10g，制大黄6g，醉土鳖虫8g，青皮、陈皮各8g，白茅根15g，郁金9g，赤芍10g，莪术10g，三棱10g，猪苓、茯苓各10g，泽泻10g，怀山药10g，生甘草3g

【功能主治】疏肝理气，利水消肿，破血消积，补脾化湿。适用于肝郁脾虚，水湿内停所致慢性肝炎。

【用量用法】水煎服，每日1剂，早晚分服。

【出处】刘荣喜.杨进教授治疗慢性肝炎的经验[J].江苏中医药，2002（3）：13-14.

【方解】本方为南京中医药大学杨进教授治疗慢性肝炎的经验方。适用于肝郁脾虚证，水湿内停所致慢性肝炎，治以健脾理气祛湿。方中郁金为君药，疏肝解郁，清除血中过剩抗原，防止免疫复合物的形成。大腹皮、大腹子利水消肿，为臣药。佐以青皮、陈皮理气散结；赤芍、白茅根活血凉血；三棱、莪术、醉土鳖虫、制大黄破血消积；茯苓、猪苓、泽泻共行利水渗湿。怀山药、生甘草共行补脾益气，调和药性为使药。全方共奏疏肝理气，利水消肿，破血消积，补脾化湿之功。

治疗慢性肝炎的经验方（四）

【药物组成】柴胡15～20g，白芍50g，枳实15～20g，甘草15g，白术15～20g，茯苓15～20g。

【功能主治】疏肝理气，养肝止痛，健脾和中。适用于慢性肝炎。

【用量用法】水煎服，每日1剂，早晚分服。

【出处】王颖航.慢性肝炎效方四首——张琪肝炎治验[J].中国社区医师，2007（14）：33-34.

【方解】本方为首届国医大师张琪教授治疗肝炎的经验方。方中柴胡疏肝理气为君药。白芍柔肝止痛，协助柴胡、枳实平肝气降逆，为臣药。日本吉益东洞谓："白芍主治结实拘挛也。"佐以枳实疏肝理气；甘草、白术、茯苓共行补脾和中，敛肝阴，缓肝急。全方共奏疏肝理气，养肝止痛，健脾和中之功。

治疗慢性肝炎的经验方(五)

【药物组成】当归20g,赤芍15g,生地黄20g,丹参20g,牡丹皮15g,桃仁15g,柴胡15g,甘草10g。

【功能主治】活血散瘀,补血柔肝,疏肝理气。适用于慢性肝炎。

【用量用法】水煎服,每日1剂,早晚分服。

【出处】王颖航.慢性肝炎效方四首——张琪肝炎治验[J].中国社区医师,2007(14):33-34.

【方解】本方为首届国医大师张琪教授治疗慢性肝炎的经验方。方中丹参、牡丹皮、桃仁活血散瘀,共为君药。赤芍活血化瘀,兼凉血柔肝,为臣药。佐以当归补血活血;生地黄清热生津;柴胡疏肝解郁,调畅肝脏气机。甘草补脾和胃,调和药性为使药。全方共奏活血散瘀,补血柔肝,疏肝理气之功。

治疗慢性肝炎的经验方(六)

【药物组成】人参15～20g,黄芪30g,当归25g,白芍30g,白术20g,茯苓20g,枳实15g,郁金15g,丹参15g,山楂15g,甘草15g。

【功能主治】益气补血。适用于慢性肝炎。

【用量用法】水煎服,每日1剂,早晚分服。

【出处】王颖航.慢性肝炎效方四首——张琪肝炎治验[J].中国社区医师,2007(14):33-34.

【方解】本方为首届国医大师张琪教授治疗慢性肝炎的经验方。方中黄芪为主药,黄芪性主升,对于肝弱而不升之病最为有效,能够提高补体水平,诱生干扰素,增强T细胞功能,抑制乙型肝炎病毒繁殖,人参加强黄芪补气升清的作用。当归、白芍养肝阴以助肝之用,为臣药。佐以郁金、枳实、山楂、丹参理气化瘀,疏通肝脏壅塞。人参、黄芪、白术、茯苓与枳实、郁金同用,补而不滞邪,通而不伤正,同时与当归、白芍相配合,又具有阳生阴长之妙,更增强益气补血的功效。甘草调和药性为使药。全方共奏补气健脾,养阴补血,疏肝解郁之功。

治疗慢性肝炎的经验方(七)

【药物组成】白花蛇舌草20g,虎杖10g,牡丹皮、丹参各8g,蒲公英10g,平地木12g,酒大黄9g,连翘10g,板蓝根12g,鸡骨草12g,炙黄芪18g,苦参8g,土茯苓10g,生甘草3g。

【功能主治】清热解毒,利湿退黄,活血凉血。适用于邪毒内盛型慢性肝炎。

【用量用法】水煎服,每日1剂,早晚分服。

【出处】刘荣喜.杨进教授治疗慢性肝炎的经验[J].江苏中医药，2002（3）：13-14.

【方解】本方为南京中医药大学杨进教授治疗肝炎的经验方。肝炎的根本病因是感染湿热邪毒，治以清化湿热解毒为主。方中白花蛇舌草、蒲公英清热解毒为君药。连翘、板蓝根、虎杖、苦参、土茯苓共行解毒除湿，为臣药，其中苦参具有抑制病毒感染的肝细胞分泌 HBsAg、HBeAg 和乙型肝炎病毒复制的作用。佐以牡丹皮、丹参共行活血凉血，散瘀止痛；平地木活血利湿；鸡骨草利湿退黄，清热解毒，疏肝止痛；炙黄芪补气升阳；酒大黄通腑泄热。生甘草调和药性为使药。全方共奏清热解毒，利湿退黄，活血凉血之功。

治疗慢性肝炎的经验方（八）

【药物组成】太子参 12g，焦白术 10g，茯苓 10g，炙甘草 3g，片姜黄 10g，赤芍、白芍各 10g，枸杞子 10g，桑寄生 12g，虎杖 15g，败酱草 15g，半枝莲 15g，贯众 10g。

【功能主治】缓肝调脾，健运中州，佐以清化。适用于慢性肝炎。

【用量用法】水煎服，每日 1 剂，早晚分服。

【出处】杨亚鹏.周仲瑛教授治疗慢性肝炎验案举隅[J].实用中医内科杂志，2012，26（11）：2-3.

【方解】本方为首届国医大师、全国老中医药专家学术经验继承工作指导老师、国家级非物质文化遗产传统医药项目代表性传承人周仲瑛教授治疗慢性肝炎的经验方。慢性肝炎的病因多为湿热瘀毒，深伏于血分，久恋不去，肝脾两伤，治疗重点在缓肝调脾，健运中州，佐以清化。方中太子参、焦白术、茯苓、炙甘草取四君子汤之义，健脾益气，共为君药。片姜黄、虎杖、赤芍理气活血，凉血化瘀，为臣药。佐以白芍、枸杞子、桑寄生滋阴养血，柔肝止痛；败酱草、半枝莲、贯众共行清热解毒，凉血化瘀。全方用药体现了刚柔并济，动静结合的特点。

治疗慢性肝炎的经验方（九）

【药物组成】蚤休，北山豆根，虎杖，大黄，赤芍，火炭母草，丹参，何首乌，北野菊，仙鹤草，苦味叶下珠，黄芪，仙茅根，板蓝根，双黄连，苦参，蚱蚕素，华蟾素，香菇，苦参碱，猪苓，茵陈，黄芩，大黄，栀子，青蒿，金钱草，赤芍，山慈菇，半枝莲，莪术，夏枯草，白花蛇舌草，紫草，淫羊藿，巴戟天，冬虫夏草，白术，何首乌，枸杞子，女贞子，牡丹皮，生地黄，红花。（原方无剂量）

【功能主治】清热解毒，燥湿利胆。适用于慢性肝炎。

【用量用法】水煎服，每日 1 剂，早晚分服。

【出处】王伯祥，聂广.慢性肝炎的中西医诊断与治疗[J].中西医结合肝病杂志，1995（3）：52-54，9.

【方解】本方为首届全国名中医、全国老中医药专家学术经验继承工作指导老师王伯祥教授治疗慢性肝炎的经验方。方中蚤休、北山豆根、虎杖、大黄、火炭母草、丹参、何首乌、北野菊、仙鹤草、苦味叶下珠、黄芪、仙茅根、板蓝根、双黄连、苦参、蚱蚕素、华蟾素、香菇、苦参碱、猪苓抗病毒；茵陈、黄芩、大黄、栀子、青蒿、金钱草、赤芍利湿退黄；山慈菇、半枝莲、莪术、夏枯草、白花蛇舌草、紫草抗突变；淫羊藿、巴戟天、冬虫夏草、白术、何首乌、枸杞子、女贞子调节免疫；牡丹皮、生地黄、红花抑制免疫。全方共奏清热解毒，燥湿利胆之内。

治疗慢性肝炎的经验方（十）

【药物组成】柴胡9g，炒白芍20g，丹参20g，莪术20g，郁金15g，香附9g，延胡索9g，党参9g，炒白术9g，黄芪20g，三棱9g，鳖甲^{先煎}20g，砂仁^{后下}9g，炙甘草6g。
【功能主治】疏肝解郁，活血通络，软坚散结，补气健脾。适用于慢性肝炎。
【用量用法】水煎服，每日1剂，早晚分服。
【出处】温丽芬.周信有教授论肝病辨治[J].甘肃中医学院学报，1997（3）：3-4.
【方解】本方为第三届国医大师、全国老中医药专家学术经验继承工作指导老师周信有教授治疗慢性肝炎的经验方。方中柴胡疏肝解郁，为君药。香附、郁金疏肝理气，为臣药。佐以丹参、莪术、三棱、鳖甲共行活血通络，软坚散结；黄芪、炒白术、党参共行补气健脾；延胡索理气散结；砂仁行气化湿。炙甘草健脾益气，调和药性为使药。全方共奏疏肝解郁，活血通络，软坚散结，补气健脾之功。

5.慢性乙型肝炎

逍遥散合四君子汤

【药物组成】柴胡，白芍，香附，郁金，丹参，当归，党参，白术，茯苓，山楂肉，叶下珠，甘草。（原方无剂量）
【功能主治】疏肝解郁，养血柔肝，健脾利湿，清热解毒。适用于肝郁脾虚型慢性乙型肝炎。
【用量用法】水煎服，每日1剂，早晚分服。
【出处】文绍鹤.蒋兴磊治疗慢性乙型肝炎经验[J].湖南中医杂志，2011，27（6）：36-38.
【方解】本方为湖南省名中医蒋兴磊主任医师治疗慢性乙型肝炎的经验方。逍遥散乃和解方，以养血为主，调气为先，是调和肝脾、培土疏木之主方，有和血解郁、疏达肝气之意。古人制方遵木郁达之，以遂其生生之气之意，是故治肝郁首要顺其条达之性，开其郁遏之气。方中柴胡疏肝解郁，使肝气得以调达，为君药。当归甘辛苦温，养血和血；白芍酸苦微寒，养血敛阴，柔肝缓急，共为臣药。香附、郁金疏肝理气；丹参活血化瘀；党参、白术、茯苓健脾去湿，使运化有权，气血有源；山楂肉健脾消食，化浊降脂；叶下珠清热解毒，利水消肿，共为佐药。甘草益气补中，缓肝之急，调和药性，为使药。全方共奏疏肝解郁，养血柔肝，健脾利湿，清热解毒之功。

甘露消毒丹

【药物组成】炒栀子，滑石，黄芩，白扁豆，藿香，豆蔻，茵陈，田基黄，法半夏，石菖蒲，板蓝根，甘草。（原方无剂量）

【功能主治】清利湿热，健脾和中。适用于温热中阻型慢性乙型肝炎。

【用量用法】水煎服，每日1剂，早晚分服。

【出处】文绍鹤.蒋兴磊治疗慢性乙型肝炎经验[J].湖南中医杂志，2011，27（6）：36-38.

【方解】本方为湖南省名中医蒋兴磊主任医师治疗慢性乙型肝炎的经验方。现代药理研究证明，甘露消毒丹长期有效地维持慢性乙型肝炎患者的阴性指标，临床症状、体征和HBV的DNA复制均正常。方中滑石利水渗湿，清热解暑，两擅其功；茵陈善清利湿热而退黄；黄芩清热燥湿，泻火解毒，三药相合，正合湿热并重之病机，共为君药。湿热留滞，易阻气机，故臣以白扁豆、石菖蒲、藿香、豆蔻共行行气化湿，悦脾和中，令气畅湿行。热毒上攻，颐肿咽痛，故佐以板蓝根、田基黄、炒栀子共行清热解毒，散结消肿而利咽止痛；法半夏燥湿化痰。甘草调和药性为使药。全方共奏清利湿热，健脾和中之功。

柴芍六君子汤

【药物组成】柴胡，白芍，黄芪，党参，白术，茯苓，法半夏，砂仁_{后下}，丹参，虎杖，白花蛇舌草，甘草。（原方无剂量）

【功能主治】疏肝解郁，补气升阳，健脾祛湿，清热解毒。适用于脾气虚弱型慢性乙型肝炎。

【用量用法】水煎服，每日1剂，早晚分服。

【出处】文绍鹤.蒋兴磊治疗慢性乙型肝炎经验[J].湖南中医杂志，2011，27（6）：36-38.

【方解】本方为湖南省名中医蒋兴磊主任医师治疗慢性乙型肝炎的经验方。现代药理研究证明，柴芍六君子汤可有效改善肝功能，降低慢性乙型肝炎表面抗原定量水平，降低病毒载量水平。方中党参、白术、茯苓、甘草为四君子汤，重在健脾益气渗湿，为脾虚的基础方；柴胡、白芍两者配伍一散一收，重在疏肝柔肝，敛阴和营；法半夏性辛散温燥，入脾胃经，取其和胃降逆；黄芪补气健脾；砂仁行气化湿；丹参活血化瘀；虎杖、白花蛇舌草清热解毒。全方共奏疏肝解郁，补气升阳，健脾祛湿，清热解毒之功。

一贯煎

【药物组成】沙参，麦冬，生地黄，川楝子，淮山药，当归，枸杞子，女贞子，丹参，鳖甲^{先煎}，蚤休，甘草。（原方无剂量）

【功能主治】滋补肝肾，补血活血，滋阴降火，软坚散结。适用于肝肾阴虚型慢性乙型肝炎。

【用量用法】水煎服，每日1剂，早晚分服。

【出处】文绍鹤.蒋兴磊治疗慢性乙型肝炎经验[J].湖南中医杂志，2011，27（6）：36-38.

【方解】本方为湖南省名中医蒋兴磊主任医师治疗慢性乙型肝炎的经验方。方中生地黄滋阴养血，补益肝肾，为君药，内寓滋水涵木之意。当归、枸杞子养血滋阴柔肝；沙参、麦冬滋养肺胃，养阴生津，意在佐金平木，扶土制木，四药共为臣药。佐以少量川楝子，疏肝泄热，理气止痛，复其条达之性，该药性虽苦寒，但与大量甘寒滋阴养血药相配伍，则无苦燥伤阴之弊。丹参补血活血；蚤休清热解毒；淮山药补气健脾；女贞子滋补肝阴；鳖甲软坚散结，促进肝脾回缩，共为佐药。甘草调和药性为使药。全方共奏滋补肝肾，补血活血，滋阴降火，软坚散结之功。

膈下逐瘀汤

【药物组成】当归，川芎，赤芍，牡丹皮，香附，丹参，桃仁，红花，鳖甲^{先煎}，延胡索，枳壳，白花蛇舌草，山楂肉，甘草。（原方无剂量）

【功能主治】疏肝行气，活血凉血，散瘀止痛，软坚散结。适用于气滞血瘀型慢性乙型肝炎。

【用量用法】水煎服，每日1剂，早晚分服。

【出处】文绍鹤.蒋兴磊治疗慢性乙型肝炎经验[J].湖南中医杂志，2011，27（6）：36-38.

【方解】本方为湖南省名中医蒋兴磊主任医师治疗慢性乙型肝炎的经验方。膈下逐瘀汤使瘀散、血活、气行，肝气疏通条达，气机升降出入正常，脾胃运化功强健。方中红花、桃仁、赤芍、牡丹皮、丹参、川芎、延胡索、当归共行活血通经，行瘀止痛；香附、枳壳共行调气疏肝；鳖甲滋阴降火，软坚散结；白花蛇舌草清热解毒；山楂肉健脾消食，散瘀化积。使以甘草，一则是取其调和诸药，使攻中有制；二则是协助主药以缓急止痛，更好发挥其活血止痛之功效。全方共奏疏肝行气，活血凉血，散瘀止痛，软坚散结之功。

疏肝实脾汤

【药物组成】柴胡 10g，郁金 10g，鳖甲^{先煎} 5g，党参 15g，白术 10g，砂仁^{后下} 5g，香附 10g，延胡索 12g，酒大黄 3g，茯苓 10g，枳实 8g，当归 12g，茜草 12g，车前子^{包煎} 10g，神曲 30g，白芍 12g，地龙 15g，炒槟榔 10g。

【功能主治】疏肝解郁，益气健脾，利水渗湿，行气活血。适用于肝郁脾虚型慢性乙型肝炎。

【用量用法】以上诸药用凉水 1000mL，先用武火煎沸，改为文火煎 30min，即可取药汁 600mL。每日 1 剂，2~3 次/天，饭后 20min 温服，口服 200mL/次。

【出处】曹志娟.张武治疗慢性乙型肝炎的经验[J].内蒙古中医药，2014，33（26）：98-99.

【方解】本方为全国老中医药专家学术经验继承工作指导老师张武教授治疗慢性乙型肝炎的经验方。方中柴胡疏肝解郁为君药。当归、白芍养血柔肝，共为臣药。佐以党参、白术、茯苓共行益气健脾，利水渗湿；香附、郁金、延胡索疏肝行气活血；鳖甲、地龙、茜草共行凉血活血，祛瘀通络；车前子清肺肝之风热（《得配本草》）；枳实、神曲、炒槟榔、酒大黄共行消积化瘀，通利二便；砂仁化湿和胃。全方共奏疏肝解郁，益气健脾，利水渗湿，行气活血之功。

疏肝调脾汤

【药物组成】鳖甲^{先煎} 15g，柴胡 15g，黄芩 15g，党参 15g，半夏 10g，白术 20g，茯苓 15g，麦芽 15g，茵陈 10g，陈皮 15g，牡蛎^{先煎} 20g，炙甘草 10g。

【功能主治】疏肝解郁，健脾益气，软肝散结，清热利湿。适用于肝郁脾虚型慢性乙型肝炎。

【用量用法】水煎服，每日 1 剂，早晚分服。

【出处】蔡丽威，李景华，付莉莉，李维会.疏肝调脾汤治疗肝郁脾虚型慢性乙型肝炎 40 例临床研究[J].中国社区医师，2019，35（6）：80-81.

【方解】本方为吉林省老中医药专家学术经验继承工作指导老师李景华主任医师治疗慢性乙型肝炎的经验方。方中柴胡疏肝解郁为君药。党参、白术、茯苓益气健脾祛湿，共为臣药，其中茯苓所含茯苓醇可以促进肝硬化模型肝内胶原纤维降解与重吸收，从而缓解肝硬化结节程度。佐以陈皮、半夏理气散结，燥湿化痰，增强疏肝行气之功；鳖甲、牡蛎软坚散结；茵陈、黄芩清热利湿；麦芽健脾消食。炙甘草健脾和中，调和药性为使药。全方共奏疏肝解郁，健脾益气，软肝散结，清热利湿之功。

酸枣仁汤合一贯煎

【药物组成】酸枣仁，沙参，生地黄，枸杞子，川芎，麦冬，川楝子，龙骨，白芍，知母，茯苓，牡丹皮，板蓝根，石决明，甘草。（原方无剂量）

【功能主治】养心补肝，滋补肝肾，清热凉血，活血化瘀，软坚散结，健脾和中。适用于阴虚内热型慢性乙型肝炎。

【用量用法】水煎服，每日1剂，早晚分服。

【出处】哈达，高瑞霞.封万富辨治肝病临床经验整理[J].内蒙古中医药，1999（2）：3-4.

【方解】本方为全国老中医药专家学术经验继承工作指导老师封万富主任医师治疗阴虚内热型慢性乙型肝炎的经验方。疏肝解郁虽为治疗肝病的常法，但若过用疏肝之品，或湿邪从热化，均可致肝阴不足。故当循清肝养阴法，可选酸枣仁汤合一贯煎。方中酸枣仁为君药，以其甘酸质润，入心、肝之经，养血补肝，宁心安神。茯苓宁心安神，知母苦寒质润，滋阴润燥，清热除烦，共为臣药，与君药相伍，以助安神除烦之功。佐以川芎之辛散，调肝血而疏肝气，与大量之酸枣仁相伍，辛散与酸收并用，补血与行血结合，具有养血调肝之妙；生地黄、沙参、枸杞子、麦冬共行滋补肝肾，益胃生津；白芍养阴柔肝；板蓝根清热解毒；石决明清热明目；牡丹皮活血化瘀；龙骨平肝潜阳，软坚散结；川楝子疏肝泄热。甘草和中缓急，调和诸药为使药。全方共奏养心补肝，滋补肝肾，清热凉血，活血化瘀，软坚散结，健脾和中之功。

茵陈汤合藿朴二陈汤

【药物组成】藿香，川厚朴，姜半夏，陈皮，香附，枳壳，砂仁^{后下}，茵陈，车前子^{包煎}，炒白术，神曲，延胡索。（原方无剂量）

【功能主治】疏肝解郁，利湿退黄，益气健脾，行气化湿。适用于肝胆湿热型慢性乙型肝炎。

【用量用法】水煎服，每日1剂，早晚分服。

【出处】哈达，高瑞霞.封万富辨治肝病临床经验整理[J].内蒙古中医药，1999（2）：3-4.

【方解】本方为全国老中医药专家学术经验继承工作指导老师封万富主任医师治疗肝胆湿热型慢性乙型肝炎的经验方。急、慢性乙型肝炎伴发黄疸乃湿热毒邪阻滞中焦，致气机不宣，肝不疏泄，脾不健运所致。因此，使用清热解毒，疏肝醒脾化浊，方选用茵陈汤合藿朴二陈汤。方中茵陈，为君药，苦泄下降，善清热利湿，为治黄疸要药。臣以车前子清热降火，通利三焦，助茵陈引湿热从小便而去。佐以香附疏肝解郁，利湿退黄；枳壳、川厚朴、延胡索理气散结；陈皮、姜半夏理气燥湿化痰；炒白术益气健脾；砂仁、藿香行气化湿；神曲健脾消食。全方共奏疏肝解郁，利湿退黄，益气健脾，行气化湿之功。

乙戊汤

【药物组成】人参 10g，黄芪 10g，党参 10g，白术 12g，半夏 10g，柴胡 15g，白芍 15g，黄芩 10g，茵陈 24g，五味子 10g，青黛^{包煎} 15g，贯众 10g，苦味叶下珠 12g。

【功能主治】疏肝健脾，清热化湿。适用于乙型肝炎。

【用量用法】水煎服，每日 1 剂，早晚分服。

【出处】马桂英，王玲玲.薛伯寿乙戊汤治疗慢性乙型病毒性肝炎血清标记物阳性 50 例疗效观察[J].河北中医，2009，31（3）：356-357.

【方解】本方为第三届国医大师、全国老中医药专家学术经验继承工作指导老师薛伯寿教授治疗慢性乙型肝炎的经验方。慢性乙型肝炎的病机为湿热疫毒侵袭肝胆，肝气郁遏，热毒炽盛，木不疏土，脾胃气滞，继而横逆乘脾，脾气虚弱，治以扶正与祛邪兼顾，以疏肝健脾，化湿解毒为治则。方中人参、黄芪、党参、白术、半夏共行益气健脾和胃，宗张仲景"治肝实脾"之训，"见肝之病，知肝传脾，当先实脾"，故肝病治疗将顾护脾胃放在首位；柴胡、白芍疏肝解郁，疏肝与健脾相结合，调整脏腑功能；黄芩、茵陈清泄湿热；五味子、青黛、贯众共行清热解毒；苦味叶下珠清热泻火，使邪去则正安。全方融疏肝健脾、清热化湿于一体，调整脏腑功能，从而达到治疗慢性乙型肝炎之目的。

归芍四君子汤

【药物组成】当归 15g，赤芍 15g，白芍 12g，丹参 30g，莪术 10g，太子参 30g，茯苓 20g，炒白术 15g，土茯苓 30g，煅牡蛎^{先煎} 30g，鸡内金 10g，生甘草 10g，茵陈 20g，白花蛇舌草 30g。

【功能主治】健脾益气，养血柔肝，消瘀散结，清热解毒。适用于慢性乙型肝炎、早期肝硬化证属毒损肝络，正气不足，痰瘀交阻。

【用量用法】水煎服，每日 1 剂，早晚分服。

【出处】刘震，刘绍能.姚乃礼从"毒损肝络"论治慢性乙型肝炎、肝硬化经验[J].中国中医基础医学杂志，2011，17（7）：762-763.

【方解】本方为全国老中医药专家学术经验继承工作指导老师姚乃礼教授治疗慢性乙型肝炎、早期肝硬化证属毒损肝络，正气不足，痰瘀交阻的经验方。方中太子参健脾益气，为君药。当归、白芍共行养血柔肝；炒白术、茯苓共行益气健脾，共为臣药。佐以莪术破血行气，消瘀散结；丹参、赤芍活血化瘀；鸡内金健脾消食；煅牡蛎软坚散结；茵陈、白花蛇舌草、土茯苓共行清热利湿解毒，保肝降酶，其中土茯苓经现代药理研究证明其水煎剂对硫代乙酰胺（TAA）中毒所致的大鼠实验性肝损伤有保护作用。生甘草健脾益气，调和药性，为使药。全方共奏健脾益气，养血柔肝，消瘀散结，清热解毒之功。

柴胡解毒汤（一）

【药物组成】柴胡10g，黄芩10g，茵陈30g，凤尾草30g，重楼15g，炙甘草10g。

【功能主治】疏肝解郁，清热利湿，利胆退黄，凉血解毒。适用于病在气分肝炎，湿热气郁型乙型肝炎。

【用量用法】水煎服，每日1剂，早晚分服。

【出处】闫军堂，王雪茜，刘晓倩，等.王庆国教授治疗病毒性乙型肝炎的特色与经验[J].现代中医临床，2016，23（6）：49-52，58.

【方解】本方为首届全国名中医、全国老中医药专家学术经验继承工作指导老师王庆国全国名老中医药专家学术经验继承工作指导老师王庆国教授治疗病毒性肝炎的经验方。方中柴胡疏肝解郁，黄芩清解肝胆郁热，两者为主药；茵陈清热利湿、利胆退黄，是中医治疗黄疸的圣药；凤尾草清利湿热，对乙型肝炎病毒有抑制作用；重楼清热凉血，利湿解毒；炙甘草调和诸药。全方共奏疏肝解郁，清热利湿，利胆退黄，凉血解毒之功。

柴胡鳖甲汤

【药物组成】沙参10g，麦冬15g，生地黄20g，白芍20g，炙鳖甲^{先煎}15g，煅牡蛎^{先煎}20g，牡丹皮15g，土鳖虫10g，丹参15g，茜草15g，柴胡6g。

【功能主治】疏肝解郁，滋阴退热，凉血化瘀，软坚散结。适用于阴虚内热，气血凝滞型乙型肝炎。

【用量用法】水煎服，每日1剂，早晚分服。

【出处】闫军堂，王雪茜，刘晓倩，等.王庆国教授治疗病毒性乙型肝炎的特色与经验[J].现代中医临床，2016，23（6）：49-52，58.

【方解】本方为首届全国名中医、全国老中医药专家学术经验继承工作指导老师王庆国全国名老中医药专家学术经验继承工作指导老师王庆国教授治疗乙型肝炎的经验方。方中柴胡疏肝解郁，为君药。沙参、麦冬、生地黄、炙鳖甲共行滋阴生津，退热除蒸；牡丹皮、土鳖虫、丹参、茜草共行活血凉血，化瘀通络；白芍养阴柔肝；煅牡蛎软坚散结。全方共奏疏肝解郁，滋阴退热，凉血化瘀，软坚散结之功。

柴芩茵陈蒿汤

【药物组成】柴胡10g，黄芩10g，茵陈30g，凤尾草30g，虎杖15g，滑石15g，郁金15g，车前子^{包煎}30g，茯苓30g，连翘20g，赤芍30g，生栀子10g，生大黄^{后下}10g，生甘草10g。

【功能主治】疏肝解郁，清热利湿，利胆退黄。适用于湿热发黄，气郁湿阻型乙型肝炎。

【用量用法】水煎服,每日1剂,早晚分服。

【出处】闫军堂,王雪茜,刘晓倩,等.王庆国教授治疗病毒性乙型肝炎的特色与经验[J].现代中医临床,2016,23(6):49-52,58.

【方解】本方为首届全国名中医、全国老中医药专家学术经验继承工作指导老师王庆国全国名中医药专家学术经验继承工作指导老师王庆国教授治疗乙型肝炎的经验方。方中柴胡疏肝解郁,黄芩清解肝胆郁热,两者为主药;茵陈清热利湿、利胆退黄,是中医治疗黄疸的圣药;凤尾草清利湿热,对乙型肝炎病毒有抑制作用;虎杖、生栀子、车前子、连翘、滑石共行清热解毒,利湿退黄;生大黄泄热逐瘀,导湿热下行而去;茯苓健脾利湿;郁金疏肝理气;赤芍活血凉血,化瘀止痛。生甘草健脾和胃,调和诸药为使药。全方共奏疏肝解郁,清热利湿,利胆退黄之功。

柴胡解毒汤(二)

【药物组成】柴胡10g,炒黄芩15g,茵陈30g,凤尾草30g,垂盆草20g,五味子15g,生甘草15g,金钱草20g,鸡内金10g,生黄芪20g,丹参20g,土鳖虫10g,虎杖15g,紫苏子^{打,包煎}20g,赤芍10g,炒白术15g,煅牡蛎^{先煎}15g,怀牛膝10g,白花蛇舌草20g。

【功能主治】疏肝解郁,清热利湿,解毒退黄,软坚散结。适用于湿热毒邪蕴结肝胆,兼以脾虚血瘀型乙型肝炎。

【用量用法】水煎服,每日1剂,早晚分服。

【出处】闫军堂,王雪茜,刘晓倩,等.王庆国教授治疗病毒性乙型肝炎的特色与经验[J].现代中医临床,2016,23(6):49-52,58.

【方解】本方为首届全国名中医、全国名老中医药专家学术经验继承工作指导老师王庆国教授治疗乙型肝炎的经验方,治以清利肝胆湿热,兼以健脾益气,活血通络。方中柴胡疏肝解郁,炒黄芩清解肝胆郁热,两者为主药;茵陈清热利湿、利胆退黄,是中医治疗黄疸的圣药;凤尾草清利湿热,对乙型肝炎病毒有抑制作用;虎杖、金钱草、白花蛇舌草、怀牛膝、垂盆草共行清热解毒,利湿退黄,利尿通淋;赤芍、丹参共行活血凉血,化瘀止痛;生黄芪、炒白术健脾益气;鸡内金、煅牡蛎、土鳖虫、五味子软坚散结;紫苏子化痰散结。生甘草健脾和胃,调和诸药,为使药。全方共奏疏肝解郁,清热利湿,解毒退黄,软坚散结之功。

解毒扶正汤(一)

【药物组成】白花蛇舌草30g,丹参10g,郁金10g,生黄芪10g,叶下珠30g。

【功能主治】清热解毒,益气活血。适用于慢性乙型肝炎。

【用量用法】水煎服,每日1剂,早晚分服。

【出处】周晴，杨悦娅，张云鹏.张云鹏解毒为先治疗肝病的临证思辨特点[J].辽宁中医杂志，2010，37（07）：1216-1218.

【方解】本方为上海市名中医张云鹏教授治疗慢性乙型肝炎的经验方。解毒扶正汤可改善肝功能，降低血清ALT、胆红素，改善机体细胞免疫功能，使部分抗HCV抗体和HCV-RNA阴转。方中白花蛇舌草，为君药，清热解毒，利尿消肿，活血止痛。丹参活血止痛，凉血消痈除烦；郁金疏肝解郁，行气祛瘀止痛，共为臣药。生黄芪补气升阳，利水消肿，托毒排脓，具有增强T细胞功能，抑制乙型肝炎病毒繁殖的作用；叶下珠平肝清热，利水解毒，共为佐药。实验研究表明，叶下珠能抑制乙型肝炎病毒，且有保肝降酶的作用。全方共奏清热解毒，益气活血，抑制病毒，调控免疫之功。

解毒扶正汤（二）

【药物组成】丹参10g，郁金10g，白花蛇舌草30g，叶下珠30g，垂盆草30g，六月雪30g，平地木30g，龙胆10g，水牛角片^{先煎}15g，赤芍10g，生地黄15g，牡丹皮15g，苦参20g，陈皮6g，姜半夏10g，竹茹6g，延胡索15g，佛手15g，玫瑰花6g，丝瓜络6g。

【功能主治】清解热毒，疏肝理气，活血化瘀。适用于慢性乙型肝炎。

【用量用法】水煎服，每日1剂，早晚分服。

【出处】周晴，杨悦娅，张云鹏.张云鹏解毒为先治疗肝病的临证思辨特点[J].辽宁中医杂志，2010，37（7）：1216-1218.

【方解】本方为上海市名中医张云鹏教授治疗慢性乙型肝炎的经验方。方中龙胆、苦参清热利湿。现代药理研究表明，苦参具有抗乙型肝炎病毒作用，并且降低细胞存活率。垂盆草、白花蛇舌草、水牛角片、六月雪、叶下珠共行清热解毒，杀灭乙型肝炎病毒；陈皮、平地木、延胡索、丝瓜络、佛手、玫瑰花共行疏肝解郁，理气通络；郁金、丹参、牡丹皮、赤芍活血化瘀，行气止痛，共达气行则血行的目的；姜半夏、竹茹化痰散结；生地黄养阴生津。全方共奏清解热毒，疏肝理气，活血化瘀，化痰散结之效。

调控免疫方

【药物组成】白花蛇舌草30g，丹参20g，郁金20g，生黄芪10g，柴胡6g，龙胆3g，延胡索10g，川楝子10g，怀牛膝10g，生地黄10g，败酱草20g，半枝莲20g，连翘20g。

【功能主治】清热解毒，益气活血。适用于慢性乙型肝炎。

【用量用法】水煎服，每日1剂，早晚分服。

【出处】周琴花，花根才.张云鹏治肝验案四则[J].中医文献杂志，1996（3）：27-29.

【方解】本方为上海市名中医张云鹏教授治疗慢性乙型肝炎的经验方。方中白花蛇舌草为君药，清热解毒，消痈利尿，具有抑制体液免疫功能的作用，白花蛇舌草可刺激小鼠抗体的产生，使抗体分泌量增加，有明显的促进淋巴细胞增殖、促进抗体形成的作用，可促进小鼠骨髓细胞增殖反应和 IL-2 的分泌。丹参活血散瘀，凉血除烦，对已沉着的免疫复合物吸收和清除有促进作用；郁金行气解郁，散瘀止痛，可清除血中过剩抗原，防止免疫复合物的形成；生黄芪补中益气，利水消肿，托毒排脓，增强 T 细胞功能，抑制乙型肝炎病毒繁殖，共为臣药。佐以柴胡、延胡索、川楝子疏肝理气；半枝莲、连翘、败酱草清热解毒；怀牛膝补益肝肾；生地黄清热滋阴生津；龙胆清热燥湿，泄肝火。诸药合用共奏清热解毒，益气活血，抑制病毒，调控免疫之功。

舒肝化瘀汤

【药物组成】茵陈 20g，板蓝根 15g，柴胡 9g，当归 9g，丹参 20g，莪术 9g，党参 9g，炒白术 9g，黄芪 20g，女贞子 20g，五味子 15g，茯苓 9g。

【功能主治】清热解毒，健脾除湿，活血化瘀。适用于乙型肝炎。

【用量用法】水煎服，每日 1 剂，早晚分服。

【出处】薛盟举.周信有治疗慢性病毒性肝炎的经验[J].中医药临床杂志，2006（4）：351-352.

【方解】本方为第三届国医大师、全国老中医药专家学术经验继承工作指导老师周信有教授治疗乙型肝炎的经验方。方中以茵陈、板蓝根、茯苓清热利湿解毒，以抑制肝炎病毒；当归、丹参、柴胡共行养血疏肝，调达肝气，与莪术配伍更能活血化瘀；党参、黄芪、炒白术益气健脾，顾护后天之本，鼓舞正气，使驱邪而不伤正，扶正补虚而不恋邪，从而造成一种有利于病毒消除的局面。现代药理研究也表明，党参、黄芪相配伍可明显增强机体的免疫功能和抗病能力。女贞子、五味子共养肝肾，另外五味子味酸性敛，促进肝细胞修复，降低转氨酶，以改善肝功能。诸药合力，全方共奏清热解毒，健脾除湿，活血化瘀之功。

扶正祛邪保肝汤

【药物组成】黄芪，党参，仙鹤草，白术，茯苓，女贞子，枸杞子，五味子，柴胡，枳壳，香附，麦芽，苦参，虎杖，重楼，红藤，白花蛇舌草，茵陈，七叶一枝花。（原方无剂量）

【功能主治】柔肝养肝，扶正祛邪。适用于慢性乙型肝炎。

【用量用法】水煎服，每日 1 剂，早晚分服。

【出处】张毅，李金田，田旭东，等.王自立治肝必柔肝，柔肝先养肝思想探悉[J].中国中医药信息杂志，2008（2）：85-86.

【方解】本方为首届全国名中医、全国老中医药专家学术经验继承工作指导老师王自立教授治疗慢性乙型肝炎的经验方。慢性乙型肝炎患者多系正气内虚，机体抵抗力低下时感染乙型肝炎病毒所致。乙型肝炎病毒与肝亲和力强，侵入机体后，随血而行至肝，即入于肝之络脉深处。由于正虚无力祛邪，致其久踞肝内，蕴生毒邪，扰乱肝之气血，日久则毒邪蕴结，遂致癥瘕、鼓胀之顽疾，故治以扶正为本，驱邪为辅，攻补兼施，坚持长期服药，俟正气来复，以助驱邪。万不可图一时之功，妄用攻伐之品，更伤正气，使邪气愈深。自拟扶正祛邪保肝汤治疗本病，效果明显。方中用黄芪、党参、仙鹤草、白术、茯苓补气助运以助肝之用；女贞子、枸杞子、五味子养阴生津以柔肝之体；酌配柴胡、枳壳、香附、麦芽以行气导滞，既防滋补碍胃，又助药力行散，且引药入肝；酌配苦参、虎杖、重楼、红藤、白花蛇舌草、茵陈、七叶一枝花清热解毒，驱湿杀虫。全方共奏柔肝养肝，扶正祛邪之功。

四君子汤合四逆散合木金散加减

【药物组成】浙贝母12g，海螵蛸9g，白花蛇舌草15g，柴胡9g，白芍15g，枳壳9g，南沙参20g，炒白术12g，茯苓9g，甘草6g，郁金9g，木香12g。

【功能主治】抑肝扶脾，软坚散结。适用于肝胃郁热型慢性乙型肝炎。

【用量用法】水煎服，每日1剂，早晚分服。

【出处】郭银雪，郭蕾，葛平玉.戴永生教授应用实脾以治肝理论治疗慢性乙型肝炎思路初探[J].中国中医药现代远程教育，2020，18（5）：135-137.

【方解】本方为首届全国名中医、全国老中医药专家学术经验继承工作指导老师戴永生教授治疗肝胃郁热型慢性乙型肝炎的经验方。中药治慢性乙型肝炎不可面面俱到，需发挥中医长处，抓住主要矛盾，逐一解决。其治疗特点：一为注重辨证论治，注意扶正与驱邪之间的关系，重视慢性乙型肝炎导致肝纤维化过程中气滞血瘀病机。二为注重肝病治脾，根据病证特点权衡治脾药物的轻重。以四君子汤健脾守中，防肝木过旺克脾，体现肝病治脾。四逆散调达肝本。《医宗金鉴》颠倒木金散活血止痛，行气解郁。芍药甘草汤调和肝脾，缓急止痛。白花蛇舌草清热解毒，柴胡、木香、郁金、枳壳共行疏肝行气，浙贝母、海螵蛸共行散软坚散结止痛。诸药合用共奏抑肝扶脾，软坚散结之功。

化肝解毒汤

【药物组成】虎杖、平地木、半枝莲各15g，土茯苓、垂盆草各20g，赤芍、姜黄、黑豆各10g，生甘草3g。

【功能主治】清热利湿，解肝毒，凉血化瘀。适用于慢性乙型肝炎。

【用量用法】水煎服，每日1剂，早晚分服。

【出处】刘春蕾，赵木昆，程荣朵.周仲瑛用化肝解毒汤治疗慢性乙型肝炎经验[J].医学研究与教育，2010，27（1）：63-64.

【方解】本方为首届国医大师、全国老中医药专家学术经验继承工作指导老师周仲英教授治疗慢性乙型肝炎的经验方。方中虎杖、半枝莲、平地木，为君药，具有清热解毒化湿，凉血活血的功效。现代药理研究发现，虎杖抑制乙型肝炎抗原阳性，虎杖单体Ⅰ和虎杖单体Ⅱ可使乙型肝炎抗原滴度降低，并可明显增加肝胆汁分泌和松弛奥狄氏括约肌。土茯苓、垂盆草，为臣药，利湿解毒，能够增强解毒化瘀的功效；黑豆、生甘草共为佐药，能够调养肝脾，清热解毒。赤芍、姜黄为使药，具有凉肝活血的作用。全方共奏清热利湿，解肝毒，凉血化瘀之功。

益肝柴胡汤

【药物组成】柴胡3g，白芍10g，枳壳10g，黄芩10g，法半夏10g，党参10g，茯苓10g，甘草3g，生姜3片，大枣5枚。

【功能主治】疏肝解郁，健脾利湿。适用于慢性乙型肝炎。

【用量用法】每日1剂，水煎两次，上下午分服，3个月为一疗程。

【出处】尤松鑫.益肝柴胡汤[J].江苏中医药，2009，41（1）：4.

【方解】本方为全国老中医药专家学术经验继承工作指导老师尤松鑫教授治疗慢性乙型肝炎的经验方。小柴胡汤和四逆散为益肝柴胡汤的基本组成方。现代药理实验研究发现，四逆散具有诱导产生干扰素的作用，从而调节人体免疫功能，增强人体对抗病毒的能力。方中柴胡疏肝解郁，白芍滋阴养血，柔肝止痛，共为君药。枳壳行气疏利肝胆；茯苓、党参益气健脾利湿，共为臣药。法半夏、黄芩燥湿，生姜解毒杀菌为佐药。大枣、甘草补脾和中，调和药性为使药。全方共奏疏肝解郁，健脾利湿之功。

强肝汤（一）

【药物组成】柴胡12g，枳壳15g，香附15g，白芍20g，赤芍15g，黄芩15g，炒栀子15g，熟大黄5g，蒲公英20g，虎杖15g，丹参15g，郁金15g，党参20g，白术15g，茯苓15g，山药15g，薏苡仁15g，垂盆草20g，延胡索15g。

【功能主治】清热解毒，疏肝利胆，益气健脾。适用于肝郁脾虚，肝胆湿热，气滞血瘀型慢性乙型肝炎。

【用量用法】水煎服，每日1剂，早晚分服。

【出处】田由武，张沁舒，夏中和.夏中和运用强肝汤治疗无症状慢性乙肝经验[J].光明中医，2016，31（6）：777-779.

【方解】本方为全国老中医药专家学术经验继承工作指导老师、重庆市名中医夏中和教授治疗慢性乙型肝炎的经验方。方中蒲公英为君药，清热解毒，消痈散结，轻泄利胆，清热解毒力量温和不峻猛，而轻泄利胆作用显著，用于慢性乙型肝炎患者，长期服用，不伤气耗阴。人参、山药、薏苡仁、白术、茯苓共行益气健脾，利水渗湿；灵芝补中益气，护肝，提高免疫功能，促进肝细胞再生，共助培土补中，健脾利湿，寓补于泄，共为臣药。白芍敛阴平肝，养血柔肝止痛；赤芍、丹参活血化瘀，泄肝胆热。赤芍白芍同用一阴一阳，一敛一行，肝阴有所化，助肝阳有其所用，现代药理研究证明，白芍具有护肝镇痛、镇静、抗惊厥作用；赤芍具有良好的抗凝和抗血栓，改善微循环，降低门脉高压的作用。柴胡、枳壳、香附、郁金共行疏肝解郁；黄芩、炒栀子、熟大黄、虎杖共行清热利湿，共为佐药。全方共奏清热解毒，疏肝利胆，益气健脾之功。

强肝汤（二）

【药物组成】柴胡13g，枳壳15g，香附15g，白芍20g，黄芩16g，炒栀子16g，熟大黄8g，蒲公英30g，虎杖15g，赤芍15g，丹参20g，郁金20g，党参30g，白术15g，茯苓20g，山药30g，薏苡仁30g，灵芝20g，熟地黄20g，枸杞子20g，女贞子15g，补骨脂15g，垂盆草30g，五味子12g，甘草8g。

【功能主治】滋补肝肾，清利湿热，活血化瘀。适用于脾肾亏虚，肝胆湿热，瘀血阻滞型慢性乙型肝炎。

【用量用法】水煎服，每日1剂，早晚分服。

【出处】田由武，张沁舒，夏中和.夏中和运用强肝汤治疗无症状慢性乙肝经验[J].光明中医，2016，31（6）：777-779.

【方解】本方为全国老中医药专家学术经验继承工作指导老师、重庆市名中医夏中和教授治疗脾肾亏虚，肝胆湿热，瘀血阻滞型慢性乙型肝炎的经验方。方中柴胡、枳壳、香附、郁金共行疏肝解郁；白芍滋补肝阴，柔肝止痛；丹参、赤芍共行活血散瘀，行气止痛；白术、茯苓、薏苡仁、山药、党参、甘草共行益气健脾；虎杖、炒栀子、蒲公英、垂盆草共行清热解毒；黄芩、熟大黄清热燥湿，泻火解毒；女贞子、枸杞子、熟地黄、灵芝共行滋阴养血。现代药理研究证明，五味子可降酶，对肝脏起保护作用，五味子素可激活机体细胞的自噬通路，从而抑制细胞凋亡，增强对肝损伤的免疫力。补骨脂温补肾阳。甘草调和诸药。全方共奏滋补肝肾，清利湿热，活血化瘀之功。

复肝宝

【药物组成】黄芪，青皮，丹参，牡丹皮，白花蛇舌草，赤芍，鳖甲^{先煎}，桃仁。（原方无剂量）

【功能主治】益气健脾，解毒化瘀，疏肝利胆，软坚散结。适用于慢性乙型肝炎。

【用量用法】口服，每日三次，每次一丸。

【出处】吕兰凯，赵德语，李润东，等.复肝宝治疗慢性乙型肝炎的临床疗效观察[J].中国中西医结合杂志，1996（12）：741-742.

【方解】本方为吕兰凯主任医师治疗慢性乙型肝炎的经验方。方中黄芪益气健脾，托毒排脓，为君药。现代药理研究证明，黄芪有双向调节机体免疫功能的作用，可增加血清白蛋白，促进肝细胞修复，减轻因免疫复合物在肝内沉积而引起的变态反应性炎症。丹参活血化瘀，凉血除烦，是治疗慢性肝病的有效药物，为臣药。桃仁、牡丹皮、赤芍共行活血化瘀，凉血止痛，理气散结，防治肝纤维化；青皮疏肝破气，消积化滞；白花蛇舌草共行清热解毒，疏肝利胆；鳖甲滋阴补肝，软坚散结，与黄芪、丹参合用达扶正之效，以调整免疫功能低下及紊乱，共为佐药。全方共奏益气健脾，解毒化瘀，疏肝利胆，软坚散结之功。

茵陈汤合小柴胡汤

【药物组成】川楝子、柴胡、黄芩、焦大黄、郁金、焦白术、姜半夏各10g，太子参、茯苓各15g，生地黄、麦冬、北沙参各20g，炒白芍、枸杞子、垂盆草各30g，炒黄连6g，炒吴茱萸2g。

【功能主治】清化湿热，疏肝健脾，解毒降酶。适用于湿热内阻，肝气郁滞型慢性乙型肝炎。

【用量用法】水煎服，每日1剂，早晚分服。

【出处】李秋慧，陆瑶瑶，张杰.张杰治疗慢性肝炎经验拾萃[J].浙江中医杂志，2017，52（7）：477-478.

【方解】本方为全国老中医药专家学术经验继承工作指导老师、安徽省名中医张杰教授治疗慢性乙型肝炎的经验方。肝胆失于疏泄，胆汁溢泄，肝气横逆犯脾胃所致慢性乙型肝炎，治以清热利湿、理气止痛。方中柴胡苦平，入肝胆经，透解邪热，疏达经气，为君药。黄芩清泄邪热，为臣药。姜半夏和胃降逆；太子参、焦白术、茯苓共行扶助正气，抵抗病邪；郁金、炒白芍、川楝子共行疏肝解郁，养血柔肝；生地黄、麦冬、北沙参、枸杞子共行滋补肝肾之阴；炒吴茱萸、炒黄连、焦大黄共行疏泄肝胃热，垂盆草保肝，共为佐药。诸药合用共奏清化湿热，疏肝健脾，解毒降酶之功。

四苓茵陈合剂

【药物组成】茵陈30g，猪苓12g，茯苓20g，生白术10g，泽泻15g，车前子^{包煎}15g，平地木30g，虎杖根20g，滑石^{包煎}20g。

【功能主治】清热利湿，利胆退黄。适用于慢性乙型肝炎。

【用量用法】水煎服，每日1剂，早晚分服。

【出处】张卓文，李如辉，王静波，连建伟.连建伟教授运用茵陈合剂论治黄疸经验[J].浙江中医药大学学报，2015，39（9）：680-682.

【方解】本方为全国老中医药专家学术经验继承工作指导老师连建伟教授治疗慢性乙型肝炎的经验方。方中茵陈为君药，苦泄下降，善清热利湿，为治黄疸要药。现代药理研究证明，茵陈含有对羟基苯乙酮、二甲氧基香豆素、绿原酸、咖啡酸，有利胆与抗药毒作用。臣以茯苓、猪苓、车前子、泽泻、生白术渗湿，助茵陈引湿热从小便而去。佐以虎杖根利胆退黄，滑石、平地木清热利湿。现代药理研究证明，平地木还具有活血化瘀，改善肝脏微循环作用，有利于肝功能恢复。全方共奏清热利湿，利胆退黄之功。

不换金正气散合柴胡疏肝散

【药物组成】苍术12g，川厚朴12g，陈皮12g，姜半夏12g，藿香12g，甘草6g，柴胡12g，郁金12g，香附12g，枳壳12g，广金钱草30g，车前子^{包煎}30g，蒲公英30g，佛手12g，砂仁^{后下}6g。

【功能主治】疏肝理气，清热利湿健脾。适用于湿热中阻型慢性乙型肝炎。

【用量用法】水煎服，每日1剂，早晚分服。

【出处】陈珺.陈意教授治疗急慢性肝炎用药特色[J].中国中医急症，2011，20（7）：1081-1082.

【方解】本方为全国老中医药专家学术经验继承工作指导老师陈意教授教授治疗湿热中阻型慢性乙型肝炎的经验方。方中柴胡功善疏肝解郁，苍术燥湿健脾，共用为君药。香附理气疏肝而止痛，助柴胡以解肝经之郁滞，为臣药。陈皮、姜半夏、枳壳、佛手、川厚朴、郁金理气行滞，广金钱草、车前子、砂仁、藿香利湿，蒲公英清热解毒，均为佐药。甘草调和诸药，为使药。诸药相合，共奏疏肝解郁，理气散结，清热解毒，利湿退黄之功。肝病患者多肝脾同病，方中以不换金正气散合金钱草等苦温苦寒相配清体内湿热，同时不忘疏肝理气，立方遣药以清配疏，使湿热得去，肝气疏通，脾气得复。

甘露消毒丹

【药物组成】豆蔻^{后下}6g，藿香、茵陈、滑石^{包煎}、黄芩、连翘、垂盆草、郁金、谷芽、麦芽、射干各10g，薄荷^{后下}、石菖蒲各5g，川贝母、木通各3g。

【功能主治】清热利湿化浊。适用于湿热浊邪，弥漫三焦，湿热俱盛，热重于湿型慢性乙型肝炎。

【用量用法】水煎服，每日1剂，早晚分服。

【出处】郭建生.伍炳彩从病位辨治肝炎经验[J].实用中医药杂志，2001（8）：35.

【方解】本方为第三届国医大师、全国老中医药专家学术经验继承工作指导老师伍炳彩教授治疗湿热浊邪，弥漫三焦，湿热俱盛，热重于湿型慢性乙型肝炎的经验方。甘露消毒丹出自《本草经解》。方中滑石利水渗湿，清热解暑，两擅其功。《雷公炮制药性论》中云："茵陈专理溲便，本为膀胱之剂，又何以治疸？盖疸为病，脾受伤也，而脾之所恶，湿乘土也，得茵陈以利水，则湿去土安，而疸自愈矣。"故茵陈善清利湿热而退黄，黄芩清热燥湿，泻火解毒，三药相合，正合湿热并重之病机，共为君药。湿热留滞，易阻气机，故臣以石菖蒲、藿香、豆蔻行气化湿，悦脾和中，令气畅湿行；木通清热利湿通淋，导湿热从小便而去，以益其清热利湿之力。热毒上攻，颐肿咽痛，故佐以连翘、射干、川贝母、薄荷、垂盆草，合以清热解毒，散结消肿而利咽止痛；谷芽、麦芽健脾和中，郁金疏肝解郁。全方共奏清热解毒，利湿退黄，健脾行气之功。

茵陈汤

【药物组成】茵陈 20g，炒栀子 10g，蒲公英 20g，生大黄^{后下}10g，败酱草 12g，桃仁 12g，天花粉 12g，黄芩 10g，茯苓 15g，甘草 6g。

【功能主治】清热燥湿，泻火退黄，解毒消肿。适用于肝胆湿热型围产期病毒性肝炎。

【用量用法】水煎服，每日 1 剂，早晚分服。

【出处】杨香，宾学森.曾庆骅辨治围产期急性病毒性肝炎 10 例的经验[J].江西中医药，1992（4）：5-6.

【方解】本方为全国老中医药专家学术经验继承工作指导老师曾庆骅教授治疗肝胆湿热型围产期病毒性肝炎的经验方。方中茵陈为君药，苦泄下降，善清热利湿，为治黄疸要药。臣以炒栀子清热降火，通利三焦，助茵陈引湿热从小便而去。现代药理研究证明，炒栀子能减轻四氯化碳所致肝损伤，减轻肝细胞变性及坏死，肝细胞内储存的糖原及核糖核酸含量也有所恢复。佐以生大黄、黄芩、天花粉、蒲公英、败酱草共行清热解毒，泄热逐瘀，通利大便，导瘀热从大便而下；桃仁润肠通便，助泄下；茯苓健脾利湿。甘草健脾和中，调和药性为使药。全方共奏清热燥湿，泻火退黄，解毒消肿之功。

慢性迁延型肝炎方

【药物组成】柴胡 10g，当归 15g，白芍 15g，党参 10g，白术 10g，茯苓 10g，甘草 10g，木香 10g，吴茱萸 10g，陈皮 5g，法半夏 10g。

【功能主治】疏肝解郁，益气健脾，理气散结。适用于肝郁脾虚型慢性迁延型肝炎。

【用量用法】水煎服，每日 1 剂，早晚分服。

【出处】张达坤.林天东分期辨治慢性乙型肝炎的经验[A].中国中西医结合学会消化系统疾病专业委员会.第二十九届全国中西医结合消化系统疾病学术会议论文集[C].中国中西医结合学会消化系统疾病专业委员会：中国中西医结合学会，2017：3.

【方解】本方为首届全国名中医、全国老中医药专家学术经验继承工作指导老师林天东教授治疗肝郁脾虚型慢性乙型肝炎的经验方。方中柴胡辛散生发，并加入郁金疏肝理气，顺肝之性，使之不郁；当归、白芍养血柔肝；木旺克土，肝郁乘脾，故加入党参、茯苓、白术、甘草以补脾胃，培其本，使脾实则肝自愈。现代药理研究证明，甘草有效成分甘草甜素和甘草次酸具有皮质激素样的抗炎作用，恢复肝功能，降低 ALT，以增强健脾益胃之功；加入木香、陈皮、法半夏理气散结，吴茱萸收敛固涩。全方共奏疏肝解郁，益气健脾，理气散结之功。

茵蒲退黄饮

【药物组成】茵陈，蒲公英，大黄，炒栀子，黄芩，郁金，麦芽，山楂，当归，生地黄，党参，茯苓，炙甘草。（原方无剂量）

【功能主治】清热利湿，补益气血。适用于气血两虚夹湿热型慢性乙型肝炎。

【用量用法】水煎服，每日1剂，早晚分服。

【出处】庞学丰，罗淑娟，刘欢，等.徐富业应用动静并治法治疗慢性乙型病毒性肝炎的经验[J].辽宁中医杂志，2010，37（9）：1651-1652.

【方解】本方为全国老中医药专家学术经验继承工作指导老师徐富业教授治疗气血两虚夹湿热型慢性乙型肝炎的经验方。茵蒲退黄饮出自《本草经疏》。方中茵陈、炒栀子、郁金、黄芩、蒲公英、大黄、麦芽、山楂共行清热利湿，泻火解毒，理气消导，其中大黄气味大苦大寒，性禀直逐，长于下通，为湿热胶痰滞于中下二焦之要药；生地黄、当归、党参、茯苓、炙甘草共行益气健脾，补血凉血。全方泻中有补，疏中有养，动静合参，共奏清热利湿，补益气血之功。

芪蒲饮

【药物组成】黄芪25g，党参10g，白术12g，茯苓30g，蒲公英25g，砂仁^{后下}6g，佛手10g，川楝子9g，延胡索10g，郁金15g，赤芍20g，丹参15g，炙甘草6g。

【功能主治】健脾益气，疏肝理气，清热解毒，活血化瘀，软坚散结，行气化湿。适用于肝肾阴虚型慢性乙型肝炎。

【用量用法】水煎服，每日1剂，早晚分服。

【出处】庞学丰，罗淑娟，刘欢，等.徐富业应用动静并治法治疗慢性乙型病毒性肝炎的经验[J].辽宁中医杂志，2010，37（9）：1651-1652.

【方解】本方为全国老中医药专家学术经验继承工作指导老师徐富业教授治疗慢性乙型肝炎的经验方。方中黄芪、党参、白术、茯苓、炙甘草益气健脾，滋阴补虚，固本培元，提高免疫能力；佛手、郁金、川楝子疏肝解郁，行气止痛；蒲公英清热解毒，保肝降酶，蒲公英根水提物可明显降低四氯化碳肝纤维化小鼠肝纤维素的沉积和肝脏的铜锌超氧化物歧化酶活性；赤芍、丹参、延胡索活血化瘀，软坚散结，抗纤维化，防止肝硬化；砂仁行气化湿。诸药合用共奏健脾益气，疏肝理气，清热解毒，活血化瘀，软坚散结，行气化湿之功。

巴蒲饮

【药物组成】 巴戟天，肉苁蓉，贯众，白花蛇舌草，垂盆草，胡黄连，山楂，木瓜，大枣，鸡血藤，赤芍。（原方无剂量）

【功能主治】 补肾益精，清热解毒，活血凉血，助运行滞。适用于肝肾两虚兼见肝胆蕴热脾胃湿热型慢性乙型肝炎。

【用量用法】 水煎服，每日1剂，早晚分服。

【出处】 庞学丰，罗淑娟，刘欢，等.徐富业应用动静并治法治疗慢性乙型病毒性肝炎的经验[J].辽宁中医杂志，2010，37（9）：1651-1652.

【方解】 本方为全国老中医药专家学术经验继承工作指导老师徐富业教授治疗肝肾两虚兼见肝胆蕴热脾胃湿热型慢性乙型肝炎的经验方。方中巴戟天、肉苁蓉补肾益精，扶正固本；贯众、垂盆草、白花蛇舌草、胡黄连共行清热解毒，杀灭乙型肝炎病毒，阻止病毒复制，降酶，清除残余黄疸；赤芍、鸡血藤补血活血，凉血散瘀，防治肝纤维化、肝硬化；木瓜、山楂、大枣健脾和中，助运行滞，保肝护肝。诸药合用共奏补肾益精，清热解毒，活血凉血，助运行滞之功。

一贯车苓饮

【药物组成】 沙参，枸杞子，麦冬，丹参，川楝子，郁金，车前子[包煎]，赤茯苓。（原方无剂量）

【功能主治】 滋补肝肾，疏肝解郁，清热解毒，活血化瘀。适用于慢性乙型肝炎肝肾阴虚证、阴虚湿困证，或应用于肝肾阴虚见水肿、见瘀阻肝络病证。

【用量用法】 水煎服，每日1剂，早晚分服。

【出处】 庞学丰，罗淑娟，刘欢，等.徐富业应用动静并治法治疗慢性乙型病毒性肝炎的经验[J].辽宁中医杂志，2010，37（9）：1651-1652.

【方解】 本方为全国老中医药专家学术经验继承工作指导老师徐富业教授治疗慢性乙型肝炎肝肾阴虚证、阴虚湿困证，或应用于肝肾阴虚见水肿、见瘀阻肝络病证的经验方。方中沙参、枸杞子、麦冬共行滋补肝肾，调控免疫功能；丹参、川楝子、郁金共行疏肝理气，活血散瘀止痛，缓解肝纤维化。此外，《本草思辨录》认为，川楝子苦寒清热下行而酸复迫之，故导上中之热，由小便水道而出，其势甚捷，故又有清热利湿之功。车前子、赤茯苓共行清热解毒，利水消肿。全方共奏滋补肝肾，疏肝解郁，清热解毒，活血化瘀之功。

肝脾疏络饮

【药物组成】 茵陈30g，柴胡30g，赤芍15g，枳实15g，法半夏15g，茯苓15g，陈皮 15g，神曲 15g，甘草 5g。

【功能主治】疏肝理气，清热利胆，健脾渗湿。适用于肝郁湿阻型慢性乙型肝炎。

【用量用法】水煎服，每日 1 剂，200mL/次，3 次/天。

【出处】叶庆，李继科，高峰，等.陈定潜辨治慢性重型慢性乙型肝炎经验[J].环球中医药，2012，5（3）：214-216.

【方解】本方为全国老中医药专家学术经验继承工作指导老师蓝青强陈定潜教授治疗慢性重型乙型肝炎的经验方之一。方中柴胡疏肝解郁，行气止痛；茵陈清热利湿，利胆退黄，共为君药。陈皮、法半夏、枳实共行燥湿化痰，理气止痛；茯苓健脾渗湿，共为臣药。赤芍活血凉血，散瘀止痛；神曲疏肝理气，共为佐药。甘草健脾和中，调和药性。全方共奏疏肝理气，清热利胆，健脾渗湿之功。肝病治疗须注重实脾，实脾不仅指补益脾土，也可以醒脾除湿、活血通络治法解脾胃之困，祛湿而脾运复健。

肝积汤

【药物组成】麸炒枳壳、赤芍、白芍、怀牛膝、川芎、车前草各 15g，炙鳖甲[先煎]、炒白术、丹参、生牡蛎[先煎]各 30g。

【功能主治】疏肝理脾，补肾化瘀，软坚散结。适用于慢性乙型肝炎。

【用量用法】水煎服，每日 1 剂，早晚分服。

【出处】吴文平，凌曼芝，李幸仓.肝积汤治疗慢性乙型肝炎 60 例[J].陕西中医，2004（9）：779-781.

【方解】本方为西安市名中医黄保中治疗慢性乙型肝炎的经验方。出自《本经逢原》。肝积汤以鳖甲汤和枳术丸化裁，遵张仲景见肝之病，知肝传脾，当先实脾之原则，以枳术丸为核心。方中白芍养血敛阴，柔肝止痛，为君药。怀牛膝补益肝肾，引血下行，为臣药。车前草清热利湿，炒白术健脾益气；丹参、赤芍、川芎、麸炒枳壳活血凉血，行气止痛，养血化瘀；生牡蛎、炙鳖甲软坚散结，共为佐药。诸药合用共奏疏肝理脾，补肾化瘀，软坚散结之功。

柴芍六君子汤

【药物组成】柴胡 10g，炒白芍 12g，党参 15g，炒白术 15g，茯苓 15g，陈皮 10g，姜半夏 12g，炙甘草 6g，生姜 3 片，大枣 3 枚。

【功能主治】疏肝健脾和胃。适用于慢性乙型肝炎。

【用量用法】水煎服，每日 1 剂，早晚分服。

【出处】李粉萍，薛敬东.名老中医张瑞霞疏肝健脾法治疗慢性肝炎经验介绍[J].中西医结合肝病杂志，2011，21（6）：366.

【方解】本方为全国老中医药专家学术经验继承工作指导老师张瑞霞主任医师治疗

慢性乙型肝炎的经验方。现代药理研究证明，柴芍六君子汤防止血清转氨酶升高和血清淀粉酶降低，同时提高提高肝细胞 Na-K-ATP 酶生物活性，提高或改善机体免疫功能状态，达到阻止或减轻肝细胞损伤的功效。方中党参、炒白术、茯苓、炙甘草组成四君子汤，重在健脾益气渗湿，为治疗脾虚的基础方；柴胡、炒白芍两者配伍一散一收，重在疏肝柔肝，敛阴和营；陈皮、姜半夏配伍降逆和胃理气，姜半夏性辛散温燥，入脾胃经，取其和胃降逆；陈皮性味辛温入脾胃经，善于理气；生姜、大枣养胃和中，调和药性。诸药合用共奏疏肝健脾和胃之功。

解毒汤

【药物组成】板蓝根、丹参、白花蛇舌草各30g，大青叶15g，杭白芍、柴胡、当归、白术、茯苓、鸡内金、香附、郁金各10g，龙胆、青皮各6g，甘草3g。

【功能主治】疏肝解郁，清热燥湿，利胆退黄，健脾和中。适用于热毒瘀结、肝脾不调型慢性乙型肝炎。

【用量用法】水煎服，每日1剂，早晚分服。

【出处】马志杰，曹娜娅.柴有华治疗肝病临床验案4则[J].实用中医内科杂志，2000（2）：9-10.

【方解】本方为全国老中医药专家学术经验继承工作指导老师、陕西省名中医柴有华教授治疗慢性乙型肝炎的经验方。方中柴胡疏肝解郁为君药。当归、杭白芍养血柔肝，共为臣药。丹参活血凉血，散瘀止痛；白术除胃中之湿热，补脾家之元气；茯苓健脾燥湿；龙胆清热燥湿，利胆退黄；板蓝根、大青叶、白花蛇舌草清热解毒；鸡内金健脾消食；青皮、郁金、香附破气消积，共为佐药。甘草健脾和中，调和药性。全方共奏疏肝解郁，清热燥湿，利胆退黄，健脾和中之功。

一贯煎合逍遥汤

【药物组成】板蓝根、沙参、炙鳖甲^{先煎}各15g，当归、杭白芍、白术、柴胡、茯苓、麦冬、生地黄、枸杞子、川楝子、郁金、鸡内金、香附、大青叶各10g，青皮、龙胆各6g，薄荷^{后下}、甘草各3g。

【功能主治】疏肝解郁，滋阴养血，利湿退黄，清热解毒，软坚散结。适用于肝肾阴亏、脾虚肝郁所致慢性乙型肝炎。

【用量用法】水煎服，每日1剂，早晚分服。

【出处】马志杰，曹娜娅.柴有华治疗肝病临床验案4则[J].实用中医内科杂志，2000（2）：9-10.

【方解】本方为全国老中医药专家学术经验继承工作指导老师、陕西省名中医柴有华教授治疗慢性乙型肝炎的经验方。现代药理研究证明，滋补肝肾中药一贯煎不仅能改善肝组织的病理改变，还能改善阴虚证的症状。方中柴胡疏肝解郁，为君药。当归、杭白芍养血柔肝，为臣药。白术、茯苓健脾燥湿；沙参、麦冬、生地黄、枸杞子滋补肝阴，养血生津；龙胆清热燥湿，利胆退黄；大青叶、薄荷、板蓝根清热解毒；炙鳖甲滋阴降火，软坚散结；鸡内金、青皮、香附、郁金、川楝子破气消积，共为佐药。甘草健脾和中，调和药性，为使药。全方共奏疏肝解郁，滋阴养血，利湿退黄，清热解毒，软坚散结之功。

清肝健脾和胃方

【药物组成】金钱草30g，炒栀子10g，黄芩10g，蒲公英20g，板蓝根20g，虎杖20g，茵陈30g，香附15g，郁金15g，生白术18g，生山药20g，茯苓20g，生薏苡仁20g，佩兰15g，砂仁^{后下}6g，炒麦芽15g，神曲15g，鸡内金20g。

【功能主治】疏肝解郁，清热解毒，利湿退黄，健脾益气。适用于湿热内蕴型慢性乙型肝炎。

【用量用法】水煎服，每日1剂，早晚分服。

【出处】王宇亮.郭淑云教授病发于肝，治重在脾学术思想和临床用治肝炎、肝硬化经验总结[D].济南：山东中医药大学，2015.

【方解】本方为全国老中医药专家学术经验继承工作指导老师、河南省首届名中医郭淑云教授治疗慢性乙型肝炎的经验方。方中茵陈，为君药，苦泄下降，善清热利湿，为治黄疸要药。茵陈生药材中含有丰富的Zn、Mn等机体所必需的微量元素，这些元素直接参与酶的合成，调节酶的活性，因而有促进肝细胞再生、保护肝细胞完整性的作用。臣以炒栀子清热降火，通利三焦，助茵陈引湿热从小便而去。佐以黄芩、金钱草、蒲公英、板蓝根、虎杖清热利湿通淋；生白术、茯苓、生山药、生薏苡仁益气健脾祛湿；香附、郁金疏肝解郁；佩兰、砂仁为芳香化湿，醒脾行气，促进脾胃运化；神曲、炒麦芽、鸡内金健脾消食。全方共奏疏肝解郁，清热解毒，利湿退黄，健脾益气之功。

疏肝健脾和胃方

【药物组成】柴胡10g，茵陈25g，郁金15g，佛手15g，乌药10g，香橼15g，党参18g，生白术18g，生山药18g，茯苓20g，生薏苡仁20g，砂仁^{后下}10g，姜半夏10g，炒麦芽15g，神曲15g，鸡内金20g。

【功能主治】疏肝解郁，健脾祛湿。适用于肝郁脾虚型慢性乙型肝炎。

【用量用法】水煎服，每日1剂，早晚分服。

【出处】王宇亮.郭淑云教授病发于肝，治重在脾学术思想和临床用治肝炎、肝硬化经验总结[D].济南：山东中医药大学，2015.

【方解】本方为全国老中医药专家学术经验继承工作指导老师、河南省首届名中医郭淑云教授治疗慢性乙型肝炎的经验方。方中柴胡疏肝解郁为君药。茵陈清热利湿，茵陈中 6,7-二甲氧基香豆素具有抗脂质过氧化和抗肝细胞坏死的作用，并可显著降低组织中胆固醇、甘油三酯的含量；茵陈色原酮、东莨菪内酯、茵陈黄酮等对四氯化碳诱发的肝细胞毒性也具有治疗作用。佛手、郁金疏肝行气，助柴胡疏肝解郁，共为臣药。党参、生白术、茯苓、生薏苡仁、砂仁、姜半夏益气健脾，利水渗湿，化痰散结；神曲、炒麦芽、生山药、鸡内金健脾消食，共为佐药。香橼、乌药助君药疏肝理气。诸药合用共奏疏肝解郁，健脾祛湿之功。

一贯煎

【药物组成】生地黄，沙参，当归，枸杞子，麦冬，川楝子，玄参，女贞子，白术，山药，白芍，乌梅，五味子。（原方无剂量）

【功能主治】养血柔肝，滋补肝肾，益气生津，健脾利湿。适用于肝肾阴虚型慢性乙型肝炎。

【用量用法】水煎服，每日1剂，早晚分服。

【出处】王宇亮.郭淑云教授病发于肝，治重在脾学术思想和临床用治肝炎，肝硬化经验总结[D].济南：山东中医药大学，2015.

【方解】本方为全国老中医药专家学术经验继承工作指导老师、河南省首届名中医郭淑云教授治疗慢性乙型肝炎的经验方。方中生地黄滋阴养血，补益肝肾为君药，内寓滋水涵木之意。当归、枸杞子共行养血滋阴柔肝；沙参、麦冬共行滋养肺胃，养阴生津，意在佐金平木，扶土制木，四药共为臣药。佐以少量川楝子，疏肝泄热，理气止痛，复其条达之性，该药性虽苦寒，但与大量甘寒滋阴养血药相配伍，则无苦燥伤阴之弊。白术、山药益气健脾，利水渗湿，补肾涩精；乌梅敛肺生津，女贞子滋补肝肾；五味子收敛固涩，益气生津，补肾宁心；玄参清热凉血，滋阴降火，解毒散结。现代药理研究证明，白芍所含白芍总苷可升高血清超氧化物歧化酶，减少肝组织内氧自由基的产生，加速清除肝损伤诱导氧自由基，从而起到保护肝细胞的作用。全方共奏养血柔肝，滋补肝肾，益气生津，健脾利湿之功。

逍遥散合异功散

【药物组成】全当归10g，杭白芍10g，炒柴胡5g，太子参20g，炒白术10g，云茯苓10g，炙甘草5g，丹参15g，焦山楂、焦神曲（各）12g，炒麦芽12g，平地木30g，金钱草30g，青皮10g。

【功能主治】疏肝理气，健脾和胃，清热利湿。适用于湿热蕴结型乙型肝炎。

【用量用法】水煎服，每日1剂，早晚分服。

【出处】吴宏光.吴熙伯老中医治疗乙型肝炎的经验[J].江苏中医杂志，1982（4）：19-20.

【方解】本方为江苏省名老中医吴熙伯教授治疗乙型肝炎的经验方剂。方中炒柴胡疏肝解郁，使肝气得以调达，为君药。全当归甘辛苦温，养血和血；杭白芍酸苦微寒，养血敛阴，柔肝缓急，共为臣药。炒白术、云茯苓、太子参共行健脾去湿，使运化有权，气血有源；丹参活血通络；青皮理气散结；焦山楂、焦神曲、炒麦芽共行消食和胃；平地木、金钱草共行利湿退黄，共为佐药。炙甘草益气补中，缓肝之急，为使药。诸药相合，共奏疏肝理气，健脾和胃，清热利湿之功。

茵陈栀子柏皮汤

【药物组成】茵陈30g，生黄柏10g，炒栀子10g，全当归10g，杭白芍10g，紫丹参12g，野郁金10g，粉甘草5g，焦山楂、焦神曲各12g，炒麦芽12g。

【功能主治】清热利湿，利胆退黄。适用于湿热蕴结型乙型肝炎。

【用量用法】水煎服，每日1剂，早晚分服。

【出处】吴宏光.吴熙伯老中医治疗乙型肝炎的经验[J].江苏中医杂志，1982（4）：19-20.

【方解】本方为江苏省名老中医吴熙伯教授治疗乙型肝炎的经验方剂。方中重用茵陈为君药，苦泄下降，善清热利湿，为治黄疸要药。臣以炒栀子清热降火，通利三焦，助茵陈引湿热从小便而去。佐以生黄柏清热燥湿，泻火解毒；全当归通便；野郁金利湿退黄；紫丹参活血化瘀；杭白芍养阴柔肝；焦山楂、焦神曲、炒麦芽共行健脾消食。粉甘草调和药性为使药。诸药相合，共奏清热利湿，利胆退黄之功。

治疗乙型肝炎病毒携带者经验方

【药物组成】沙参15g，麦冬15g，枸杞子15g，生地黄15g，玄参15g，白前9g，川贝母9g，白芍15g，陈皮9g，郁金15g，木蝴蝶12g，甘草3g。

【功能主治】补益肝肾，清热凉血，养阴生津，理气健脾。适用于乙型肝炎病毒携带者（禀赋阴虚体不固，疫毒入内伏未发）。

【用量用法】水煎服，每日1剂，早晚分服。

【出处】李涤尘.尹常健肝病治验四则[J].山东中医杂志，2001（3）：176-177.

【方解】本方为全国老中医药专家学术经验继承工作指导老师、山东省名中医尹常健教授治疗乙型肝炎病毒携带者的经验方。治疗乙型肝炎病毒携带的方向与目标，不应仅仅局限于强调某一指标的阴阳转变，而应从整体着眼，提高机体抗病能力，改善人体HBV感染状态，减少肝炎发生的机会。方中麦冬、沙参共行润肺养阴，为君药。枸杞子补益肝肾；白芍养血柔肝；白前、川贝母化痰散结；生地黄、玄参共行清热凉血，养阴生津，共为臣药。佐以郁金疏肝行气；木蝴蝶润肺疏肝；陈皮、甘草共行理气健脾，和胃燥湿，防补阴药滋腻伤胃。全方共奏补益肝肾，清热凉血，养阴生津，理气健脾之功。

治疗慢性乙型肝炎的经验方（一）

【药物组成】 柴胡 9g，茵陈 10g，板蓝根 15g，当归 9g，丹参 20g，莪术 9g，党参 9g，炒白术 9g，黄芪 9g，女贞子 20g，五味子 15g，茯苓 9g。

【功能主治】 清热利湿，健脾益气，补益肝肾。适用于乙型肝炎。

【用量用法】 水煎服，每日 1 剂，早晚分服。

【出处】 张毅，李金田.周信有教授辨治乙型肝炎的临证思路与经验[J].云南中医中药杂志，2006（6）：4.

【方解】 本方为第三届国医大师、全国老中医药专家学术经验继承工作指导老师周信有教授治疗乙型肝炎的经验方。方中以柴胡调达肝气；茵陈、板蓝根、茯苓共行清解利湿，抑制肝炎病毒；当归、丹参、莪术共行养血调肝，和血祛瘀，防止肝细胞损害、变性和肝纤维组织增生，进而延缓肝病的发展，并促使肝病恢复；当归、党参、炒白术、黄芪、女贞子、五味子为扶正补虚之品，参、术、芪健脾益气，有利于血浆蛋白的提高，改善肝功能；女贞子、五味子补益肝肾，促使肝细胞功能的恢复，其中五味子酸收入肝，可降低转氨酶。诸药配伍，具有全面兼顾、综合运用和整体调节的作用。全方共奏清热解毒，健脾益气，滋补肝肾之功。

治疗慢性乙型肝炎的经验方（二）

【药物组成】 柴胡 10g，白芍 10g，枳壳 10g，炙甘草 6g，法半夏 10g，竹茹 10g，茯苓 15g，生姜 3 片，大枣 6 枚，瓜蒌壳 10g，黄连 6g，香附 10g，紫苏梗 10g，垂盆草 10g，鸡骨草 10g，凤尾草 10g，五灵脂^{包煎} 6g，焦栀子 6g，茵陈 10g，何首乌 15g。

【功能主治】 疏肝和胃，泄热破结，化瘀通络。适用于肝气郁结，肝胆湿热，肝胃不和，胃气上逆所致乙型肝炎。

【用量用法】 水煎服，每日 1 剂，早晚分服。

【出处】 魏明全，伍炳彩.伍炳彩从湿论治肝病验案 2 则[J].江西中医药，2011，42（3）：12.

【方解】 本方为第三届国医大师、全国老中医药专家学术经验继承工作指导老师伍炳彩教授治疗乙型肝炎的经验方。方中取柴胡入肝胆经，升发阳气，疏肝解郁，透邪外出；法半夏辛温，燥湿化痰，和胃止呕，共为君药。白芍敛阴养血柔肝，竹茹、黄连取其甘而微寒，清热化痰，除烦止呕，半夏与竹茹相伍，一温一凉，化痰和胃，止呕除烦，共为臣药，与柴胡合用，以补养肝血，条达肝气，可使柴胡升散而无耗伤阴血之弊。佐以枳壳理气解郁，泄热破结，与白芍相配，又理气和血，使气血调和；茯苓健脾渗湿，以杜生痰之源；垂盆草、鸡骨草、凤尾草利湿退黄，清热解毒；茵陈、焦栀子清热利湿退黄；五灵脂、瓜蒌壳、何首乌活血化瘀通络；香附、紫苏梗疏肝理气。炙甘草、大枣、生姜调和药性为使药。全方共奏疏肝和胃，泄热破结，化瘀通络之功。

治疗慢性乙型肝炎的经验方（三）

【药物组成】黄芪30g，当归10g，白花蛇舌草12g，半枝莲10g，鳖甲^{先煎}15g，龟甲^{先煎}10g，白芍15g，赤芍12g，石斛12g，北沙参10g，女贞子10g，柴胡10g，甘草10g。

【功能主治】清热解毒，益气活血散结。适用于肝郁脾虚型慢性乙型肝炎。

【用量用法】水煎服，每日1剂，早晚分服。

【出处】占义娟，陈磊，周灏，张国梁.张国梁运用益气活血散结法治疗慢性乙型病毒性肝炎肝郁脾虚证临床浅析[J].中医药临床杂志，2018，30（9）：1618-1620.

【方解】本方为全国老中医药专家学术经验继承工作指导老师张国梁主任医师治疗肝郁脾虚型慢性乙型肝炎的经验方。方中柴胡疏肝解郁，为君药。黄芪补气升阳，为臣药。白芍养血柔肝，当归补血活血，提高机体抗病及细胞免疫能力；白花蛇舌草、半枝莲清热解毒。现代药理研究证明，白花蛇舌草能够明显抑制由四氯化碳引起的谷丙氨酸转氨酶的升高，使胆汁流量增加，加速恢复受损的肝细胞；鳖甲、赤芍、龟甲共行滋阴养血，软坚散结，活血化瘀；北沙参、石斛、女贞子共行滋补肝阴，共为佐药。甘草为使药，补脾和中，调和药性。全方共奏清热解毒，益气活血散结之功。

治疗慢性乙型肝炎的经验方（四）

【药物组成】白术、白芍各20g，茯苓、黄芪、焦山楂、焦谷芽、焦麦芽、当归各15g，柴胡、补骨脂、白扁豆、淫羊藿各12g，杜仲、仙茅根各10g，生姜、薄荷^{后下}、砂仁^{后下}、甘草各6g。

【功能主治】疏肝解郁，补气养血，补阳健脾。适用于脾肾阳虚型慢性乙型肝炎。

【用量用法】水煎服，每日1剂，早晚分服。

【出处】李芳，倪伟，毕立杰，施维群.施维群教授运用补肾健脾法治疗慢性乙型肝炎临床经验[J].中西医结合肝病杂志，2016，26（5）：293-316.

【方解】本方为全国老中医药专家学术经验继承工作指导老师施维群教授治疗脾肾阳虚型慢性乙型肝炎的经验方。脾胃为气血化生之源，气机升降之枢纽。肝脾同属中焦，肝主疏泄的功能直接影响脾胃运化功能。脾胃虚弱，枢机失运，则肝失疏泄，导致土壅木郁。脾气健旺，气血化生充足，肝有所藏，肝血充足，则气血运行顺畅。方中黄芪补气升阳，为君药。杜仲、仙茅根、补骨脂、淫羊藿补益肾阳，为臣药。柴胡疏肝解郁；当归、白芍养血柔肝，缓急止痛；茯苓、白术、白扁豆、砂仁共行益气健脾，利水渗湿；薄荷清热解毒，焦山楂、焦谷芽、焦麦芽健脾消食，共为佐药。甘草、生姜调和药性为使药。全方共奏疏肝解郁，补气养血，补阳健脾之功。

治疗慢性乙型肝炎的经验方（五）

【药物组成】田基黄30g，白花蛇舌草30g，黄毛耳草15g，茵陈30g，焦栀子12g，连翘 10g，制延胡索 12g，赤芍、白芍各 10g，郁金 12g，薏苡仁 30g，大枣 4 枚，桑寄生 15g，女贞子 15g，炒麦芽、炒谷芽各 12g。

【功能主治】疏肝解郁，清热解毒，健脾燥湿，补益肝肾。适用于肝郁脾虚型慢性乙型肝炎。

【用量用法】水煎服，每日 1 剂，早晚分服。

【出处】程志清.陆芷青教授诊治肝炎经验[J].浙江中医学院学报，1995（6）：30-31.

【方解】本方为浙江省名中医陆芷青教授治疗肝郁脾虚型慢性乙型肝炎的经验方。方中郁金疏肝解郁，为君药。白芍养血柔肝，赤芍清热凉血、散瘀止疼，二芍合用，补泄结合，敛阴凉血而不恋邪，清退血分之热，柔肝活血兼顾；茵陈、焦栀子、田基黄、黄毛耳草共行清热利湿退黄，为臣药。现代药理研究表明，黄毛耳草主要含齐墩果酸，有护肝作用。连翘、白花蛇舌草清热解毒；制延胡索活血行气；薏苡仁健脾燥湿；桑寄生、女贞子共行补肝肾，强筋骨；炒麦芽、炒谷芽消食和中，共为佐药。大枣补中益气，调和药性为使药。全方共奏疏肝解郁，清热解毒，健脾燥湿，补益肝肾之功。

治疗慢性乙型肝炎的经验方（六）

【药物组成】豆蔻 10g，藿香 10g，茵陈 10g，滑石 10g，通草 3g，石菖蒲 10g，黄芩 10g，连翘 10g，川贝母 6g，射干 10g，薄荷^{后下} 6g，凤尾草 10g，鸡骨草 10g，垂盆草 10g，五灵脂^{包煎} 6g。

【功能主治】清热化湿，活血解毒，化瘀消肿。适用于三焦湿热弥漫，兼有瘀毒型乙型肝炎。

【用量用法】水煎服，每日 1 剂，早晚分服。

【出处】魏明全，伍炳彩.伍炳彩从湿论治肝病验案 2 则[J].江西中医药，2011，42（3）：12.

【方解】本方为第三届国医大师、全国老中医药专家学术经验继承工作指导老师伍炳彩教授治疗乙型肝炎的经验方。三焦湿热弥漫，兼有瘀毒型乙型肝炎治以清热化湿，活血解毒。方中滑石利水渗湿，清热解暑，两擅其功；茵陈善清利湿热而退黄；黄芩清热燥湿，泻火解毒。三药相合，正合湿热并重之病机，共为君药。湿热留滞，易阻气机，故臣以石菖蒲、藿香、豆蔻行气化湿，悦脾和中，令气畅湿行；通草清热利湿通淋，导湿热从小便而去，以益其清热利湿之力。热毒上攻，颐肿咽痛，故佐以连翘、射干、川贝母、薄荷共行清热解毒，散结消肿而利咽止痛；凤尾草、鸡骨草、垂盆草共行利湿退黄、清热解毒；五灵脂活血化瘀。全方共奏清热化湿，活血解毒，化瘀消肿之功。

治疗慢性乙型肝炎的经验方（七）

【药物组成】紫菀 12g，紫苏叶 12g，法半夏 9g，藿香 10g，茯苓 20g，陈皮 6g，厚朴 15g，柴胡 15g，黄芩 12g，白术 12g，黄柏 12g，太子参 15g，延胡索 12g，茵陈 15g，绞股蓝 12g。

【功能主治】疏肝利胆，健脾化浊。适用于以浊为主型慢性乙型肝炎。

【用量用法】水煎服，每日 1 剂，早晚分服。

【出处】朱峰，胡瑞，李佃贵.李佃贵运用浊毒理论治疗病毒性慢性乙型肝炎临床验案[J].辽宁中医杂志，2011，38（7）：1422-1423.

【方解】本方为第三届国医大师、全国老中医药专家学术经验继承工作指导老师李佃贵教授治疗慢性乙型肝炎的经验方。方中柴胡、延胡索共行疏肝解郁，行气止痛。现代药理研究表明，柴胡皂苷可有效控制炎性渗出液及渗出液中的白细胞数量，并呈剂量依赖性关系。延胡索具有明显的抗炎、镇痛作用。太子参、白术、茯苓共行健脾益气化湿；藿香、陈皮、紫菀、茵陈芳香醒脾祛湿，清利肝胆；绞股蓝活血行气，调理气血；黄芩、黄柏清热燥湿解毒；法半夏、紫苏叶、厚朴祛湿化痰，理气散结。诸药合用共奏疏肝利胆，健脾化浊之功。

治疗慢性乙型肝炎的经验方（八）

【药物组成】黄芩 12g，黄连 15g，黄柏 15g，板蓝根 12g，半边莲 15g，半枝莲 12g，虎杖 15g，茵陈 20g，藿香 20g，垂盆草 30g，绞股蓝 15g，赤芍 10g，生地黄 12g，白芍 15g，苦参 10g，五灵脂^{包煎} 12g，焦白术 10g，茯苓 10g，甘草 6g。

【功能主治】凉血解毒，健脾化湿。适用于以毒为主型慢性乙型肝炎。

【用量用法】水煎服，每日 1 剂，早晚分服。

【出处】朱峰，胡瑞，李佃贵.李佃贵运用浊毒理论治疗病毒性慢性乙型肝炎临床验案[J].辽宁中医杂志，2011，38（7）：1422-1423.

【方解】本方为第三届国医大师、全国老中医药专家学术经验继承工作指导老师李佃贵教授治疗慢性乙型肝炎的经验方。方中黄芩、黄连、黄柏、板蓝根、绞股蓝、半枝莲、半边莲、茵陈、垂盆草、苦参共行清热燥湿解毒，黄芩的有效成分为黄酮类化合物，其具有广泛的药理活性，具有抗炎、抗变态、抗病毒以及解热和保肝作用等。黄柏具有抗炎、抗菌、解热镇痛作用。虎杖、五灵脂、赤芍、生地黄活血化瘀，凉血解毒；焦白术、茯苓、甘草、藿香健脾益气化湿；白芍养血柔肝滋阴。诸药合用共奏凉血解毒，健脾化湿之功。

治疗慢性乙型肝炎的经验方（九）

【药物组成】党参 15g，茯苓 10g，陈皮 9g，生薏苡仁 15g，淮山药 15g，八月札 15g，郁金 12g，白芍、白术各 10g，佛手 9g，柴胡 9g，炒香谷芽 15g，鸡内金 9g，川石斛 15g，南沙参 12g，虎杖 30g，白花蛇舌草 30g。

【功能主治】益气健脾，疏肝解郁，清热解毒。适用于湿热蕴结型慢性乙型肝炎。

【用量用法】水煎服，每日1剂，早晚分服。

【出处】曹顺明.治肝不囿于肝 治炎不执其毒王灵台治肝炎特色[J].上海中医药杂志，1994（6）：15-16.

【方解】本方为全国老中医药专家学术经验继承工作指导老师王灵台教授治疗慢性乙型肝炎的经验方。方中党参，为君药，甘温益气，健脾养胃。臣以苦温之白术，健脾燥湿，加强益气助运之力。佐以甘淡茯苓、生薏苡仁、淮山药健脾渗湿，与白术相配，则健脾祛湿之功益著；郁金、八月札、佛手、柴胡共行疏肝解郁，清热利湿；白芍、川石斛、南沙参滋补肝阴，柔肝止痛；虎杖、白花蛇舌草共行清热利湿解毒；鸡内金、炒香谷芽共行开胃消食。全方共奏益气健脾，疏肝解郁，清热解毒之功。肝胆湿热，不投大剂苦寒解毒之剂，而抓住一系列脾胃气机升降失司的病机，施以理气健脾和胃之法，这种知肝传胃，当先和胃的观点，与仲景知肝传脾，当先实脾有异曲同工之妙。

治疗慢性乙型肝炎的经验方（十）

【药物组成】黄芪30g，白术10g，党参15g，山楂20g，叶下珠30g，白花蛇舌草30g，大黄10g，虎杖15g，猪苓12g，甘草5g。

【功能主治】健脾燥湿，补气升阳，清热解毒。适用于脾虚疫患型慢性乙型肝炎。

【用量用法】水煎服，每日1剂，早晚分服。

【出处】郭义然，扬小莲.李金生治肝病经验[J].江西中医药，2011，42（11）：20-21.

【方解】本方为全国老中医药专家学术经验继承工作指导老师李金生教授治疗脾虚疫患型慢性乙型肝炎的经验方。方中党参、白术、猪苓、甘草取四君子汤之意，益气健脾，为君药。黄芪补气升阳，托毒排脓，为臣药。虎杖、大黄、白花蛇舌草、叶下珠共行清热解毒，通腑泄热，利水消肿，导邪毒从二便去。现代药理研究证明，叶下珠拟制肝炎病毒复制。白花蛇舌草具有抗病毒的功效。山楂健脾消积，共为佐药。诸药合用共奏健脾燥湿，补气升阳，清热解毒之功。

治疗慢性乙型肝炎的经验方（十一）

【药物组成】熟地黄12g，菟丝子15g，补骨脂12g，巴戟天12g，肉苁蓉12g，山茱萸10g，桑寄生15g，怀牛膝12g，枸杞子15g，淡附子10g，虎杖30g，白花蛇舌草30g。

【功能主治】温补肾阳，填精止遗。适用于肾气亏虚，肾阳不振型慢性乙型肝炎。

【用量用法】水煎服，每日1剂，早晚分服。

【出处】曹顺明.治肝不囿于肝 治炎不执其毒王灵台治肝炎特色[J].上海中医药杂志，1994（6）：15-16.

【方解】本方为全国老中医药专家学术经验继承工作指导老师王灵台教授治疗慢性

乙型肝炎的经验方。方中以淡附子，为君药，温补肾阳。臣以熟地黄、枸杞子、山茱萸共行滋阴益肾，养肝补脾。佐以菟丝子、巴戟天、肉苁蓉、补骨脂共行补阳益阴，固精缩尿；桑寄生补益肝肾，强筋壮骨；怀牛膝活血祛瘀，补肝肾，强筋骨，引血下行，利尿通淋；虎杖、白花蛇舌草共行清热解毒。诸药配合，共奏温补肾阳，填精止遗之功。肝病未必均为热证，肝炎病也未必都是湿热之候，而且久病及肾，肾阳亏虚之候确凿。肾寓真阴真阳，补肾应阴阳同补，如张景岳所说："此又阴阳相济之妙用也。"

治疗慢性乙型肝炎的经验方（十二）

【药物组成】柴胡9g，虎杖20g，茵陈20g，板蓝根15g，当归9g，丹参20g，莪术9g，党参9g，炒白术9g，黄芪20g，女贞子20g，五味子15g，茯苓9g。

【功能主治】疏肝理气，清热利湿退黄，活血化瘀，补气健脾，滋补肝肾。适用于乙型肝炎。

【用量用法】水煎服，每日1剂，早晚分服。

【出处】申秀云.周信有教授辨治乙肝的特点[J].甘肃中医学院学报，1999（1）：3-5.

【方解】本方为第三届国医大师、全国老中医药专家学术经验继承工作指导老师周信有教授治疗乙型肝炎的经验方。方中柴胡疏肝理气，为君药。茵陈清热利湿退黄，为臣药。佐以虎杖、板蓝根清热解毒；当归、丹参、莪术共行活血化瘀，通络止痛；党参、黄芪、茯苓、炒白术共行补气健脾；女贞子、五味子共行滋补肝肾，养阴生津。全方共奏疏肝理气，清热利湿退黄，活血化瘀，补气健脾，滋补肝肾之功。

治疗慢性乙型肝炎的经验方（十三）

【药物组成】柴胡15g，白芍20g，当归10g，茯苓20g，白术20g，黄芪20g，茵陈20g，败酱草25g，白花蛇舌草20g，黄芩10g，郁金15g，生甘草8g。

【功能主治】疏肝解郁，益气健脾，燥湿利水，清热解毒。适用于慢性乙型肝炎。

【用量用法】水煎服，每日1剂，早晚分服。

【出处】邓鑫.蓝青强老中医治疗慢性乙型肝炎肝硬化学术经验整理与研究[D].广州：广州中医药大学，2012.

【方解】本方为全国老中医药专家学术经验继承工作指导老师蓝青强教授治疗慢性乙型肝炎的经验方。源自《历代本草药性汇解》。方中柴胡疏肝解郁，为君药。黄芪、白术、茯苓共行益气健脾，燥湿利水，为臣药。当归、白芍养血柔肝；茵陈、黄芩、郁金共行清热解毒，利湿退黄，其中郁金所含姜黄素有促进胆汁分泌利胆作用。郁金增强肝脏解毒作用，有促进肝细胞损伤修复、保护肝细胞的作用。败酱草、白花蛇舌草清热解毒，共为佐药。生甘草健脾和中，调和药性为使药。全方共奏疏肝解郁，益气健脾，燥湿利水,清热解毒之功。

治疗慢性乙型肝炎的经验方(十四)

【药物组成】柴胡 10g,枳壳 15g,香附 10g,川楝子 15g,白芍 15g,甘草 6g,川芎 10g,郁金 15g,垂盆草 15g。

【功能主治】疏肝行气,活血止痛。适用于肝郁气滞型乙型肝炎。

【用量用法】水煎服,每日 1 剂,早晚分服。

【出处】雷媛媛,高生.张小萍治疗慢性乙型病毒性肝炎经验[J].世界最新医学信息文摘,2018,18(98):255-256.

【方解】本方为首届全国名中医、全国老中医药专家学术经验继承工作指导老师张小萍教授治疗慢性乙型肝炎的经验方。方中柴胡功善疏肝解郁,用以为君药。香附理气疏肝而止痛,川芎活血行气以止痛,二药相合,助柴胡以解肝经之郁滞,并增行气活血止痛之效,共为臣药。郁金、枳壳、川楝子共行理气行滞;白芍、甘草共行养血柔肝,缓急止痛;垂盆草利湿退黄,清热解毒,均为佐药。甘草调和诸药为使药。诸药相合,共奏疏肝行气,活血止痛之功。

治疗慢性乙型肝炎的经验方(十五)

【药物组成】茵陈 20g,栀子 10g,大黄 10g,黄柏 10g,连翘 10g,垂盆草 15g,蒲公英 10g,茯苓 15g,车前草 10g,金钱草 15g,鸡骨草 15g,虎杖 10g。

【功能主治】清热利湿退黄。适用于湿热内蕴型乙型肝炎。

【用量用法】水煎服,每日 1 剂,早晚分服。

【出处】雷媛媛,高生.张小萍治疗慢性乙型病毒性肝炎经验[J].世界最新医学信息文摘,2018,18(98):255-256.

【方解】本方为首届全国名中医、全国老中医药专家学术经验继承工作指导老师张小萍教授治疗慢性乙型肝炎的经验方,治疗原则以清热通腑,利湿退黄为主。方中茵陈为清热利湿退黄之要药,为君药。栀子清热凉血、宽肠通便,为臣药。大黄清热泻火,解毒通便;黄柏清热燥湿,保肝利胆;连翘、蒲公英清热祛湿;茯苓、车前草、金钱草共行利水渗湿,使邪从小便而去;垂盆草、鸡骨草、虎杖共行利湿退黄、清热解毒。全方共奏清热利湿退黄之功。

治疗慢性乙型肝炎的经验方(十六)

【药物组成】北沙参 10g,麦冬 10g,当归身 10g,生地黄 20g,枸杞子 10g,川楝子 10g。

【功能主治】滋阴疏肝。适用于肝肾阴虚型乙型肝炎。

【用量用法】水煎服，每日 1 剂，早晚分服。

【出处】雷媛媛，高生.张小萍治疗慢性乙型病毒性肝炎经验[J].世界最新医学信息文摘，2018，18（98）：255-256.

【方解】本方为首届全国名中医、全国老中医药专家学术经验继承工作指导老师张小萍教授治疗慢性乙型肝炎的经验方。方中重用生地黄滋阴养血，以补肝肾，为君药。当归身、枸杞子养血滋阴柔肝，为臣药。北沙参、麦冬养阴生津；川楝子意在疏肝泄热，共为佐药。全方共奏滋阴疏肝之功。

治疗慢性乙型肝炎的经验方（十七）

【药物组成】北沙参、太子参、石斛、白芍、白扁豆、佛手各 20g，麦冬、枸杞子、延胡索、玉竹各 15g，淮山药 25g，薏苡仁 30g，川楝子 10g，吴茱萸 6g，黄连 8g，甘草 9g。

【功能主治】滋养肝阴，健脾渗湿，行气止痛。适用于肝胃阴虚型慢性乙型肝炎。

【用量用法】每日 1 剂，三煎之药液分八次温服。

【出处】黄德芬.王希知治肝经验拾贝[J].实用中医药杂志，1993（1）：4-5.

【方解】本方为重庆市名老中医王希知治疗慢性乙型肝炎的经验方。方中北沙参、石斛、枸杞子、麦冬、玉竹滋阴益气生津，共为君药。太子参、白扁豆、淮山药、薏苡仁益气健脾渗湿，共为臣药。白芍敛津液而护营血，收阴气而泄邪热，入肝脾血分，补中、下二焦，于土中泄木，养血滋阴，柔肝止痛；川楝子、延胡索活血行气止痛；佛手疏肝解郁；吴茱萸散寒止痛；黄连清热燥湿，泻火解毒，共为佐药。甘草补脾和中，调和药性。全方共奏滋养肝阴，健脾渗湿，行气止痛之功。

治疗慢性乙型肝炎的经验方（十八）

【药物组成】醋柴胡 6g，薄荷后下 9g，炒当归、清半夏、枳壳、延胡索各 10g，炒白芍、陈皮、郁金、焦山楂、焦谷芽、焦麦芽、白花蛇舌草各 15g，炒白术、茯苓、茵陈、金钱草、苦参各 30g。

【功能主治】疏肝解郁，健脾祛湿，清热解毒，消食化积。适用于肝郁脾虚兼瘀热型慢性乙型肝炎。

【用量用法】水煎服，每日 1 剂，早晚分服。

【出处】郭金华.赵文霞治疗慢性乙型肝炎用药经验[J].山西中医，2008（1）：6，8.

【方解】本方为全国老中医药专家学术经验继承工作指导老师赵文霞教授治疗慢性

乙型肝炎的经验方。方中醋柴胡疏肝解郁，炒白术健脾益气，共为君药。炒当归、炒白芍养血柔肝，为臣药。清半夏、陈皮理气燥湿化痰；枳壳泄心下痞闷，消胃中所伤；郁金、枳壳理气散结，助柴胡疏肝行气；延胡索活血行气止痛，茯苓健脾祛湿；茵陈、金钱草、苦参共行清热解毒，利湿退黄；白花蛇舌草、薄荷清热解毒，焦山楂、焦谷芽、焦麦芽健脾消食，共为佐药。全方共奏疏肝解郁，健脾祛湿，清热解毒，消食化积之功。

治疗慢性乙型肝炎的经验方（十九）

【药物组成】生黄芪、鸡骨草各20g，太子参、陈皮、茯苓、丹参、赤芍、首乌藤、仙鹤草、焦山楂、焦谷芽、焦麦芽各15g，清半夏、延胡索、九香虫各10g，炒酸枣仁、叶下珠、山药各30g。

【功能主治】补气健脾，疏肝行气，燥湿化痰，活血散瘀，清热解毒。适用于肝气虚弱，湿热未尽型慢性乙型肝炎。

【用量用法】水煎服，每日1剂，早晚分服。

【出处】叶放，张永艳.赵文霞教授治疗慢性肝病肝虚证的经验[J].四川中医，2003（1）：1-2.

【方解】本方为全国老中医药专家学术经验继承工作指导老师赵文霞教授治疗慢性乙型肝炎的经验方。方中生黄芪补气健脾，为君药。太子参、山药健脾益气，为臣药。佐以清半夏、陈皮理气燥湿化痰；丹参、赤芍共行活血凉血散瘀；延胡索、九香虫疏肝行气；茯苓健脾利湿，有抗纤维化的作用；焦山楂、焦谷芽、焦麦芽健脾消食；首乌藤安神通络；叶下珠、鸡骨草清热解毒，利水消肿；炒酸枣仁养心补肝，宁心安神；仙鹤草收敛止血，解毒补虚。全方共奏补气健脾，疏肝行气，燥湿化痰，活血散瘀，清热解毒之功。

治疗慢性乙型肝炎的经验方（二十）

【药物组成】白花蛇舌草50g，败酱草20g，蒲公英20g，垂盆草20g，灵芝15g，鳖甲^{先煎}20g，牡蛎^{先煎}20g，丹参20g，赤芍20g，白芍30g，厚朴15g，陈皮15g，茯苓20g，白术15g，苍术15g，党参15g，甘草5g，山药15g，山楂15g，神曲15g，麦芽15g，鸡内金15g。

【功能主治】清热解毒，活血化瘀，健脾利湿，柔肝止痛。适用于肝胆湿热，肝郁血瘀所致慢性乙型肝炎。

【用量用法】水煎服，每日1剂，早晚分服。

【出处】成春锋，袁鑫，焦爽，李达.李延治疗慢性乙型肝炎经验[J].中华中医药杂志，2019，34（1）：176-178.

【方解】本方为首届全国名中医、全国老中医药专家学术经验继承工作指导老师李延教授治疗慢性乙型肝炎的经验方。治疗原则以清热解毒，活血化瘀，健脾利湿，柔肝止痛为主。方中白花蛇舌草清热解毒为君药，败酱草、蒲公英、垂盆草、灵芝清热杀菌，解毒破瘀，共为臣药；佐用鳖甲、牡蛎、丹参、赤芍共行活血祛瘀；白芍养血柔肝止痛；厚朴、苍术、陈皮、茯苓、白术共行燥湿健脾；党参扶正祛邪；山药、山楂、神曲、麦芽、鸡内金健脾和胃。甘草调和诸药为使药。诸药合用，共奏清热解毒，活血化瘀，健脾利湿，柔肝止痛之功。

治疗慢性乙型肝炎的经验方（二十一）

【药物组成】升麻，葛根，赤芍，元参，生甘草各两包（免煎剂）。

【功能主治】清热解毒，解肌退热，滋阴凉血。适用于疫毒内伏，正虚邪恋型慢性乙型肝炎。

【用量用法】每日1剂，早晚分服。

【出处】杨瑞华，张赤志.张赤志教授辨治肝炎特色举隅[J].光明中医，2012，27（1）：140-141.

【方解】本方为全国老中医药专家学术经验继承工作指导老师张赤志教授治疗慢性乙型肝炎的经验方。方中升麻解肌透邪，清热解毒，为君药。葛根解肌退热，生津止渴，外开腠理，为臣药。升麻佐于葛根，则入阳明升津解肌有效；赤芍和营泄热；元参滋补肝肾阴，清热凉血，泻火解毒，共为佐药。生甘草健脾和中，清热解毒，调和药性为使药。全方共奏清热解毒，解肌退热，滋阴凉血之功。

治疗慢性乙型肝炎的经验方（二十二）

【药物组成】生龙骨^{先煎}、生牡蛎^{先煎}、茵陈各30g，龟甲^{先煎}、怀牛膝、天冬、麦芽、郁金、鸡内金、防风、白术各10g，代赭石^{先煎}20g，玄参、黄芪各15g，甘草8g。

【功能主治】平肝镇静安神，软坚散结，凉血止血。适用于肝阴亏虚生风型慢性乙型肝炎。

【用量用法】水煎服，每日1剂，早晚分服。

【出处】曾浩，章汉明.章真如治疗肝病的经验[J].湖北中医杂志，2003（5）：16-17.

【方解】本方为全国老中医药专家学术经验继承工作指导老师章真如主任医师治疗慢性乙型肝炎的经验方。方中生龙骨、生牡蛎性味涩，可以收敛浮越之正气，固大肠而镇惊（《本草发挥》），安神，软坚散结，为君药。茵陈、郁金共行疏肝解郁，利湿退黄，为臣药。龟甲、怀牛膝、天冬共行滋补肝阴；白术益气健脾祛湿；黄芪补气升阳；玄参清热凉血，解毒散结；代赭石平肝镇静，凉血止血；防风祛风解表，共为佐药。麦芽、鸡内金健脾消食；甘草健脾和中，调和药性，为使药。全方共奏平肝镇静安神，软坚散结，凉血止血之功。

治疗慢性乙型肝炎的经验方（二十三）

【药物组成】黄芪、杜仲、续断各15g，防风、白术、当归、赤芍、地龙、怀牛膝、地骨皮各10g，川芎、桃仁、红花各8g。

【功能主治】补益肝肾，补气养血，健脾祛湿，活血行气。适用于气滞血瘀型慢性乙型肝炎。

【用量用法】水煎服，每日1剂，早晚分服。

【出处】曾浩，章汉明.章真如治疗肝病的经验[J].湖北中医杂志，2003（5）：16-17.

【方解】本方为全国老中医药专家学术经验继承工作指导老师章真如主任医师治疗慢性肝炎的经验方之一。方中黄芪、当归补气养血，共为君药。现代药理研究证明，黄芪可提高人体内超氧化物歧化酶活性，抑制和清除氧自由基，发挥抗脂质过氧化作用而保护肝细胞，防止肝纤维化。白术健脾祛湿为臣药。赤芍、川芎、桃仁、红花共行活血行气，凉血散瘀；杜仲、续断、怀牛膝补肝肾；地骨皮凉血退热；地龙清热利尿通络；防风祛风解表，共为佐药。全方共奏补益肝肾，补气养血，健脾祛湿，活血行气之功。

治疗慢性乙型肝炎的经验方（二十四）

【药物组成】生龙骨^{先煎}、生牡蛎^{先煎}、茵陈各30g，龟甲^{先煎}、怀牛膝、川楝子、麦芽、当归、天麻各10g，代赭石^{先煎}、决明子各20g，玄参、黄芪各15g，生甘草、红花各8g。

【功能主治】平肝潜阳，软坚散结，补气养血。适用于肝风内动型慢性乙型肝炎。

【用量用法】水煎服，每日1剂，早晚分服。

【出处】曾浩，章汉明.章真如治疗肝病的经验[J].湖北中医杂志，2003（5）：16-17.

【方解】本方为全国老中医药专家学术经验继承工作指导老师章真如主任医师治疗慢性乙型肝炎的经验方。方中生龙骨、生牡蛎平肝潜阳，重镇降逆，软坚散结，共为君药。代赭石重镇降逆、平肝潜阳；茵陈清热利湿退黄，为臣药。龟甲、玄参清热滋阴；怀牛膝滋补肝肾，引血下行；天麻清热解毒，红花活血化瘀，黄芪、当归补气养血；决明子清肝明目，润肠通便；麦芽健脾和胃，川楝子疏肝行气，共为佐药。生甘草调和诸药为使药。全方共奏平肝潜阳，软坚散结，补气养血之功。

治疗慢性乙型肝炎的经验方（二十五）

【药物组成】天麻、钩藤、怀牛膝、杜仲、益母草、首乌藤、茯神、桑寄生、僵蚕、续断各10g，决明子、生龙骨^{先煎}、生牡蛎^{先煎}各30g，黄芪15g，红花8g。

【功能主治】补肝，平肝，育阴。适用于肝阴亏虚型慢性乙型肝炎。
【用量用法】水煎服，每日1剂，早晚分服。
【出处】曾浩,章汉明.章真如治疗肝病的经验[J].湖北中医杂志，2003（5）：16-17.

【方解】本方为全国老中医药专家学术经验继承工作指导老师章真如主任医师治疗慢性乙型肝炎的经验方。方中天麻于肝经通脉强筋，疏痰利气，钩藤清手厥阴之火，足厥阴、足少阳之风热，专理肝风相火之病（《景岳全书》），平肝息风，共为君药。决明子咸寒质重，功平肝潜阳，并除热明目；僵蚕息风，与君药合用，加强平肝息风之力；怀牛膝引血下行，并活血利水，共为臣药。杜仲、桑寄生、续断补益肝肾以治本；益母草合怀牛膝活血利水，有利于平降肝阳；黄芪补气健脾，红花活血化瘀；生龙骨、生牡蛎平肝潜阳，重镇降逆；软坚散结首乌藤、茯神宁心安神，均为佐药。全方共奏补肝，平肝，育阴之功。

治疗慢性乙型肝炎的经验方（二十六）

【药物组成】黄芪30g，党参12g，茯苓12g，薏苡仁30g，丹参30g，当归12g，地龙10g，蝉蜕10g，黄芩10g，仙鹤草30g，炒鸡内金10g，炒麦芽、炒谷芽各15g，车前草15g。
【功能主治】补气养血，健脾利湿，活血化瘀，清热解毒。适用于慢性肝炎。
【用量用法】水煎服，每日1剂，早晚分服。
【出处】刘坚.王伯祥治疗慢性肝炎经验辑要[J].中国中西医结合脾胃杂志，1999（2）：93-94.

【方解】本方为首届全国名中医、全国老中医药专家学术经验继承工作指导老师王伯祥教授治疗慢性肝炎的经验方。方中黄芪、当归调解蛋白，补气养血，为君药。党参、茯苓、薏苡仁共行健脾利湿，为臣药。丹参活血化瘀；黄芩、车前草共行清热解毒，利湿退黄；炒鸡内金、炒麦芽、炒谷芽健脾消食；蝉蜕疏散风热；地龙清热利水，通经活络；仙鹤草清除病毒抗原，收敛止血，解毒补虚，共为佐药。全方共奏补气养血，健脾利湿，活血化瘀，清热解毒之功。

治疗慢性乙型肝炎的经验方（二十七）

【药物组成】蒲公英20g，野菊花20g，丹参20g，党参20g，猪苓40g，黄芩12g，炒白芍12g，当归12g，柴胡6g，五味子12g，甘草20g，牡丹皮12g，黑丑、白丑各6g，乌梅12g。
【功能主治】疏肝解郁，清热解毒。适用于湿热毒邪，壅滞中焦，肝胆疏泄失常所致病毒性乙型肝炎。

【用量用法】研细末，分100包，每次服1包，1日3次。

【出处】李怀东，张华本.陆长清诊治病毒性乙型肝炎经验谈[J].上海中医药杂志，1996（12）：14.

【方解】本方为首届全国名中医、全国老中医药专家学术经验继承工作指导老师陆长青教授治疗病毒性乙型肝炎的经验方。方中蒲公英、野菊花、黄芩、牡丹皮抗病毒，清肝热；党参、甘草、五味子共行益气护肝；当归、炒白芍养血护肝；猪苓利水护肝；丹参、牡丹皮、当归活血化瘀；柴胡疏肝解郁；乌梅消食开胃；黑丑、白丑祛痰涤饮，泄下通便。现代药理研究证明，党参、猪苓、当归、五味子增强机体免疫能力，可保护肝功能。甘草调和药性为使药。全方寒温并举，攻补兼施，用药精确，对改善肝功能，促进病毒转阴，改善症状和体征诸方面有综合疗效。

治疗慢性乙型肝炎的经验方（二十八）

【药物组成】柴胡，人工牛黄，黄芪，赤芍，山豆根，三七，郁金。（原方无剂量）

【功能主治】疏肝理气，活血化瘀，化痰散结。适用于慢性乙型肝炎。

【用量用法】水煎服，每日1剂，早晚分服。

【出处】康晓红.毛德西教授治疗慢性乙型肝炎的经验[J].国医论坛，2000（5）：17.

【方解】本方为全国名老中医药专家学术经验继承工作指导老师毛德西教授治疗乙型肝炎的经验方。慢性乙型肝炎患者的自然杀伤细胞、肝巨噬细胞、树突状细胞等先天免疫细胞存在不同程度的功能紊乱，影响乙型肝炎病毒的清除，而在经补肾中药治疗后，部分细胞的功能可以得到改善，恢复发挥抗病毒免疫功能，进而有利于病毒的清除。临床研究亦显示，补肾、温阳药物具有改善患者肝功能，抑制病毒复制，减轻或逆转肝纤维化，提高HBeAg血清学转换率等功效。方中柴胡疏肝理气，为君药。黄芪补气健脾，并可解毒，为臣药。佐以牛黄、山豆根共行清心镇静，化痰散结；赤芍、三七共行活血化瘀；郁金疏肝理气。诸药合用共达疏肝理气，活血化瘀，化痰散结之功。

治疗慢性乙型肝炎的经验方（二十九）

【药物组成】潞党参9g，炒白术9g，云茯苓9g，炙甘草5g，炙鸡内金9g，炒香谷芽、炒香麦芽各9g，炙黄芪12g，生山楂、焦山楂各9g，生、熟薏苡仁各12g。

【功能主治】健脾益气，化湿和胃。适用于脾气虚弱型慢性乙型肝炎。

【用量用法】水煎服，每日1剂，早晚分服。

【出处】陈增潭，孟宪益，王灵台，等.慢性乙型肝炎的中医治疗[J].中医杂志，1989（3）：44-49.

【方解】本方为孟宪益治疗慢性乙型肝炎的经验方。方中潞党参、炒白术、云茯苓益气健脾渗湿，为君药。配伍薏苡仁助炒白术、云茯苓以健脾渗湿，为臣药。黄芪健脾益气,炒香麦芽、炒香谷芽、炙鸡内金、生山楂、焦山楂健脾消食,共为佐药。炙甘草健脾益气,调和药性为使药。全方共奏健脾益气,化湿和胃之功。

治疗慢性乙型肝炎的经验方(三十)

【药物组成】珍珠草,溪黄草,白花蛇舌草,甘草,半枝莲,鸡骨草,莱菔子,丹参,薏苡仁,怀牛膝。(原方无剂量)

【功能主治】清热利湿,利胆退黄。适用于湿热蕴结型慢性乙型肝炎。

【用量用法】水煎服,每日1剂,早晚分服。

【出处】徐秀梅,邱健行.邱健行教授治疗慢性乙型肝炎经验介绍[J].辽宁中医药大学学报,2009,11(10):86-87.

【方解】本方为首届全国名中医、全国老中医药专家学术经验继承工作指导老师邱健行治疗慢性乙型肝炎的经验方。治以清热利湿。方中珍珠草、溪黄草、白花蛇舌草、半枝莲、鸡骨草、怀牛膝清热解毒,利湿退黄;丹参活血祛瘀;莱菔子消食除胀;薏苡仁健脾利湿。甘草调和药性。诸药相合,共奏清热利湿,利胆退黄之功。

治疗慢性乙型肝炎的经验方(三十一)

【药物组成】柴胡10g,枳壳15g,香附10g,川楝子15g,白芍15g,甘草6g,川芎10g,郁金15g,垂盆草15g。

【功能主治】疏肝行气,活血止痛。适用于肝郁气滞型乙型肝炎。

【用量用法】水煎服,每日1剂,早晚分服。

【出处】雷媛媛,高生.张小萍治疗慢性乙型病毒性肝炎经验[J].世界最新医学信息文摘,2018,18(98):255-256.

【方解】本方为首届全国名中医、全国老中医药专家学术经验继承工作指导老师张小萍教授治疗慢性乙型肝炎的经验方。方中柴胡功善疏肝解郁,用以为君药。香附理气疏肝而止痛,川芎活血行气以止痛,二药相合,助柴胡以解肝经之郁滞,并增行气活血止痛之效,共为臣药。郁金、枳壳、川楝子共行理气行滞;白芍养血柔肝,缓急止痛;垂盆草利湿退黄,清热解毒,均为佐药。甘草调和诸药为使药。诸药相合,共奏疏肝行气,活血止痛之功。

治疗慢性乙型肝炎的经验方(三十二)

【药物组成】茵陈蒿20g,栀子10g,大黄10g,黄柏10g,连翘10g,垂盆草15g,蒲公英10g,茯苓15g,车前草10g,金钱草15g,鸡骨草15g,虎杖10g。

【功能主治】清热通腑，利湿退黄。适用于湿热内蕴型乙型肝炎。

【用量用法】水煎服，每日1剂，早晚分服。

【出处】雷媛媛，高生.张小萍治疗慢性乙型病毒性肝炎经验[J].世界最新医学信息文摘，2018，18（98）：255-256.

【方解】本方为首届全国名中医、全国老中医药专家学术经验继承工作指导老师张小萍教授治疗慢性乙型肝炎的经验方。方中茵陈蒿为清热利湿退黄之要药，为君药。栀子清热凉血、宽肠通便，为臣药。大黄清热泻火解毒通便；黄柏清热燥湿，保肝利胆；连翘、蒲公英共行清热祛湿；茯苓、车前草、金钱草共行利水渗湿，使邪从小便而去；垂盆草、鸡骨草、虎杖有利湿退黄，清热解毒的作用。全方共奏清热通腑，清热利湿退黄之功。

治疗慢性乙型肝炎的经验方（三十三）

【药物组成】三七粉^{分2次冲服}3g，炒枳实6g，法半夏6g，延胡索10g，赤芍10g，青皮10g，佩兰10g，柴胡10g，炒黄芩10g，海金沙^{包煎}15g，鸡内金15g，橘叶15g，浙贝母15g，丹参15g，炙鳖甲^{先煎}15g，陈皮15g，淡竹茹15g，炒莱菔子^{打,包煎}15g，板蓝根20g，金钱草30g，煅瓦楞子^{先煎}30g，生牡蛎^{先煎}30g。

【功能主治】疏肝解郁，健脾祛湿，软坚散结。适用于慢性乙型肝炎。

【用量用法】水煎服，每日1剂，早晚分服。

【出处】郭健，赵宇明，和梦珂，等.刘燕池教授治疗肝胆疾病临证经验[J].世界中医药，2015，10（6）：873-875.

【方解】本方为全国老中医药专家学术经验继承工作指导老师刘燕池教授治疗慢性乙型肝炎的经验方。本方适用于病机属虚实夹杂的慢性乙型肝炎，因此用药须慎重，不过用攻伐药物，保护肝脏，以免更伤正气。慢性乙型肝炎后期常出现门脉高压、出血、水肿等，则在滋阴益气的基础上配合软坚散结、利水消肿、止血等药物。方中柴胡疏肝解郁，为君药。浙贝母内开郁结，炙鳖甲、生牡蛎、煅瓦楞子共行软坚散结，共为臣药。佐以丹参、三七、炒枳实、延胡索、陈皮、青皮、赤芍、莱菔子、橘叶活血祛瘀，行气和胃，散结止痛；海金沙、鸡内金、金钱草利湿通淋止痛；法半夏、陈皮共行祛湿化痰；板蓝根清热解毒；淡竹茹、炒黄芩清热利湿退黄；佩兰健脾祛湿。全方共奏疏肝解郁，健脾祛湿，软坚散结之功。

6.重型乙型肝炎

治疗重型乙型肝炎的经验方（一）

【药物组成】生黄芪30g，太子参15g，麦冬20g，炙五味子6g，柴胡10g，郁金

12g，法半夏12g，茯苓20g，大黄10g，生薏苡仁30g，山药30g，赤芍15g，茵陈50g，生地黄15g。

【功能主治】益气养阴、清热利湿。适用于湿毒瘀内蕴型乙型肝炎。

【用量用法】水煎服，每日1剂，早晚分服。

【出处】钱英，李秀惠.逆挽截断法治疗慢性重型乙型病毒性肝炎1例[J].上海中医药杂志，2008，42（1）：17-18.

【方解】本方为首届全国名中医、全国老中医药专家学术经验继承工作指导老师钱英教授治疗湿毒瘀内蕴型乙型肝炎的经验方，治以扶正祛瘀，虚实兼顾。方中生黄芪补中益气，茵陈清热利湿，共为君药。太子参、山药、麦冬、茯苓、生薏苡仁共行健脾和胃，滋阴补气，为臣药。佐以柴胡、郁金疏肝理气，赤芍、大黄活血化瘀通络，生地黄清热凉血生津，法半夏、炙五味子化痰散结，共为佐药。全方共奏益气养阴、清热利湿之功。

治疗重型乙型肝炎的经验方（二）

【药物组成】生黄芪20g，茯苓12g，炒白术10g，木香6g，砂仁^{后下}6g，陈皮10g，半夏15g，升麻10g，葛根15g，甘草6g，丹参20g，鸡血藤20g，槲寄生20g，叶下珠20g。

【功能主治】健脾益气，和胃降逆。适用于脾气虚弱，胃失和降型乙型肝炎。

【用量用法】水煎服，每日1剂，早晚分服。

【出处】钱英，李秀惠.逆挽截断法治疗慢性重型乙型病毒性肝炎1例[J].上海中医药杂志，2008，42（1）：17-18.

【方解】本方为首届全国名中医、全国老中医药专家学术经验继承工作指导老师钱英教授治疗乙型肝炎的经验方。方中生黄芪补中益气；槲寄生滋补肝肾，强筋骨，祛风湿，共为君药。茯苓、炒白术、砂仁、木香健脾化湿，理气止痛，为臣药。半夏、陈皮理气化痰，和胃降逆；升麻、葛根、叶下珠共行发表透疹，清热解毒；丹参、鸡血藤共行活血化瘀，通络散结，共为佐药。甘草健脾益气，调和药性为使药。全方共奏健脾益气，和胃降逆之功。

7.慢性乙型肝炎伴脂肪肝

治疗慢性乙型肝炎伴脂肪肝的经验方

【药物组成】麻黄根、白茅根、浮小麦各30g，柴胡、陈皮各14g，川楝子、延胡索、制香附、枳壳各12g，甘草、青皮、虎杖各10g，白芍、川芎各9g。

【功能主治】疏肝理气，活血止痛，清利湿热。适用于气虚血瘀型慢性乙型肝炎伴脂肪肝。

【用量用法】水煎服，每日1剂，早晚分服。

【出处】田萌.米烈汉擅用柴胡疏肝散的经验[J].陕西中医，2011，32（3）：312-313.

【方解】本方为全国老中医药专家学术经验继承工作指导老师米烈汉教授治疗治疗慢性乙型肝炎伴脂肪肝的经验方。方中柴胡疏肝解郁，为君药。白芍养血柔肝，为臣药。川楝子行气泄热；延胡索活血行气止痛，延胡索乙素对四氯化碳致小鼠肝损伤具有保护作用，可明显降低肝损伤小鼠血清中谷丙转氨酶、谷草转氨酶活性和肝匀浆丙二醛含量，提高肝匀浆超氧化物歧化酶活性，明显减轻肝组织变性，使肝组织结构完好；制香附、枳壳、青皮、陈皮共行理气化滞；麻黄根、浮小麦固表止汗；白茅根、虎杖、川芎清热利湿，活血行气，凉血散瘀，共为佐药。甘草健脾和中，调和药性为使药。诸药合用共奏疏肝理气，活血止痛，清利湿热之功。

8.慢性乙型肝炎胁痛

四逆散

【药物组成】柴胡12g，枳壳10g，白芍15g，陈皮10g，炙甘草6g，杏仁6g，旋覆花^{包煎}10g，紫苏梗6g。

【功能主治】疏肝解郁，柔肝止痛。适用于肝肺失调型慢性乙型肝炎伴胁痛。

【用量用法】水煎服，每日1剂，早晚分服。

【出处】章亭，张晓娜，陈扬荣.陈扬荣教授肺肝同调治疗慢性乙型病毒性肝炎胁痛经验[J].福建中医药，2017，48（5）：45-46.

【方解】本方为陈扬荣教授治疗慢性乙型肝炎伴胁痛的经验方。慢性乙型肝炎引起的胁痛，绝大多数病因为气机失调，应考虑肺气降逆的问题，故治疗中要注意肺肝同调。四逆散源自《伤寒论》，具有调和肝脾，透邪解郁，疏肝理脾的功效，主治阳郁厥逆证。四逆散包含小柴胡汤及枳实芍药散之方义，彰显治疗肝病应取辛、苦、酸、甘味的鲜明特色。方中取柴胡入肝胆经，升发阳气，疏肝解郁，透邪外出，为君药。白芍敛阴养血柔肝，为臣药，与柴胡合用，以补养肝血，条达肝气，可使柴胡升散而无耗伤阴血之弊。佐以陈皮、枳壳理气解郁，泄热破结，与白芍相配，又理气和血，使气血调和；杏仁、紫苏梗、旋覆花宣肺平喘。使以炙甘草，调和诸药，益脾和中。全方共奏疏肝解郁，柔肝止痛之功。

龙胆泻肝汤

【药物组成】龙胆10g，炒栀子6g，黄芩6g，柴胡12g，生地黄10g，当归6g，郁金10g，桑白皮10g，杏仁6g，枇杷叶6g。

【功能主治】疏肝解郁，清热燥湿，养血滋阴。适用于肝气横逆犯肺型慢性乙型肝炎胁痛。

【用量用法】水煎服，每日1剂，早晚分服。

【出处】章亭，张晓娜，陈扬荣.陈扬荣教授肺肝同调治疗慢性乙型病毒性肝炎胁痛经验[J].福建中医药，2017，48（5）：45-46.

【方解】本方为陈扬荣教授治疗慢性肝气横逆犯肺型乙型肝炎胁痛的经验方。肝气横逆，上冲犯肺，肺气不得肃降，治疗上当平抑上逆之肝气，配合肃肺气以佐金制木，使用龙胆泻肝汤。龙胆泻肝汤源自《医方集解》，具有清脏腑热，清泄肝胆实火的功效，主治肝胆实火上炎证。方中龙胆大苦大寒，既清利肝胆实火，又清利肝经湿热，故为君药。黄芩、炒栀子苦寒泻火，清热燥湿，共为臣药。实火所伤，损伤阴血，用当归、生地黄共行养血滋阴，使邪去而不伤阴血；杏仁、枇杷叶、桑白皮共行宣肺平喘，共为佐药。柴胡、郁金舒畅肝经之气，引诸药归肝经，共为佐使药。全方共奏疏肝解郁，清热燥湿，养血滋阴之功。

泄青丸

【药物组成】当归6g，龙胆6g，川芎6g，炒栀子6g，大黄6g，防风3g，麦冬10g，石斛6g，沙参10g，枇杷叶10g。

【功能主治】清热利湿，泄肝胆火，活血止痛。适用于肝火上炎，肺胃阴伤型慢性乙型肝炎伴胁痛。

【用量用法】水煎服，每日1剂，早晚分服。

【出处】章亭，张晓娜，陈扬荣.陈扬荣教授肺肝同调治疗慢性乙型病毒性肝炎胁痛经验[J].福建中医药，2017，48（05）：45-46.

【方解】本方为陈扬荣教授治疗肝火上炎，肺胃阴伤型慢性乙型肝炎伴胁痛的经验方。治以清金泄木，方用泄青丸。方中龙胆清热利湿，泄肝胆火，为君药。炒栀子、大黄清热泻火，为臣药。佐以川芎、当归补血活血，行气止痛；石斛、沙参、麦冬滋补肝阴；防风解表散寒；枇杷叶宣肺平喘。全方共奏清热利湿，泄肝胆火，活血止痛之功。

9.慢性乙型肝炎伴病毒相关性肾炎

治疗慢性乙型肝炎伴病毒相关性肾炎的经验方

【药物组成】苍术、白术各12g，淮山药20g，薏苡仁、薏苡仁根各30g，鸡骨草30g，大枣15g，麦芽30g，当归15g，党参、丹参各30g，郁金15g，茵陈15g，黄芪30g，藤梨根 30g，猪苓、茯苓各 12g，女贞子 12g，墨旱莲草 20g，生地黄 10g。

【功能主治】荣肝敛阴，燮理气血，固摄尿蛋白。适用于肝肾不足，湿热瘀毒稽留所致慢性乙型肝炎伴病毒相关性肾炎。

【用量用法】水煎服，每日 1 剂，早晚分服。

【出处】须冰.陈以平辨治乙型肝炎病毒相关性肾炎脉案 1 则[J].上海中医药杂志，2008，42（4）：4-5.

【方解】本方为全国老中医药专家学术经验继承工作指导老师陈以平教授治疗慢性乙型肝炎伴病毒相关性肾炎的经验方。慢性乙型肝炎相关的肾小球肾炎其临床表现以肾病综合征、无症状性蛋白尿或单纯血尿为主。慢性乙型肝炎伴病毒相关性肾炎治疗的三个原则如下：其一，在治疗肾病之前，必须先进行抗乙型肝炎病毒的治疗；其二，肝为刚脏，肝体阴而用阳，非柔不克，不宜攻伐太过，此为治疗肝病的重要原则；其三，见肝之病，知肝传脾，故必先实脾。方中茵陈、郁金、藤梨根、鸡骨草清肝泄热，共为君药。当归补血行血，祛瘀通便；丹参活血祛瘀，凉血除烦，养血安神。当归合丹参，增强活血养血之功，共为臣药。佐以女贞子、墨旱莲草、生地黄滋阴养血；黄芪、党参、白术、茯苓、猪苓、苍术、薏苡仁、薏苡仁根、淮山药、大枣、麦芽共行补气健脾祛湿，助脾胃运化；有形之血不速，速当补气，故党参、黄芪必用。全方共奏荣肝敛阴，燮理气血，固摄尿蛋白之功。

补肾祛邪方

【药物组成】知母，黄柏，熟地黄，山茱萸，牡丹皮，山药，茯苓，泽泻，连翘，苦参，白花蛇舌草。（原方无剂量）

【功能主治】补气养阴，清热解毒。适用于乙型肝炎伴病毒相关性肾炎。

【用量用法】水煎服，每日 1 剂，早晚分服。

【出处】高鸣，胡江华.邵朝弟教授治疗乙型肝炎相关性肾炎的经验[J].中西医结合肝病杂志，2006，16（1）：44-45.

【方解】本方为全国师带徒导师邵朝弟教授治疗慢性乙型肝炎伴病毒相关性肾炎的经验方。其病因主要为禀赋不足，正气亏虚，邪毒湿热相合而内伏于肝，肝肾同源肾脉受损而出现肾病诸症，其病机总属本虚标实，本虚主要以肝肾阴虚为主，后可致脾肾阳虚、气阴两虚；标实主要为湿热邪毒壅滞三焦，久则血络不畅成瘀。故在治疗过程中，以补气养阴，清热解毒为基本原则，自拟补肾祛邪方。方中熟地黄滋阴补肾，益精生髓；山茱萸补养肝肾，涩精止带；山药补益脾肾，三药配合，肝肾脾三阴并补，以补肾为主，共为君药。泽泻、茯苓利水渗湿，化泄肾浊；知母、牡丹皮清热凉血，配黄柏泄中下焦之火，在六味地黄丸滋肾阴基础上加强了清利三焦之火，泄三焦湿热的作用，共为臣药。佐以苦参、连翘、白花蛇舌草清热解毒祛邪。现代药理研究证明，苦参具有抗炎、抗乙型肝炎病毒作用和免疫调节作用，白花蛇舌草具有抗菌、消炎、增强机体体液免疫、增强细胞免疫功能及抗氧化作用。诸药合用共奏补气养阴，清热解毒之功。

10.慢性乙型肝炎伴不寐

治疗慢性乙型肝炎伴不寐的经验方（一）

【药物组成】苍术 12g，白术 12g，柴胡 9g，白芍 12g，茯苓 12g，合欢皮 9g，首乌藤 30g，煅磁石 30g，珍珠母 30g。

【功能主治】疏肝解郁，益气健脾，养血安神。适用于肝郁脾虚型慢性乙型肝炎伴不寐。

【用量用法】水煎服，每日 1 剂，早晚分服。

【出处】薛建华，吴香香，杜秀萍，等.陈建杰平肝养血法治疗乙肝不寐经验[J].中医药通报，2018，17（1）：24-26.

【方解】本方为陈建杰教授治疗慢性乙型肝炎伴不寐的经验方。不寐的原因为乙型肝炎病毒为湿热之邪，湿易困脾，肝病传脾，导致脾胃受到损伤，脾失健运，营血不足，心神失养，发生失眠；第二个原因为肝郁化火，上扰心神。因此，健脾化湿是根本措施，以平肝为主，养血安神为辅。方中柴胡疏肝解郁为君药。苍术、白术、茯苓益气健脾化湿，为臣药。佐以白芍滋阴养血，柔肝止痛；合欢皮、首乌藤安神养心解郁；珍珠母、煅磁石镇静养血安神，健脾平肝。全方共奏疏肝解郁，益气健脾，养血安神之功。

治疗慢性乙型肝炎伴不寐的经验方（二）

【药物组成】柴胡 6g，枳壳 9g，制香附 9g，黄芩 15g，栀子 12g，白芍 9g，首乌藤 30g，珍珠母先煎 30g，灵磁石先煎 30g，炒谷芽 30g。

【功能主治】疏肝气，清肝火，安魂神。适用于肝郁火旺，魂神受扰型慢性乙型肝炎不寐。

【用量用法】水煎服，每日 1 剂，早晚分服。

【出处】王维伟，陈建杰.试谈肝性不寐[J].辽宁中医药大学学报，2008，10（2）：25-26.

【方解】本方为陈建杰教授治疗慢性乙型肝炎不寐的经验方。适用于肝郁火旺，魂神受扰，治以治以疏肝气，清肝火，安魂神。方中柴胡、制香附、枳壳、黄芩、栀子疏肝清热；白芍滋阴养血，柔肝止痛；灵磁石、珍珠母、首乌藤镇静安神；炒谷芽消食和中。全方共奏疏肝气，清肝火，安魂神之功。

11.慢性丙型肝炎

四君子汤加减

【药物组成】党参15g，茯苓15g，白术15g，楮实子15g，甘草5g，萆薢10g。
【功能主治】益气健脾，祛湿化浊。适用于慢性丙型肝炎。
【用量用法】水煎服，每日1剂，早晚分服。
【出处】冯崇廉.邓铁涛治疗肝硬化经验[J].中国医药学报，2002，17（11）：692.
【方解】本方为首届国医大师、全国老中医药专家学术经验继承工作指导老师邓铁涛教授治疗慢性丙型肝炎的经验方。方中党参、茯苓、白术、甘草组成四君子汤，起到补气健脾，化湿和胃的功效。党参为君药，甘温益气，健脾养胃。臣以苦温之白术，健脾燥湿，加强益气助运之力。佐以甘淡茯苓，健脾渗湿，苓术相配，则健脾祛湿之功益著；楮实子、萆薢共行疏肝行气散浊。使以甘草，益气和中，调和诸药。全方共奏益气健脾、祛湿化浊之功。

治疗慢性丙型肝炎的经验方

【药物组成】柴胡15g，白芍20g，白术20g，茯苓20g，当归20g，炙甘草15g，陈皮15g，木香20g，荷叶5g，紫苏叶10g，香附15g，枳壳15g，炒麦芽20g。
【功能主治】疏肝解郁，养血柔肝，健脾助运。适用于慢性丙型肝炎。
【用量用法】水煎服，每日1剂，早晚分服。
【出处】郭黎娜，卢秉久.卢秉久教授应用"肝体阴而用阳"理论治疗慢性肝病经验撷菁[J].辽宁中医药大学学报，2009，11（3）：83-84.
【方解】本方为全国老中医药专家学术经验继承工作指导老师卢秉久教授治疗慢性丙型肝炎的经验方。肝为风木之脏，因有相火内寄，体阴而用阳。患者因情志失畅，肝失条达，气血失调，肝体失于柔和，肝气横逆克犯脾土而致肝郁脾虚，故治以疏肝解郁，养血柔肝，健脾助运。方中柴胡、香附、枳壳、紫苏叶、木香、陈皮、炒麦芽疏肝理气，调畅气机；白术、茯苓、炙甘草益气健脾，助脾胃运化，以防肝病传脾；当归、白芍补血养血柔肝，滋补肝阴，防用疏肝之剂劫其阴；荷叶凉血止血。全方共奏疏肝解郁，养血柔肝，益气健脾之功。

12.慢性活动性肝炎

和肝汤

【药物组成】当归12g，白芍9g，白术9g，柴胡9g，茯苓9g，薄荷^{后下}3g，生姜3g，炙甘草 6g，党参 9g，紫苏梗 9g，香附 9g，大枣 4 枚。

【功能主治】疏肝解郁，清肝胆热毒。适用于慢性活动性肝炎

【用量用法】水煎服，每日 1 剂，早晚分服。

【出处】李文泉.方和谦用和肝汤的临床经验[J].中医杂志，1992，33（12）：25-26.

【方解】本方为全国老中医药专家学术经验继承工作指导老师、首都国医名师方和谦教授治疗肝病的经验方。和肝汤以逍遥散为基础，方和谦教授加用党参、香附、紫苏梗、大枣 4 味药，使其和中有补，补而不滞，既保留了逍遥散疏肝解郁，健脾和营之内涵，又加重了培补疏利之特色。方中当归、白芍为君药，补血活血，养血柔肝，肝为刚脏，以阴柔之性涵其本。柴胡、薄荷、紫苏梗、香附，为臣药，疏肝解郁，清肝胆热毒，调达上、中、下三焦之气，四药合用有疏肝解郁，行气宽中之功；党参、白术、茯苓共行健脾益气。生姜温中解毒，大枣、炙甘草健脾和胃，调和药性，共为使药。全方共奏疏肝解郁，清肝胆热毒之功。

清暑益气汤合水牛角地黄汤

【药物组成】西洋参[另炖]3g，水牛角[磨冲]10g，石斛 15g，白茅根 30g，生地黄、牡丹皮、金扁柏各 12g，赤芍、白芍各 9g，黄连 6g，竹叶 20 个，藏红花、甘草各 3g。

【功能主治】益气养阴、凉血泄热。适用于湿热化火，入营动血，气阴两亏所致慢性活动性肝炎。

【用量用法】水煎服，每日 1 剂，早晚分服。

【出处】张海鸥，杨永昇.杨春波主任论治肝炎经验——肝炎之治主在"脾"[J].福建中医药大学学报，2014，24（6）：43-45.

【方解】本方为第三届国医大师、全国老中医药专家学术经验继承工作指导老师杨春波教授治疗慢性活动性肝炎的经验方。适用于湿热化火、入营动血、气阴两伤证，治以益气养阴、凉血泄热，用清暑益气汤合水牛角地黄汤。方中苦咸寒之水牛角，凉血清心解毒，为君药。甘苦寒之生地黄，凉血滋阴生津，一助水牛角清热凉血止血，一恢复已失之阴血，为臣药。白芍柔肝止痛；赤芍、牡丹皮、藏红花清热凉血，活血散瘀；黄连清热燥湿，泻火解毒；竹叶清热除烦；金扁柏、白茅根止血解毒；西洋参、石斛益气生津，养阴清热，均为佐药。甘草益胃和中，调和诸药为使药。诸药合用共奏益胃生津，清热解毒，凉血化瘀之功。药理研究表明水牛角地黄汤具有抑制炎症细胞因子，减轻脂质过氧化和减少血栓形成等作用。

治疗慢性活动性肝炎的经验方（一）

【药物组成】蒲公英、滑石、茯苓、猪苓各 30g，炒栀子、茵陈、柴胡、延胡索、厚朴、白术各 15g，白芍 20g，枳壳 12g，川楝子 9g。

【功能主治】清热解毒，利湿退黄，疏肝理气。适用于肝胆湿热型慢性活动性肝炎。

【用量用法】每日1剂，三煎之药液分8次温服，1日服4~5次。

【出处】王永兵.王希知老中医辨治肝炎的经验[J].四川中医，1993，11（11）：10-11.

【方解】本方为重庆市名老中医王希知治疗肝炎的经验方。本方适用于肝胆湿热，治以清热利湿。方中茵陈清热利湿退黄，为君药。炒栀子泻火除烦，导湿热从小便去，为臣药。佐以柴胡疏肝解郁；白芍养血柔肝，临床研究表明，白芍总苷具有缓解免疫性肝损伤，减轻患者的症状，调节免疫，阻止肝纤维化进程的作用；白术、茯苓、猪苓、滑石共行健脾利湿；厚朴、枳壳理气散结；川楝子、延胡索活血行气止痛；蒲公英清热解毒。全方共奏清热解毒，利湿退黄，疏肝理气之功。

治疗慢性活动性肝炎的经验方（二）

【药物组成】北沙参、白芍、太子参各20g，当归、生地黄、五味子、甘草、川楝子各10g，枸杞子、大枣皮、淮山药、石斛各15g。

【功能主治】清热滋阴，补益肝肾，补气养血。适用于肝肾阴亏型慢性活动性肝炎。

【用量用法】每日1剂，三煎之药液分8次温服，1日服4~5次。

【出处】王永兵.王希知老中医辨治肝炎的经验[J].四川中医，1993，11（11）：10-11.

【方解】本方为重庆市名老中医王希知治疗慢性活动性肝炎的经验方。适用于肝肾阴亏的慢性活动性肝炎，治以滋补肝肾。方中生地黄清热凉血，滋阴生津，为君药。沙参、枸杞子、石斛滋阴生津，《名医别录》说石斛主益精，补内绝不足，平胃气，长肌肉；当归、白芍养血柔肝，共为臣药。佐以太子参、甘草、大枣皮、淮山药补脾益气；川楝子疏肝泄热；五味子收敛固涩，益气生津，补肾宁心。全方共奏清热滋阴，补益肝肾，补气养血之功。

清肝解毒汤

【药物组成】柴胡20g，黄芩15g，炒白术12g，炒白芍12g，茵陈20g，苦参10g，田基黄20g，生地黄10g，栀子10g，茯苓30g，黄芪20g，生甘草8g。

【功能主治】疏肝解郁，清热解毒，利湿退黄，健脾益气。适用于肝郁气滞，湿热瘀毒互结，肝郁脾虚型慢性活动性肝炎。

【用量用法】水煎服，每日1剂，早晚分服。

【出处】徐迪华.清肝解毒汤[J].江苏中医药，2012，44（1）：17.

【方解】本方为江苏省名老中医徐迪华教授治疗肝炎的经验方。适用于病机为肝郁气滞，湿热瘀毒互结，肝郁脾虚的慢性活动性肝炎，治以疏肝利胆、健脾和中、清热解毒。方由小柴胡汤、茵陈汤、四逆散等组成。方中柴胡疏肝解郁，茵陈清热利湿退黄，共为君药。栀子清热解毒，利湿退黄；生地黄清热凉血，养阴生津；黄芪补气升阳，共为臣药。佐以黄芩、田基黄、苦参清热解毒；炒白芍柔肝止痛；炒白术、茯苓共行益气健脾燥湿。甘草调和药性为使药。全方共奏疏肝解郁，清热解毒，利湿退黄，健脾益气之功。

13.脂肪性肝炎

降脂理肝汤（一）

【药物组成】丹参10g，郁金10g，泽泻10g，决明子30g，莱菔子30g，海藻30g，荷叶10g，生山楂30g，垂盆草30g，六月雪30g，败酱草30g，紫花地丁30g，大青叶30g，黄芩15g，连翘20g，合欢皮15g，八月札15g。

【功能主治】活血祛瘀，化浊降脂，清利湿热，疏肝利胆。适用于脂肪性肝炎，胆囊炎。

【用量用法】水煎服，每日1剂，早晚分服。

【出处】周晴，杨悦娅，张云鹏.张云鹏解毒为先治疗肝病的临证思辨特点[J].辽宁中医杂志，2010，37（7）：1216-1218.

【方解】本方为上海市名老中医张云鹏教授治疗脂肪性肝炎的经验方。适用于脂肪肝炎症反应期，由内毒损伤肝络所形成，病机为痰瘀互结，肝胆湿热，故从毒论治，以清热解毒大法治之，佐以痰瘀并治。方中泽泻化浊降脂，丹参活血化瘀，二药合用，共为君药。海藻化痰软坚，利水清热；决明子清肝化浊通便，含有蛋白质、蒽醌苷等成分，可降低总胆固醇、甘油三酯和低密度脂蛋白，具有良好的调脂作用，助君药调脂，为臣药。佐以郁金活血化瘀，通络止痛，助丹参活血化瘀，消除胁痛；大青叶、连翘共行清热解毒散结；六月雪、垂盆草共行解毒降酶；黄芩清热利湿；败酱草、紫花地丁共行清热解毒，祛瘀止痛；合欢皮、八月札共行解郁。荷叶升清降浊；生山楂、莱菔子共行消食除胀，用以为使药。诸药合用共奏活血祛瘀，化浊降脂，清利湿热，疏肝利胆之功。

降脂理肝汤（二）

【药物组成】泽泻、决明子、连翘、虎杖、莱菔子各30g，郁金、杜仲、巴戟天各20g，丹参、莪术各15g，荷叶、水蛭各10g，三七粉^{分2次冲服}2g，生大黄^{后下}12g。

【功能主治】化痰降脂，活血散瘀。适用于脂肪肝。

【用量用法】水煎服，每日1剂，早晚分服。

【出处】周琴花，花根才.张云鹏治疗脂肪肝经验举要[J].中医函授通讯，1997（5）：11-12.

【方解】本方为上海市名老中医张云鹏教授治疗脂肪性肝炎的经验方。适用于辨证为痰瘀互结，肝肾不足型脂肪肝。使用祛瘀化痰，疏肝益肾之法。方中泽泻化浊降脂，丹参活血化瘀，二药合用，为君药。决明子清肝化浊通便，其提取物显著降低四氯化碳所致小鼠血清 AST 及 ALT 含量的升高并升高超氧化物歧化酶（SOD）的活性，降低丙二醛（MDA）含量，减轻对肝细胞的病理性损害，对四氯化碳所致的小鼠急性肝损伤具有一定的保护作用；其乙醇提取物对 D-氨基半乳糖所致大鼠急性肝损伤具有保护作用，可抑制 D-氨基半乳糖所致急性肝损伤大鼠血清中 ALT、AST 质量浓度的升高，亦可提高大鼠血清及肝线粒体中超氧化物歧化酶（SOD）、谷胱甘肽过氧化物酶（GSH-PX）活性，降低大鼠血清及肝线粒体中的丙二醛（MDA）含量，提示决明子乙醇提取物可清除体内自由基，起到保护细胞膜结构与功能的作用；助君药降脂，为臣药。佐以郁金、三七、莪术、水蛭共行活血化瘀，通络止痛，助丹参活血化瘀，消除胁痛，其中水蛭含水蛭素、肝素、抗血栓素等，有明显的降血脂、降血黏度、改善微循环作用；杜仲、巴戟天共行补肝肾，强筋骨，增强人体免疫能力；连翘、虎杖、生大黄共行清热解毒。荷叶升清降浊降脂，莱菔子消食除胀，用以为使药。诸药合用化痰降脂，活血散瘀。

若痰瘀互结，肝经有热，肾气不足者，张云鹏考虑到该类型患者肝功能异常，正处于肝细胞受损活动期，故急以治标为主，拟清肝降酶，化痰活血，兼以益肾扶正。方中可加莪术、郁金、水蛭、延胡索行活血化瘀，通络止痛，助丹参活血化瘀，消除胁痛；杜仲、桑寄生共行温补肝肾，增强免疫力；垂盆草、虎杖、小蓟草、黄芩、大黄共行清热解毒；大腹皮行水消肿；莱菔子消食除胀。

若痰热内蕴，肝郁气滞，痰瘀阻滞肝络者，治以化痰祛湿，清热解毒，疏肝解郁，活血通络，使用降脂理肝汤。方中可加龙胆清肝化浊通便，助君药降脂，为臣药。白花蛇舌草、虎杖、青黛清热解毒；三七、郁金、莪术活血化瘀，助化浊降脂。海藻化痰散结。诸药合用共奏活血祛瘀，化浊降脂，清热解毒之功。研究表明，降脂理肝汤调节高脂饮食诱导的非酒精性脂肪肝病大鼠脂代谢，减轻肝组织的病理损伤，以及调整肠道菌群，改善高脂饮食诱导的非酒精性脂肪肝病。

14.重症肝炎

治疗重症肝炎的经验方（一）

【药物组成】茵陈 60g，炒栀子 18g，大黄 15g，青黛^{包煎} 12g，紫草 30g，金钱草 30g，海金沙^{包煎} 20g，赤芍 80g，牡丹皮 10g，白茅根 30g，豆蔻 10g，甘草 6g。

【功能主治】清热利湿，凉血解毒，通腑逐邪。适用于肝胆湿热，蕴毒内陷营血型重症肝炎。

【用量用法】水煎服，每日 1 剂，早晚分服。

【出处】戴琦，陈智军，陈崑山.陈崑山治疗重症肝炎的经验[J].时珍国医国药，2012，23（12）：3140-3141.

【方解】本方为全国老中医药专家学术经验继承工作指导老师陈崑山教授治疗重症

肝炎的经验方。辨证为肝胆湿热，蕴毒内陷营血，治以清热利湿，凉血解毒，通腑逐邪。方中茵陈清热利湿退黄，为治黄疸要药，为君药。炒栀子泻火利湿，导湿热从小便去，为臣药。佐以金钱草、海金沙共行清热利湿，利胆退黄；大黄泄下通便，导湿热从二便去，其泄下作用可减弱或阻断胆红素的肠肝循环；牡丹皮、赤芍、白茅根共行活血凉血，散瘀止痛；青黛、紫草共行清热解毒；豆蔻行气化湿。甘草健脾和中，调和药性，为使药。全方共奏清热利湿，解毒退黄，活血凉血，散瘀止痛之功。

治疗重症肝炎的经验方（二）

【**药物组成**】槲寄生，山茱萸，枸杞子，女贞子，百合，麦冬，沙参，当归，白芍，鸡血藤，三七，生黄芪，天麻，生姜，菟丝子，沙苑子，肉苁蓉。（原方无剂量）

【**功能主治**】补肝理气，清热利湿，活血化瘀。适用于慢性重型肝炎。

【**用量用法**】水煎服，每日1剂，早晚分服。

【**出处**】俞唐唐，贾建伟.钱英教授治疗慢性重型肝炎之学术思想浅探[J].中国中医药现代远程教育，2010，8（7）：8-9.

【**方解**】本方为首届全国名中医、全国老中医药专家学术经验继承工作指导老师钱英教授慢性重型肝炎的经验方。其病因病机主要为肝胆热毒或湿毒壅盛，毒瘀胶着，损伤肝体肝用，导致脾肾气阴或阴阳两伤。因此，体用同调，善用补肝阴、肝血、肝气、肝阳的药物。方中槲寄生、山茱萸、女贞子、枸杞子、麦冬、百合、沙参共行滋补肝肾之阴；当归、白芍、三七、鸡血藤共行补血行血，同时三七又化生新血，有止血不留血，化血不伤正的特点，《医学衷中参西录》云三七之性，既善化血又善止血；生黄芪补气升阳，益卫固表，利水消肿；菟丝子、沙苑子、肉苁蓉、生姜共行温肾而暖肝阳，又不伤肝体；天麻息风止痉，平抑肝阳，祛风通络。全方共奏补肝理气，清热利湿，活血化瘀之功。

治疗重症肝炎的经验方（三）

【**药物组成**】茵陈50g，炒栀子12g，大黄15g，芒硝10g，金钱草30g，海金沙^{包煎}30g，半边莲30g，牡丹皮12g，赤芍30g，白茅根30g，丹参30g，白蔻仁10g，郁金10g，石菖蒲8g。

【**功能主治**】精热燥湿，利胆退黄，解毒散结。适用于肝胆湿热型重症肝炎。

【**用量用法**】水煎服，每日1剂，早晚分服。

【**出处**】戴琦，陈智军，陈崑山.陈崑山治疗重症肝炎的经验[J].时珍国医国药，2012，23（12）：3140-3141.

【**方解**】本方为全国老中医药专家学术经验继承工作指导老师陈崑山教授治疗重症肝炎的经验方。本病属中医瘟黄或急黄的范畴，病因病机多为外感湿邪，化热化毒，侵扰肝胆脾胃所致，治以解毒退黄。本方适用于辨证为肝胆湿热化毒，治以清热化湿、凉血活血、通利二便。方中茵陈清热利湿退黄，为治黄疸要药，为君药。炒栀子泻火利湿，导湿热从小便去，为臣药。佐以郁金、金钱草、海金沙、半边莲共行清热利湿，利胆退黄，其中海金沙中含有的对羟基肉桂酸可增加大白鼠胆汁量，具有明显的利胆作用；大黄、芒硝共行泄下通便，导湿热从二便去；牡丹皮、赤芍、丹参、白茅根共行清热凉血，散瘀止痛；白蔻仁行气化湿；石菖蒲化湿豁痰。全方共奏清热燥湿，利胆退黄，解毒散结之功。

15.重症肝炎黄疸

治疗重症肝炎黄疸的经验方（一）

【药物组成】生黄芪、薏苡仁、赤芍各30g，升麻、葛根各15g，佩兰12g，杏仁、生大黄_{后下}、桃仁各10g，茵陈80g，炒栀子6g，丹参20g。

【功能主治】清热利湿，清肝退黄，活血化瘀。适用于慢性重型肝炎黄疸。

【用量用法】水煎服，每日1剂，早晚分服。

【出处】李秀惠，杨华升.钱英"截断逆挽法"治疗慢性重型肝炎的经验[J].中西医结合肝病杂志，2006，16（6）：362-365.

【方解】本方为首届全国名中医、全国老中医药专家学术经验继承工作指导老师钱英教授治疗慢性重型肝炎黄疸的经验方。慢性重型肝炎黄疸的病因病机关键在瘀、毒二字，所以治疗法则重在解毒，贵在化瘀。方中茵陈清热利湿退黄，为治黄疸要药，为君药。炒栀子泻火利湿，导湿热从小便去，为臣药。佐以生黄芪、葛根、升麻共行益气升阳；薏苡仁、杏仁、佩兰共行化湿和胃，助脾胃运化，达到治肝当先实脾的效果，令血充肝体得补，气足肝用得益；桃仁、丹参、生大黄、赤芍共行活血化瘀止痛；杏仁清肺热，止咳化痰散结。全方共奏清热利湿，清肝退黄，活血化瘀之功。

治疗重症肝炎黄疸的经验方（二）

【药物组成】茵陈80g，炒栀子6g，生地黄、熟地黄各3g，牡丹皮、丹参、赤芍、白芍、苦参各15g，郁金、茺蔚子各12g，水红花子10g，猪苓30g，半边莲20g。

【功能主治】清热解毒，利湿退黄，活血化瘀。适用于慢性重型肝炎黄疸。

【用量用法】水煎服，每日1剂，早晚分服。

【出处】李秀惠，杨华升.钱英"截断逆挽法"治疗慢性重型肝炎的经验[J].中西医结合肝病杂志，2006，16（6）：362-365.

【方解】本方为首届全国名中医、全国老中医药专家学术经验继承工作指导老师钱英教授治疗慢性重型肝炎黄疸的经验方。截断逆挽法是把截断法和逆流挽舟法融合，针对慢性重型肝炎本虚标实的病机特点制定的法则。截断法强调早期治疗，使用攻邪药迅速祛除致病因素。逆流挽舟法始于汉代张仲景，指将里邪导出于外，从里出表之法。截断法强调早期清利疏肝，中期调肝理肝，后期养肝柔肝，但以祛邪为首要，逆流挽舟法强调早用补用法以扶正。方中茵陈清热利湿退黄，为治黄疸要药，为君药。炒栀子泻火利湿，导湿热从小便去，为臣药。佐以牡丹皮、丹参、赤芍、苦参、水红花子共行活血化瘀，通络止痛；半边莲、苦参共行清热利湿，生地黄、熟地黄共行滋阴补血；猪苓利水祛湿；郁金、白芍疏肝解郁，清热散结；茺蔚子活血调经，清肝明目。全方共奏清热解毒，利湿退黄，活血化瘀之功。

治疗重症肝炎黄疸的经验方（三）

【药物组成】茵陈50g，炒栀子15g，大黄10g，青黛10g，紫草30g，生地黄20g，牡丹皮10g，丹参30g，白茅根30g，黄芩12g，白花蛇舌草30g，杭菊花10g，薄荷^{后下}6g，甘草6g。

【功能主治】清热解毒，清营凉血，利胆退黄。适用于肝胆湿热，热重于湿，化毒入营血型重症肝炎。

【用量用法】水煎服，每日1剂，早晚分服。

【出处】戴琦，陈智军，陈崑山.陈崑山治疗重症肝炎的经验[J].时珍国医国药，2012，23（12）：3140-3141.

【方解】本方为全国老中医药专家学术经验继承工作指导老师陈崑山教授治疗重症肝炎黄疸的经验方。适用于肝胆湿热，热重于湿，化毒入营血证，治以清热解毒，清营凉血，利胆退黄。方中茵陈清热利湿退黄，为治黄疸要药，为君药。炒栀子泻火利湿，导湿热从小便去，为臣药。佐以黄芩、大黄共行清热燥湿，泄下通便，导湿热从二便去，其中大黄具有类肾上腺糖皮质激素样作用，可以减轻肝细胞和毛细胆管壁细胞水肿，疏通肝内毛细胆管，促进胆汁分泌和排泄；牡丹皮、丹参、白茅根共行活血凉血，散瘀止痛；青黛、紫草、白花蛇舌草、杭菊花、薄荷共行清热解毒；生地黄清热凉血，养阴生津。甘草健脾和中，调和药性，为使药。全方共奏清热利湿，解毒退黄，活血凉血之功。

16.自身免疫性肝炎

柴胡疏肝散

【药物组成】柴胡10g，白芍9g，炒白术10g，香附6g，郁金6g，陈皮9g，枳壳6g，川芎10g，茯苓10g，山药10g，砂仁^{后下}6g，泽泻10g，炙甘草10g。

【功能主治】疏肝行气、活血止痛，益气健脾。适用于肝郁脾虚型自身免疫性肝炎。

【用量用法】水煎服，每日1剂，早晚分服。

【出处】任会远，朱叶珊.王国三经验治疗自身免疫性肝炎验案2则[J].光明中医，2016，31（21）：3194-3195.

【方解】本方为全国老中医药专家学术经验继承工作指导老师王国三教授治疗自身免疫性肝炎的经验方。适用于肝郁脾虚证，用柴胡疏肝散。方中柴胡功善疏肝解郁，用以为君药。香附理气疏肝而止痛，川芎活血行气以止痛，二药相合，助柴胡以解肝经之郁滞，并增行气活血止痛之效；郁金能够清除血中过剩抗原，防止免疫复合物的形成，共为臣药。陈皮、枳壳、郁金共行理气行滞；白芍、炙甘草共行养血柔肝，缓急止痛；炒白术、茯苓、泽泻、山药、砂仁共行健脾燥湿，均为佐药。甘草调和诸药，为使药。诸药相合，共奏疏肝行气，活血止痛，益气健脾之功。

茵陈五苓散

【药物组成】茵陈15g，茯苓9g，白术9g，党参9g，泽泻9g，猪苓9g，石菖蒲12g，藿香9g，豆蔻9g，丹参10g，柴胡9g，白芍9g。

【功能主治】疏肝泄热，利湿退黄，活血化瘀，健脾益气。适用于湿重于热型自身免疫性肝炎。

【用量用法】水煎服，每日1剂，早晚分服。

【出处】任会远，朱叶珊.王国三经验治疗自身免疫性肝炎验案2则[J].光明中医，2016，31（21）：3194-3195.

【方解】本方为全国老中医药专家学术经验继承工作指导老师王国三教授治疗自身免疫性肝炎的经验方。适用于黄疸之湿重于热证，用茵陈五苓散治疗。茵陈五苓散出自《金匮要略》，有温阳化气，利湿行水的功效。方中茵陈清热利湿，利胆退黄，为君药。泽泻泻火利湿，导湿热从小便去，为臣药。佐以柴胡疏肝解郁，白芍养血柔肝；白术、茯苓、猪苓之淡渗，共行增强其利水渗湿之力；石菖蒲、藿香、豆蔻共行化湿行气止呕，丹参活血化瘀；党参健脾益气，含有多糖和多种氨基酸，调节胃肠蠕动，提高人体免疫功能。全方共奏疏肝泄热，利湿退黄，活血化瘀，健脾益气之功。

柴胡疏肝散

【药物组成】柴胡10g，白芍20g，白术20g，茯苓20g，陈皮15g，桂枝20g，泽泻20g，香附15g，佛手15g，生地黄20g，川楝子15g，酸枣仁30g，五味子30g，炙甘草30g，鸡内金20g。

【功能主治】疏肝行气、活血止痛。适用于肝郁气滞脾虚型自身免疫性肝炎。

【用量用法】水煎服，每日1剂，早晚分服。

【出处】李方仁，卢秉久.卢秉久临床应用柴胡疏肝散验案举隅[J].湖南中医杂志，

【方解】本方为全国老中医药专家学术经验继承指导老师卢秉久教授治疗自身免疫性肝炎的经验方。适用于肝郁气滞脾虚证，治以疏肝理气，健脾祛湿，方用柴胡疏肝散。方中柴胡功善疏肝解郁，用以为君药。香附理气疏肝而止痛，川楝子活血行气以止痛，二药相合，助柴胡以解肝经之郁滞，并增行气活血止痛之效，共为臣药。陈皮、白芍、佛手共行疏肝理气，柔肝止痛；白术、茯苓、泽泻、桂枝共行健脾温阳祛湿；酸枣仁、五味子、生地黄共行补肝血，敛肝阴，安神；鸡内金消食助运，均为佐药。炙甘草调和诸药，为使药。诸药相合，共奏疏肝行气、活血止痛之功。

柴胡疏肝散和茵陈汤

【药物组成】柴胡9g，炒枳壳30g，炒白芍45g，炙甘草9g，川楝子12g，酒延胡索10g，茵陈45g，青蒿30g，制大黄6g，郁金12g，虎杖18g，石见穿30g，土茯苓30g，白英10g，赤芍75g，桃仁^{打碎}10g，水蛭15g，炒白术30g，枸杞子45g。

【功能主治】疏肝行气，清热利湿，利胆退黄，活血止痛。适用于肝气郁滞型自身免疫性肝炎。

【用量用法】水煎服，每日1剂，早晚分服。

【出处】叶春华，黄静，范永升.范永升教授诊治自身免疫性肝炎心得[J].中华中医药杂志，2013，28（6）：1749-1751.

【方解】本方为范永升治疗自身免疫性肝炎的经验方。本病病机为肝气郁结，脾胃失运，导致湿热内蕴，气滞血瘀，热毒伤阴，故以疏利肝经湿热，活血祛瘀解毒为治疗重点。方中柴胡功善疏肝解郁，用以为君药。茵陈清热利湿退黄，为臣药。郁金、川楝子疏肝解郁；炒白芍养血柔肝，缓急止痛；青蒿、虎杖、土茯苓共行清热燥湿，利胆退黄；炒枳壳理气散结；炒白术益气健脾燥湿；酒延胡索、赤芍、桃仁共行活血行气，散瘀止痛；石见穿、制大黄、白英共行活血化瘀，清热利湿，散结消肿；水蛭破血逐瘀；枸杞子滋补肝阴，均为佐药。炙甘草调和药性为使药。诸药相合，共奏疏肝行气、清热利湿、利胆退黄、活血止痛之功。

治疗自身免疫性肝炎的经验方（一）

【药物组成】醋柴胡，醋郁金，党参，黄芪，茯苓，白芍，甘草。（原方无剂量）

【功能主治】疏肝解郁，养血柔肝，健脾祛湿。适用于自身免疫性肝炎。

【用量用法】水煎服，每日1剂，早晚分服。

【出处】赵长普，党中勤，谢莉，袁帅强.党中勤教授治疗自身免疫性肝炎临床经验[J].光明中医，2017，32（24）：3531-3533.

【方解】本方为河南省名中医党中勤教授治疗自身免疫性肝炎的经验方。该病由于先天禀赋不足，加之七情内伤导致肝郁气滞，肝木横逆克脾土致肝郁脾虚，进而导致血行不畅，脉络瘀阻，肝脏功能失调，发生本病，其基本病机为肝郁脾虚，涉及肝、脾、肾，故采用肝脾同治的原则。方中醋柴胡、醋郁金疏肝解郁，共为君药。黄芪、党参、茯苓共行益气健脾祛湿，共为臣药。白芍养血柔肝为佐药。甘草健脾和中，调和药性为使药。诸药合用共奏疏肝解郁，养血柔肝，健脾祛湿之功。

治疗自身免疫性肝炎的经验方（二）

【药物组成】醋柴胡15g，醋郁金12g，白芍15g，茯苓25g，猪苓18g，薏苡仁30g，甘草12g，黄芪25g，党参18g，垂盆草25g，炒栀子10g，莪术15g。

【功能主治】疏肝解郁，益气健脾，利水渗湿，化瘀散结。适用于肝郁脾虚兼血瘀型自身免疫性肝炎。

【用量用法】水煎服，每日1剂，早晚分服。

【出处】赵长普，党中勤，谢莉，袁帅强.党中勤教授治疗自身免疫性肝炎临床经验[J].光明中医，2017，32（24）：3531-3533.

【方解】本方为河南省名中医党中勤教授治疗自身免疫性肝炎的经验方。方中醋柴胡功善疏肝解郁，用以为君药。黄芪、党参共行益气健脾，为臣药。佐以茯苓、猪苓、薏苡仁共行益气健脾，利水渗湿，茯苓含有茯苓醇，可促进实验动物肝脏胶原蛋白降解，使肝内纤维组织重吸收，具有增强机体的免疫功能和抗肝硬化的作用；白芍柔肝止痛；醋郁金、炒栀子、垂盆草共行清热利湿退黄；莪术破血行气，化瘀散结，均为佐药。甘草健脾和中，调和药性，为使药。全方共奏疏肝解郁，益气健脾，利水渗湿，化瘀散结之功。

自身免疫性肝炎合并肝硬化肝囊肿经验方

【药物组成】茵陈30g，郁金30g，丹参30g，川芎15g，黄芪30g，太子参30g，白术30g，北沙参30g，全瓜蒌30g，枳实20g，大腹皮20g，葛根30g，地龙15g，僵蚕15g，钩藤10g，酸枣仁40g，首乌藤30g，远志15g，莲子心15g，甘草8g，三七粉^{分2次冲服}3g。

【功能主治】疏肝和胃，活血化瘀，滋阴宁心。适用于肝郁脾虚，自身免疫性肝炎合并肝硬化肝囊肿。

【用量用法】水煎服，每日1剂，早晚分服。

【出处】王艳，陈誩，刘汶.危北海治疗自身免疫性肝炎合并肝硬化肝囊肿1例[J].辽宁中医杂志，2007，34（8）：1151-1152.

【方解】本方为全国老中医药专家学术经验继承工作指导老师危北海教授治疗自身免疫性肝炎合并肝硬化肝囊肿的经验方。本病病因为脏腑不足，脾气虚弱，为肝所乘，则见胁痛不舒，情志不畅；脾失健运，水谷精微化生不足，则见乏力，便溏，胃脘胀满；

肝郁化火，火盛伤阴则可见口燥咽干，虚烦不寐。病性为本虚标实，其本虚为脾气虚，标实为气滞、血瘀、湿阻，治疗上应结合患者病情标本兼治。治以疏肝和胃，活血化瘀，滋阴宁心。方中黄芪、白术、太子参、北沙参共为君药，补气养阴，健脾和胃。茵陈清利湿热，郁金、川芎、丹参、三七共行疏肝解郁、活血化瘀，共为臣药。全瓜蒌、大腹皮、枳实共行清肺化痰，利气宽中，散结止痛；葛根升发清阳；僵蚕、地龙、钩藤共行息风止痉，祛风通络；远志、酸枣仁、首乌藤、莲子心共行宁心安神，共为佐药。甘草健脾和中，调和诸药为使药。全方共奏疏肝和胃，活血化瘀，滋阴宁心之功。

17.淤胆型肝炎

疏肝胆安汤（一）

【药物组成】茵陈30g，炒栀子30g，板蓝根30g，白茅根30g，车前子15g，泽泻15g，鸡内金30g，生大黄^{后下}3g，干姜3g。

【功能主治】清热解毒，利湿退黄。适用于淤胆型肝炎黄疸初期。

【用量用法】以上诸药用凉水1000mL，先用武火煎沸，改为文火煎30min，即可取药汁600mL。每日1剂，2～3次/天，饭后20min温服，口服200mL/次。

【出处】曹志娟.张老加减疏肝胆安汤治疗淤胆型肝炎疗效观察[J].中医药临床杂志，2014，26（11）：1135-1136.

【方解】本方为全国老中医药专家学术经验继承工作指导老师张武教授治疗淤胆型肝炎黄疸初期的经验方。黄疸初期，病在气分，多为湿热并重，治以清热利湿，解毒退黄。方中茵陈为君药，苦泄下降，善清热利湿，为治黄疸要药。臣以炒栀子清热降火，通利三焦，助茵陈引湿热从小便而去。佐以生大黄泄热逐瘀，通利大便，导湿热从大便去，药理研究表明大黄可促进胆囊的收缩，松弛胆总管括约肌，有较强的利胆作用；板蓝根清热解毒；白茅根凉血止血；车前子清热利湿；泽泻利水渗湿；鸡内金健脾消食；干姜反佐，温中散寒，防苦寒伤脾阳之气。全方共奏清热解毒，利湿退黄之功。

疏肝胆安汤（二）

【药物组成】炒柴胡10g，黄芩10g，蒲公英30g，茵陈30g，丹参30g，郁金12g，延胡索12g，川楝子10g，鸡内金30g，木香16g，枳壳10g，生大黄^{后下}6g，黄柏10g，党参10g。

【功能主治】疏肝解郁，清热解毒，利湿退黄，活血行气。适用于淤胆型肝炎黄疸期。

【用量用法】以上诸药用凉水1000mL，先用武火煎沸，改为文火煎30min，即可取药汁600mL。每日1剂，2～3次/天，饭后20min温服，口服200mL/次。

【出处】曹志娟.张老加减疏肝胆安汤治疗淤胆型肝炎疗效观察[J].中医药临床杂志，2014，26（11）：1135-1136.

【方解】本方为全国老中医药专家学术经验继承工作指导老师张武教授治疗瘀胆型肝炎黄疸期的经验方。黄疸期病机以肝胆湿热、肝脾不和为主，治以疏肝利胆、健脾、凉血活血为主。方中茵陈为君药，苦泄下降，善清热利湿，为治黄疸要药。臣以黄芩、生大黄共行泄热逐瘀；佐以炒柴胡疏肝解郁；木香、枳壳共行理气散结，增强疏肝理气之功；丹参、郁金共行活血化瘀；延胡索活血行气；川楝子疏肝泄热；鸡内金健脾消食；蒲公英清热解毒；黄柏清热燥湿；党参补气健脾，生津养血。全方共奏疏肝解郁，清热解毒，利湿退黄，活血行气之功。

18.黄疸型肝炎

茵陈汤

【药物组成】茵陈，焦栀子，大黄，赤茯苓，泽泻，猪苓，薏苡仁，陈皮，枳壳，神曲。（原方无剂量）

【功能主治】清热利湿，利胆退黄，理气散结，健脾益气。适用于急性黄疸型肝炎。

【用量用法】水煎服，每日1剂，早晚分服。

【出处】周玉麟.谢昌仁老中医辨治肝炎经验[J].中西医结合肝病杂志，2010，20（4）：237-238.

【方解】本方为全国老中医药专家学术经验继承工作指导老师谢昌仁教授治疗急性黄疸型肝炎的经验方。方中茵陈为君药，苦泄下降，善清热利湿，为治黄疸要药。臣以焦栀子清热降火，通利三焦，助茵陈引湿热从小便而去。佐以大黄、泽泻共行泄热逐瘀，通利大便，导瘀热从大便而下；猪苓、赤茯苓、薏苡仁共行利水渗湿，其中猪苓淡渗，主气升降，故开腠理，利小便，与茯苓同功；陈皮、枳壳共行理气散结，神曲健脾消食。全方共奏清热利湿，利胆退黄，理气散结，健脾益气之功。

19.EB病毒感染性肝炎

治疗EB病毒感染性肝炎的经验方

【药物组成】茵陈15g，熟大黄3g，白术15g，青皮、陈皮各9g，甘草3g，郁金15g，炒栀子9g，薏苡仁30g，板蓝根15g，羚羊粉[冲服]1g，砂仁[后下]6g。

【功能主治】疏肝解郁，理气散结，清热解毒，利湿退黄。适用于湿热型EB病毒感染性肝炎。

【用量用法】水煎服,每日1剂,早晚分服。

【出处】殷晓轩,王伟芹.尹常健治疗非病毒性肝损害验案举隅[J].中医药管理杂志,2008,16(1):68-69.

【方解】本方为全国老中医药专家学术经验继承工作指导老师、山东省名中医尹常健教授治疗EB病毒感染性肝炎的经验方。方中郁金、青皮、陈皮疏肝解郁,理气散结;茵陈、熟大黄、炒栀子、板蓝根共行清热解毒,利湿退黄;白术、薏苡仁、砂仁共行健脾利湿;羚羊粉清热平肝,凉血解毒;甘草健脾和中,清热解毒,调和药性。全方共奏疏肝解郁,理气散结,清热解毒,利湿退黄之功。现代药理研究显示青皮、陈皮可改善肝细胞周围的酸碱环境,减轻肝细胞内酶的渗出,可用于转氨酶升高患者;大黄不仅促进胆囊的收缩,且松弛胆总管括约肌,有较强的利胆作用,可用于黄疸患者。

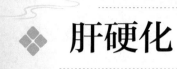

肝硬化

1.各证型肝硬化

一贯煎（一）

【药物组成】北沙参、赤芍、白芍、郁金、牡蛎^{先煎}、丹参、生麦芽、炙鳖甲各12g，麦冬、一枝蒿、生山楂、内金各9g，鸡茵陈、香附各10g，冬虫夏草2g。

【功能主治】滋补肝肾，化瘀利湿，软坚散结。适用于肝肾阴虚，湿瘀互结型肝硬化。

【用量用法】水煎服，每日1剂，早晚分服。

【出处】张志刚,张冰,金洪元.金洪元教授运用一贯煎加减治疗肝硬化经验[J].新疆中医药，2007，4（1）：48-49.

【方解】本方为首届全国名中医、全国老中医药专家学术经验继承工作指导老师金洪元教授治疗肝硬化的经验方。方中北沙参、麦冬共行滋养肺胃，养阴生津，意在佐金平木，扶土制木，共为君药。茵陈、香附、郁金共行疏肝理气，清热利湿退黄，白芍养血柔肝止痛，共为臣药。佐以炙鳖甲、丹参、赤芍、鸡内金、牡蛎、一枝蒿共行活血化瘀，软坚散结；冬虫夏草补肾益肺，止血化痰；生麦芽、生山楂共行健脾消食。全方共奏滋补肝肾，化瘀利湿，软坚散结之功。

一贯煎（二）

【药物组成】北沙参3g，麦冬12g，细生地黄3g，当归2g，首乌藤30g，川楝子12g，鸡血藤30g，丹参3g，柴胡12g，郁金12g，姜黄12g，薄荷^{后下}3g。

【功能主治】疏肝解郁，滋补肝肾，清热凉血，活血行气。适用于肝肾阴虚，气滞血瘀所致肝硬化、慢性肝炎。

【用量用法】水煎服，每日1剂，早晚分服。

【出处】杨宗善.学习介绍方药中老中医自拟的经验方六首[J].陕西中医，1981，2（2）：17-19.

【方解】本方为全国老中医药专家学术经验继承工作指导老师方药中教授治疗肝硬

化、慢性肝炎的经验方。一贯煎出自《柳州医话》，具有滋阴疏肝之功效，主治肝肾阴虚，肝气郁滞证。方中细生地黄滋阴养血、补益肝肾，为君药。地黄的效应成分如麦角甾苷和吉奥诺苷 B1 与肝细胞结合，从而对肝细胞起到保护作用，内寓滋水涵木之意。当归养血滋阴柔肝；北沙参、麦冬共行滋养肺胃，养阴生津，意在佐金平木，扶土制木，共为臣药。佐以川楝子、柴胡、郁金共行疏肝泄热，理气止痛，复其条达之性。该药性虽苦寒，但与大量甘寒滋阴养血药相配伍，则无苦燥伤阴之弊；丹参、鸡血藤、姜黄共行活血行气，化瘀止痛；首乌藤养心安神，祛风通络；薄荷疏散风热，疏肝行气。全方共奏疏肝解郁，滋补肝肾，清热凉血，活血行气之功。

附丹鸡黄精汤

【药物组成】黄精 30g，当归 2g，细生地黄 3g，首乌藤 30g，苍术、白术各 12g，甘草 6g，柴胡 10g，姜黄 10g，薄荷^{后下} 3g。

【功能主治】疏肝理气，健脾燥湿，活血化瘀，养阴生津。适用于肝肾阴虚型肝硬化，慢性肝炎。

【用量用法】水煎服，每日 1 剂，早晚分服。

【出处】杨宗善.学习介绍方药中老中医自拟的经验方六首[J].陕西中医，1981，2（2）：17-19.

【方解】本方为全国老中医药专家学术经验继承工作指导老师方药中教授在滋养肝阴之黄精丹的基础上加细生地黄、首乌藤，以滋补肝肾，体现了虚则补其母的治法。方中细生地黄清热凉血，养阴生津，为君药。苍术、白术益气健脾燥湿，为臣药。佐以柴胡、薄荷疏肝理气；当归养血柔肝；姜黄活血化瘀；首乌藤养心安神，祛风通络。甘草健脾和中，调和药性，为使药。全方共奏疏肝理气，健脾燥湿，活血化瘀，养阴生津之功。

和肝汤

【药物组成】党参 10g，茯苓 10g，炒白术 10g，陈皮 10g，甘草 6g，焦神曲 6g，水红花子 10g，莱菔子 6g，木香 6g，佩兰 6g，郁金 6g，炒谷芽 15g，大枣 4 枚，砂仁^{后下} 5g，枳壳 5g。

【功能主治】疏肝解郁，健脾祛湿，行气散滞，活血化瘀。适用于肝硬化。

【用量用法】水煎服，每日 1 剂，早晚分服。

【出处】孙维娜.方和谦和解法治疗肝纤维化的经验[J].北京中医，2004，23（3）：143-145.

【方解】本方为首届国医大师、全国老中医药专家学术经验继承工作指导老师方和谦教授治疗肝硬化的经验方。和肝汤显著抑制肝损伤小鼠血清 ALT 活性的升高，较明显地减轻和改善肝细胞的形态学变化，对小鼠免疫性肝损伤有一定的防治作用。方中党参、炒白术、茯苓、甘草共行健脾补气，取四君子汤之意；木香、陈皮、郁金、枳壳共行疏肝理气；炒谷芽、佩兰、莱菔子、砂仁、焦神曲共行开胃健脾化湿；水红花子消破积，健脾利湿，主治胁腹痞块、肝硬化。纵观全方，共奏甘温益气，疏肝解郁，健脾祛湿，行气散滞，活血化瘀之效。

柴胡活络汤

【药物组成】柴胡10g，黄芩10g，茵陈30g，凤尾草30g，土茯苓20g，拳参15g，当归15g，白芍20g，泽兰15g，土鳖虫10g，茜草15g，煅牡蛎^{先煎}30g，炙甘草10g。

【功能主治】疏肝解郁，清利肝胆，清热解毒。适用于湿热久羁、瘀血阻络型肝硬化。

【用量用法】水煎服，每日1剂，早晚分服。

【出处】闫军堂，王雪茜，刘晓倩，等.王庆国教授治疗肝硬化的证治经验[J].现代中医临床，2017，24（2）：36-39.

【方解】本方为首届全国名中医、全国老中医药专家学术经验继承工作指导老师王庆国教授治疗肝硬化的经验方。方中柴胡、黄芩相伍，共行疏肝解郁，清利肝胆，去陈莝，通六腑；茵陈、土茯苓、拳参共行清利湿热，利胆退黄；凤尾草凉血清热，解毒祛邪；当归、白芍共行养血活血，柔肝护肝；土鳖虫、泽兰、茜草、煅牡蛎共行活血通络，软坚散结。炙甘草调和药性，为使药。诸药合用，共奏其效。

柴胡鳖甲汤

【药物组成】北沙参10g，麦冬10g，玉竹15g，牡丹皮10g，白芍15g，生地黄15g，生牡蛎^{先煎}30g，炙鳖甲^{先煎}15g，土鳖虫10g，茜草15g，柴胡6g，炙甘草10g。

【功能主治】滋补肝肾，凉血化瘀。适用于肝肾阴亏、瘀热内阻型肝硬化。

【用量用法】水煎服，每日1剂，早晚分服。

【出处】闫军堂，王雪茜，刘晓倩，等.王庆国教授治疗肝硬化的证治经验[J].现代中医临床，2017，24（2）：36-39.

【方解】本方为首届全国名中医、全国老中医药专家学术经验继承工作指导老师王庆国教授治疗肝硬化的经验方。方中北沙参、麦冬、玉竹、生地黄、白芍共行养肝阴，补肝血；炙鳖甲、生牡蛎可软坚散结，活血消癥；牡丹皮、白芍、土鳖虫、茜草共行凉血活血，通络消积；因为肝肾阴虚明显，柴胡用量应不高于6g，防其疏泄太过而劫伤肝阴。炙甘草调和药性。本方滋阴清热，软坚消痞，方中重用养阴药物，甘寒咸寒之品相伍，养阴清热并举，凉血活血而无伤正之弊，养阴清热与活血通络药相互配合，半补半攻，缓缓图治，可获良效。

疏肝消积丸

【药物组成】醋柴胡 15g，茵陈 40g，板蓝根 30g，当归 20g，丹参 30g，莪术 15g，蜜党参 20g，炒白术 15g，蜜黄芪 40g，茯苓 20g，沉香 10g。

【功能主治】疏肝理气，活血化瘀，通络散结，益气健脾。适用于肝硬化。

【用量用法】水煎服，每日 1 剂，早晚分服。

【出处】周信有.疏肝消积丸[J].吉林中医药，1991，11（3）：34.

【方解】本方为第三届国医大师、全国老中医药专家学术经验继承工作指导老师周信有教授治疗肝硬化的经验方。方中醋柴胡疏肝理气为君药。茵陈清热利湿为臣药。佐以当归、丹参、莪术共行活血化瘀，通络散结；党参、炒白术、茯苓、蜜黄芪共行益气健脾，行水消肿；沉香行气止痛；板蓝根清热解毒，消肿散结。全方共奏疏肝理气，活血化瘀，通络散结，益气健脾之功。

消积 1 号方

【药物组成】虎杖 20g，茵陈 20g，板蓝根 20g，党参 20g，麸炒白术 20g，黄芪 20g，赤芍 20g，丹参 20g，莪术 20g，延胡索 20g，醋鳖甲[先煎]30g，枳实 20g，炙甘草 6g。

【功能主治】清热解毒，健脾益气，活血祛瘀，消坚破积。适用于肝郁血瘀型肝硬化。

【用量用法】水煎服，每日 1 剂，早晚分服。

【出处】李琼，滕龙，李永勤，周信有.周信有辨治病毒性肝硬化经验[J].中医杂志，2018，59（8）：643-645.

【方解】本方为第三届国医大师、全国老中医药专家学术经验继承工作指导老师周信有教授治疗肝硬化的经验方。方中虎杖、茵陈、板蓝根清热解毒以祛邪；党参、麸炒白术、黄芪共行健脾益气，扶正培本。据现代药理研究，党参、麸炒白术扩张毛细血管，增加组织灌注量，改善微循环，促进肝细胞修复，调节蛋白比例，即能较好地升高白蛋白，纠正白蛋白/球蛋白比例倒置，而且有抗凝血和利尿作用，有利于腹水消退。黄芪与党参、白术均为扶正益气常用之品，临床常相伍为用，其效益显。赤芍、丹参、莪术、延胡索、醋鳖甲、枳实共行活血祛瘀，消坚破积，理气散结。炙甘草调和药性。全方共奏清热解毒，健脾益气，活血祛瘀，消坚破积之功。

化浊解毒清肠方

【药物组成】黄芩 12g，酒大黄 9g，柴胡 12g，枳实 15g，厚朴 12g，白术 15g，当归 12g，白芍 15g，郁金 15g，醋鳖甲[先煎]15g。

【功能主治】调肝脾，顾气血，化浊解毒、通腑清肠。适用于肝硬化。

【用量用法】保留灌肠，每日 1 次。

【出处】刘思雨，苏春芝，李佃贵，等."化浊解毒清肠方"保留灌肠治疗肝硬化合并肠道功能失调 42 例临床研究[J].江苏中医药，2020，52（3）：20-22.

【方解】本方为第三届国医大师、全国老中医药专家学术经验继承工作指导老师李佃贵教授治疗肝硬化的经验方。方中柴胡疏肝理气，调畅气机，黄芩苦寒，善清少阳相火，一散一清，共解少阳之邪；酒大黄泄热通便，荡涤肠胃；厚朴、枳实共行行气散结，消痞除满，并助大黄推荡积滞以加速浊毒之排泄；郁金疏肝理气，解郁止痛；醋鳖甲软肝散结；白术健脾益气，祛湿化浊，可达健脾而不滞邪，化浊而不伤阴之功；当归、白芍共行柔肝养血，入肝补益肝体，养血合营，补益肝阴。诸药配伍，肝脾同调，兼顾气血，共奏化浊解毒、通腑清肠之功。

清肝方

【药物组成】茵陈 15g，黄连 9g，田基黄 15g，红景天 15g，栀子 12g，龙胆 9g，厚朴 9g，枳实 9g，当归 15g，川芎 9g，鳖甲^{先煎}15g，甘草 6g。

【功能主治】清利湿热，软肝散结，滋养肝阴。适用于肝硬化。

【用量用法】水煎服，每日 1 剂，早晚分服。

【出处】贾苏杰，穆琳琳，郭立芳，等.国医大师李佃贵自拟清肝方治疗肝硬化撷要[J].江苏中医药，2020，52（1）：19-21.

【方解】本方为第三届国医大师、全国老中医药专家学术经验继承工作指导老师李佃贵教授治疗肝硬化的经验方。方中茵陈归肝、胆、脾、胃经，苦寒下降，善于清利肝胆、脾胃湿热；黄连归心、脾、胃、肝、胆、大肠经，性苦、寒，可清热燥湿、泻火解毒，善于清中焦脾胃湿热；栀子清热、利湿、解毒；龙胆归肝、胆经，可清热燥湿、泄肝胆火。四药合用，清肝利胆，使湿热邪气从小便而出。田基黄归肝、胆经，具有清热解毒、利湿退黄、活血消肿之效。红景天，本经上品，祛邪恶气，补诸不足，可扶正保肝。枳实破气消积、化痰散痞，厚朴燥湿消痰、下气除满，二药合用可除脾胃气滞痞满，以防肝病伤及脾胃。当归长于补血，为补血之佳品；川芎活血行气，为"血中气药"，与当归合用可养肝荣血。鳖甲味咸，有软肝散结、滋养肝阴之功效。甘草调和诸药。纵观全方既保肝扶正，又可祛邪外出，攻补兼施。

软肝煎

【药物组成】太子参 30g，白术 15g，茯苓 15g，甘草 6g，菟丝子 12g，楮实子 12g，土鳖虫^{研末}3g，鳖甲^{先煎}30g，丹参 18g，萆薢 10g。

【功能主治】健脾益气，化湿和胃。适用于肝硬化。

【用量用法】水煎服，每日 1 剂，早晚分服。

【出处】陈卓群，刘凤斌.从邓铁涛软肝煎谈肝硬化中医药治疗[J].中国中医药信息杂志，2018，25（3）：119-120.

【方解】本方为首届国医大师、全国老中医药专家学术经验继承工作指导老师邓铁涛教授治疗肝硬化的经验方。方中太子参、茯苓、白术、甘草为四君子汤，具有健脾益气，化湿和胃的功效，为君药。菟丝子、楮实子补肾养肝，为臣药。土鳖虫、鳖甲共起活血、消癥、散瘀的作用；丹参活血，凉血，养血；萆薢除湿化浊，共为佐药。诸药合用脾肾兼顾，攻补兼施，使气、血、水、湿孰虚孰实各得处分，肝、脾、肾各顺其性。

治疗肝硬化药对

【药物组成】柴胡 6g，郁金 10g 为对；茯苓 12g，炒白术 10g 为对；当归、炒白芍各 10g 为对；炙甘草、陈皮各 6g 为对；生黄芪 30g，党参 12g 为对；石见穿 15g，糯稻根 30g 为对。

【功能主治】补脾益胃，助脾胃清阳之气上升。适用于早期肝硬化。

【用量用法】水送服，一日 3 次，早中晚分服。

【出处】邱志济，朱建平，马璇卿.朱良春治疗肝硬化对药特色[J].辽宁中医杂志，2000，27（11）：492-493.

【方解】本方为全国老中医药专家学术经验继承工作指导老师朱良春治疗肝硬化常用药对。柴胡、郁金为对，其中柴胡疏肝理气，清肝胆火，升举脾胃清气，郁金理气降逆，解郁化滞，治胁肋胀痛；茯苓、炒白术为对，二药共起健脾化湿润燥的功效，四药共为君药。当归、炒白芍为对，共行养血活血，柔肝止痛，为臣药。陈皮、炙甘草为对，陈皮理气降逆，且解补药之壅，甘草补脾和中，清热解毒，调和药性；石见穿、糯稻根为对，其中石见穿可以纠正白蛋白/球蛋白比例倒置，糯稻根滋阴益胃生津，可以退虚热，止盗汗，调和脏腑阴阳；党参、生黄芪为对，二药甘温，具有补脾益胃，助脾胃清阳之气上升的功效。

逍遥散

【药物组成】柴胡，当归，白芍，生地黄，车前子^{包煎}，泽泻，甘草，香附，郁金，佛手，大腹皮。（原方无剂量）

【功能主治】疏肝解郁，清热利湿，消水除胀。适用于肝郁湿阻型肝硬化。

【用量用法】水煎服，每日 1 剂，早晚分服。

【出处】周军丽.李振华教授治疗肝硬化经验点滴[J].光明中医，2009，24（9）：1654.

【方解】本方为首届国医大师，全国老中医药专家学术经验继承工作指导老师李振华教授治疗肝硬化的经验方。逍遥散出自《太平惠民和剂局方》。肝郁湿阻型为肝硬化早期，病机为肝郁乘脾，脾失健运，水湿停滞，湿阻气机。治以疏肝理气，健脾祛湿，用逍遥散治疗。方中柴胡疏肝解郁，使肝气得以调达，为君药。当归甘辛苦温，养血和血；白芍酸苦微寒，养血敛阴，柔肝缓急，共为臣药，使运化有权，气血有源。甘草益气补中，缓肝之急；佛手、香附、郁金共行疏肝理气；生地黄清热生津；泽泻、车前子清肝胆湿热；大腹皮理气行水，治疗肝硬化腹水，共为佐药。全方共奏疏肝解郁，清热利湿，消水除胀之功。研究表明，逍遥散对肝郁脾虚型肝病的干预作用的药理机制与改善细胞膜通透性，促进肝细胞再生、合成蛋白及加快肝细胞修复有关，从药理研究角度佐证了逍遥散对肝郁脾虚型肝硬化的治疗作用。

调气和血汤

【药物组成】党参、茯苓皮、冬瓜皮各30g，当归10g，白芍24g，柴胡、枳壳、厚朴各12g，延胡索9g，通花根15g。

【功能主治】疏肝解郁，行气活血，利水消肿，散瘀止痛。适用于肝郁困脾型肝硬化。

【用量用法】每日1剂，三煎之药液分8次温服，1日服4~5次。

【出处】李秀华.史方奇调气和血法治疗肝硬化[J].四川中医，1993，11（1）：16-17.

【方解】本方为史方奇治疗肝硬化肝郁困脾证的经验方。本型由肝脾失和，肝失疏泄而致脾失健运，气血逆乱，水湿互结，故不可一味攻伐破气，气愈消则痞愈甚，一味消癥破瘀，气愈耗则血愈瘀，一味攻下逐水，正愈伤则水愈停，故治当调气和血，疏肝培脾，攻补兼施，使攻邪不伤正，扶正不留邪。方中柴胡疏肝解郁为君药。白芍、当归共行养血柔肝，为臣药。佐以枳壳、厚朴、延胡索共行理气止痛；党参健脾益气；茯苓皮、冬瓜皮共行利水消肿；通花根清热利水，行气活血。全方补而不腻，攻而不峻，行守相济，丹参活血化瘀。全方共奏疏肝解郁，行气活血，利水消肿，散瘀止痛之功。

胆胰合症方（一）

【药物组成】柴胡10g，枳实10g，白芍10g，炙甘草6g，川芎6g，香附6g，木香6g，丹参10g，豆蔻6g，大黄10g，黄芩10g，黄连6g，延胡索10g，川楝子20g，制乳香、制没药各6g，干姜6g，蒲公英15g，败酱草15g，半夏6g，陈皮6g，生龙骨、生牡蛎各15g。

【功能主治】疏肝理气，活血止痛，清热利湿解毒，软坚散结。适用于肝郁脾虚型肝硬化。

【用量用法】水煎服，每日1剂，早晚分服。

【出处】展文国.裴正学教授治疗肝硬化的经验[J].甘肃医药，2012，31（1）：57-59.

【方解】本方为裴正学治疗肝硬化肝郁脾虚型的经验方。肝硬化是由肝气郁结乘脾，脾失健运，水湿内停所致，治以疏肝健脾，益气和中。方中柴胡、枳实、白芍、炙甘草组成四逆散，透邪解郁，疏肝理脾，四逆散对各种条件诱导的肝损伤、脂肪肝、肝纤维化等均具有治疗作用；川芎活血行气，香附理气止痛；大黄、黄芩、黄连为泻心汤，泻火燥湿；丹参、木香、豆蔻为小丹参饮，行气止痛；延胡索、川楝子、制乳香、制没药活血化瘀，行气止痛；蒲公英、败酱草共行清热解毒，消痈散结；半夏、陈皮共行燥湿化痰；干姜温中散寒；生龙骨、生牡蛎软坚散结，镇静安神。全方共奏疏肝理气，活血止痛，清热利湿解毒，软坚散结之功。

胆胰合症方（二）

【药物组成】柴胡10g，枳实10g，白芍10g，甘草6g，川芎6g，香附6g，丹参30g，木香10g，豆蔻6g，大黄10g，黄芩10g，黄连6g，干姜6g，延胡索10g，川楝子20g，制乳香、制没药各12g，蒲公英15g，败酱草15g，金银花15g，连翘15g，白花蛇舌草15g，半枝莲15g，茵陈20g，炒栀子10g。

【功能主治】疏肝理气，活血止痛，清热利湿解毒，软坚散结。适用于肝郁气滞，湿阻脾胃型肝硬化。

【用量用法】水煎服，每日1剂，早晚分服。

【出处】展文国.裴正学教授治疗肝硬化的经验[J].甘肃医药，2012，31（1）：57-59.

【方解】本方为全国老中医药专家学术经验继承工作指导老师裴正学教授治疗肝硬化肝郁气滞，湿阻脾胃型的经验方，治以疏肝理气，健脾祛湿。方中柴胡、枳实、白芍、甘草为四逆散，透邪解郁，疏肝理脾；川芎活血行气，香附理气止痛；大黄、黄芩、黄连为泻心汤，泻火燥湿；丹参、木香、豆蔻为小丹参饮，行气止痛；延胡索、川楝子、制乳香、制没药共行活血化瘀，行气止痛；蒲公英、败酱草共行清热解毒，消痈散结；金银花、连翘、白花蛇舌草、半枝莲抑制乙型肝炎病毒复制，减少体内乙型肝炎病毒；茵陈、炒栀子共行清热利胆退黄；干姜温中散寒。全方共奏疏肝理气，活血止痛，清热利湿解毒，软坚散结之功。

真武汤合五苓散

【药物组成】附子，白芍，茯苓，生姜，泽泻，桂枝，猪苓，白术。（原方无剂量）

【功能主治】温阳散寒，补脾肾阳，健脾益气，利水渗湿。适用于脾肾阳虚型肝硬化。

【用量用法】水煎服，每日1剂，早晚分服。

【出处】展文国.裴正学教授治疗肝硬化的经验[J].甘肃医药，2012，31（1）：57-59.

【方解】本方为全国老中医药专家学术经验继承工作指导老师裴正学教授治疗肝硬化脾肾阳虚型的经验方。健脾益肾可提高人体抗乙型肝炎病毒的免疫反应，减轻肝细胞的损害，调节免疫失衡使之趋于正常。本方以附子为君药，辛甘性热，用之温肾助阳，以化气行水，兼暖脾土，以温运水湿。臣以茯苓利水渗湿，使水邪从小便去，白术健脾燥湿，泽泻利水渗湿。佐以猪苓利水渗湿，生姜之温散，既助附子温阳散寒，又合苓、术宣散水湿。白芍亦为佐药，其义有四：一者利小便以行水气，《神农本草经》言其利小便，《名医别录》亦谓之去水气，利膀胱；二者柔肝缓急以止腹痛；三者敛阴舒筋以解筋肉瞤动；四者可防止附子燥热伤阴，以利于久服缓治。桂枝温阳化气以助利水。全方共奏温阳散寒，补脾肾阳，健脾益气，利水渗湿之功。

乙癸同源饮

【药物组成】北沙参，麦冬，玉竹，当归，枸杞子，川楝子，生地黄，何首乌，鳖甲^{先煎}，牡蛎^{先煎}，红花。（原方无剂量）

【功能主治】滋补肝肾，养血柔肝，活血行气，散瘀止痛。适用于肝肾亏虚型肝硬化。

【用量用法】水煎服，每日1剂，早晚分服。

【出处】展文国.裴正学教授治疗肝硬化的经验[J].甘肃医药，2012，31（1）：57-59.

【方解】本方为全国老中医药专家学术经验继承工作指导老师裴正学教授治疗肝硬化肝肾亏虚型的经验方，治以滋补肝肾，养阴散结。方中北沙参、麦冬、生地黄、玉竹、枸杞子补益肝肾之阴精；当归、何首乌共行滋补肝肾治疗；牡蛎、鳖甲共行软坚散结，促进肝脾回缩；川楝子、红花共行活血行气，散瘀止痛。诸药同用，共奏滋补肝肾，养血柔肝，活血行气，散瘀止痛之功。

圈龙汤加强肝汤

【药物组成】北沙参15g，麦冬10g，玉竹10g，石斛10g，白茅根30g，怀牛膝30g，牡丹皮炭15g，棕炭15g，薄荷炭^{包煎}15g，大蓟炭^{包煎}15g，当归10g，白芍10g，黄芪30g，丹参30g，秦皮10g，板蓝根10g。

【功能主治】滋补肝肾，清热利湿。适用于肝肾亏虚，湿热留恋型肝硬化。

【用量用法】水煎服，每日1剂，早晚分服。

【出处】展文国.裴正学教授治疗肝硬化的经验[J].甘肃医药，2012，31（1）：57-59.

【方解】本方为全国老中医药专家学术经验继承工作指导老师裴正学教授治疗肝肾亏虚，湿热留恋型肝硬化的经验方，治以滋补肝肾，清热利湿。方中北沙参、麦冬、玉竹、石斛共行滋阴生津，为君药。牡丹皮炭、棕炭、薄荷炭、大蓟炭、白茅根共行活血化瘀，收敛止血，为臣药。佐以当归、白芍共行养血柔肝；丹参活血凉血，散瘀止痛，用诸活血化瘀药有较好的抗纤维化作用，并改善肝脏的微循环，加快肝功能的恢复；秦皮清热利湿；怀牛膝补肝肾，强筋骨，利尿通淋，引火下行，导湿热从小便去；板蓝根、薄荷炭共行清热解毒；黄芪补气升阳，利水消肿。全方共奏滋阴养血，生津止渴，清热利湿解毒之功。

调气活血方

【药物组成】柴胡、赤芍、白芍、红花、青皮、陈皮、郁金各10g，沉香、三七各5g，丹参15g，当归、鳖甲^{先煎}各12g。

【功能主治】疏肝理气，软坚散结。适用于肝气郁结型肝硬化。

【用量用法】水煎服，每日1剂，早晚分服。

【出处】许建丽.杜建民治疗肝硬化经验琐谈[J].中西医结合肝病杂志，1995，（2）：50-51.

【方解】本方为杜建民治疗肝硬化的经验方。方中柴胡疏肝理气，为君药。白芍柔肝止痛，为臣药。郁金、青皮、陈皮、沉香共行疏肝理气；赤芍、三七、丹参、当归、鳖甲共行活血化瘀，软坚散结，共为佐药。全方共奏疏肝理气，软坚散结之功。

桃红化浊汤

【药物组成】藿香，佩兰叶，茵陈，白茅根，青皮，郁金，薏苡仁，茯苓，炙鳖甲^{先煎}，鸡内金，桃仁，红花。（原方无剂量）

【功能主治】清热利湿，芳香化浊，辛开苦降。适用于湿热瘀阻型肝硬化。

【用量用法】水煎服，每日1剂，早晚分服。

【出处】陈香妮，郝建梅，袁超.杨震名老中医的经验方桃红化浊汤治疗湿热瘀阻型肝纤维化临床效果[J].临床医学研究与实践，2016，1（3）：57-58.

【方解】本方为首届全国名中医、全国老中医药专家学术经验继承工作指导老师杨震教授治疗湿热瘀阻型肝硬化的经验方。肝硬化的病机为湿热邪毒蕴结中焦，损伤脾胃，日久造成肝纤维化。治以清热利湿，芳香化浊，辛开苦降之法，方用桃红化浊汤。方中茵陈清热利湿，为君药。桃仁、红花活血化瘀止痛，为臣药。佐以白茅根清热利湿，凉血解毒；藿香、佩兰叶共行芳香化湿，醒脾开窍利湿；郁金、青皮共行行气散结；薏苡仁、茯苓共行健脾利湿；炙鳖甲、鸡内金共行软坚散结。诸药合用共奏清热利湿，软坚散结，活血化瘀之功。现代药理研究证明桃红化浊汤明显降低患者肝纤维化指标，并缩小脾脏，桃红化浊汤在治疗湿热瘀阻型肝硬化方面有一定优势，表明桃红化浊汤对肝纤维化患者疗效显著，可缓解或逆转肝纤维患者肝硬化进展，同时能够降低肝功能ALT、

AST、总胆红素（TBiL）、GGT 指标，改善患者症状，提高患者生活质量。

桑明合剂合疏肝化瘀汤

【药物组成】醋柴胡、麸炒枳壳、炒青皮、桑叶、菊花各 10g，炒白芍、丹参、香橼、炒鸡内金各 15g，醋郁金 12g，茯苓 20g，砂仁^{后下} 8g，炙甘草 6g。

【功能主治】疏肝健脾，清肝化瘀。适用于肝郁脾虚，瘀热夹湿型肝硬化。

【用量用法】水煎服，每日 1 剂，早晚分服。

【出处】黄欣，王海洋，孙玉英，郝建梅.杨震教授应用清肝化郁法治疗非酒精性脂肪肝 2 则[J].陕西中医，2016，37（1）：119.

【方解】本方为首届全国名中医、全国老中医药专家学术经验继承工作指导老师杨震教授治疗肝硬化的经验方。适用于病机为肝郁脾虚、瘀热夹湿型肝硬化，治以疏肝健脾，清肝化瘀。方中醋柴胡疏肝解郁，为君药。炒白芍敛阴养血，为臣药，柔肝止痛，与柴胡相配，以补养肝血，疏通肝气，可使柴胡升散而无耗伤阴血之弊。佐以茯苓、砂仁、香橼共行健脾燥湿；麸炒枳壳、炒青皮、醋郁金共行理气散结；桑叶、菊花共行清热解毒，清肝胆热；炒鸡内金消食健胃；丹参活血散瘀。炙甘草健脾和中，调和药性，为使药。全方奏疏肝解郁，健脾利湿，理气散结，化痰通络之功。临床证明，桑明合剂是治疗非酒精性脂肪肝的有效方剂，且随着治疗时间的逐渐延长，其保肝、降脂、促进肝脾回缩、治疗脂肪肝的功效越明显。

软肝饮

【药物组成】柴胡，郁金，白芍，赤芍，北沙参，牡蛎^{先煎}，鸡内金，黄精，丹参，炒白术，一枝蒿，泽藓。（原方无剂量）

【功能主治】疏肝运脾，滋养肝肾，软坚化瘀。适用于肝硬化。

【用量用法】水煎服，每日 1 剂，早晚分服。

【出处】胡西百合提，乐永红.金洪元教授中医辨证治疗肝硬化临床体会[J].内蒙古中医药，2013，32（27）：61.

【方解】本方为首届全国名中医、全国老中医药专家学术经验继承工作指导老师金洪元教授治疗肝硬化的经验方，治以疏肝运脾，滋养肝肾，软坚化瘀，佐以解毒利湿。方中柴胡疏肝解郁，为君药。郁金疏肝理气，白芍柔肝止痛，为臣药。佐以北沙参、黄精共行养阴生津；丹参、赤芍、一枝蒿共行活血化瘀；牡蛎、鸡内金、泽藓共行软坚散结；炒白术健脾益气。全方共奏疏肝运脾，滋养肝肾，软坚化瘀之功。

治疗各证型肝硬化的经验方（一）

【药物组成】柴胡10g，黄芩10g，桂枝10g，干姜10g，煅牡蛎(先煎)30g，茵陈30g，凤尾草30g，炙鳖甲(先煎)15g，丹参15g，土鳖虫10g，茜草15g，延胡索10g，当归10g，白芍15g，生黄芪20g，炒白术15g，炙甘草15g。

【功能主治】清肝温脾，清利湿热，活血通络，软坚消积。适用于湿热未清、瘀血阻络、肝热脾寒、寒热互见型肝硬化。

【用量用法】水煎服，每日1剂，早晚分服。

【出处】闫军堂,王雪茜,刘晓倩,等.王庆国教授治疗肝硬化的证治经验[J].现代中医临床，2017，24（2）：36-39.

【方解】本方为首届全国名中医、全国老中医药专家学术经验继承工作指导老师王庆国教授治疗肝硬化的经验方。方中用柴胡、黄芩疏利肝胆、少阳之热；桂枝、干姜温补脾阳；煅牡蛎软坚散结；茵陈、凤尾草共行清利肝胆湿热；丹参、茜草、延胡索、当归、白芍共行活血通络、软肝缩脾；土鳖虫、炙鳖甲共行软坚散结、消散癥积；生黄芪、炒白术、炙甘草共行健脾益气、扶正祛邪。诸药合用，共奏清肝温脾、清利湿热、活血通络、软坚消积之效。

治疗各证型肝硬化的经验方（二）

【药物组成】虎杖、茵陈、板蓝根、半枝莲、仙茅根、仙鹤草、三七、淫羊藿、党参、白术、黄芪、赤芍、丹参、莪术、鳖甲(先煎)、枳实各20g，制附子、砂仁(后下)各9g。

【功能主治】疏肝理气，健脾益气，活血祛瘀，消坚破积，清热解毒。适用于肝郁血瘀型肝硬化。

【用量用法】水煎服，每日1剂，早晚分服。

【出处】吴全学.周信有教授治疗肝炎后肝硬化经验介绍[J].甘肃中医学院学报，2005，22（3）：3-5.

【方解】本方为第三届国医大师、全国老中医药专家学术经验继承工作指导老师周信有教授治疗肝硬化的经验方，治以祛瘀消癥，健脾益气，辅以清解祛邪，疏肝理气。方中党参、白术、黄芪共行健脾益气；制附子、仙茅根、淫羊藿、仙鹤草共行补益脾肾，先天后天并重，扶正培本；血瘀肝硬是本病的症结所在，故方中赤芍、丹参、莪术、三七共行活血祛瘀，消坚破积；鳖甲一味，软坚散结，回缩肝脾；枳实、砂仁共行疏肝理气、消滞除胀；虎杖、茵陈、板蓝根、半枝莲针对乙型肝炎病毒而设，共行清解祛邪，内外合治。全方共奏疏肝理气，健脾益气，活血祛瘀，消坚破积，清热解毒之功。

治疗各证型肝硬化的经验方（三）

【药物组成】柴胡、厚朴、陈皮、白术、鸡内金、麦芽、丹参、鳖甲^{先煎}、山楂各9g，白芍、赤芍、郁金、太子参、茯苓、北沙参、泽泻各12g，香附10g。

【功能主治】疏肝运脾，软坚化瘀。适用于肝肾阴虚，湿瘀互结型肝硬化。

【用量用法】水煎服，每日1剂，早晚分服。

【出处】袁忠.金洪元教授学术思想与临床经验总结及慢性乙型肝炎临床研究[D].北京：北京中医药大学，2012.

【方解】本方为首届全国名中医、全国老中医药专家学术经验继承工作指导老师金洪元教授治疗肝硬化的经验方。方中柴胡疏肝解郁，为君药。郁金、香附共行疏肝理气，白芍柔肝止痛，共为臣药。佐以鳖甲、丹参、赤芍、鸡内金共行活血化瘀，软坚散结；白术、陈皮、厚朴、茯苓、泽泻、太子参共行健脾利湿，行气和胃，麦芽、山楂、鸡内金共行健脾消食，北沙参滋补胃阴。全方共奏疏肝运脾，软坚化瘀之功。

治疗各证型肝硬化的经验方（四）

【药物组成】茵陈10g，郁金、丹参、鳖甲^{先煎}、茜草各12g，牡丹皮、炒栀子、香附、炒白术、鸡内金各9g，白茅根15g，生甘草6g。

【功能主治】疏肝解郁，利湿退黄，软坚散结。适用于湿热困脾，气滞瘀阻型肝硬化。

【用量用法】水煎服，每日1剂，早晚分服。

【出处】周建国.金洪元治疗肝硬化验案举隅[J].新疆中医药，1992，10（3）：40-42.

【方解】本方为首届全国名中医、全国老中医药专家学术经验继承工作指导老师金洪元教授治疗肝硬化的基本方。本方适用于病机为湿热困脾，气滞血瘀型肝硬化。治以清热利湿，理气运脾，活血通络。方中茵陈清热利湿退黄，为君药。炒栀子清热燥湿，导湿热从小便去，为臣药。佐以郁金、香附共行疏肝解郁；丹参具有改善肝功能、降酶、降浊、降低胆红素作用，牡丹皮凉血散瘀；茜草、白茅根共行活血凉血；炒白术健脾燥湿；鸡内金健脾消食；鳖甲滋阴降火，软坚散结。生甘草补脾和中，调和药性为使药。全方共奏疏肝解郁，利湿退黄，软坚散结之功。

治疗各证型肝硬化的经验方（五）

【药物组成】茵陈、郁金各10g，炒白术、川楝子、鸡内金、厚朴各9g，鳖甲^{先煎}、黄精、赤芍各12g，白茅根15g，生甘草6g。

【功能主治】疏肝解郁，利湿退黄，凉血解毒，软坚散结。适用于气滞血瘀，肝肾阴虚型肝硬化。

【用量用法】水煎服，每日1剂，早晚分服。

【出处】周建国.金洪元治疗肝硬化验案举隅[J].新疆中医药，1992（3）：40-42.

【方解】本方为首届全国名中医、全国老中医药专家学术经验继承工作指导老师金洪元教授治疗肝硬化的经验方。适用于病机为气滞血淤，肝肾阴虚型肝硬化，治以健脾化湿，养阴清热，理气活血。方中郁金、川楝子疏肝解郁，为君药。茵陈清热利湿退黄，为臣药。佐以炒白术健脾燥湿，厚朴理气除胀；赤芍活血凉血，散瘀止痛，改善肝脏微循环，使肝细胞缺血缺氧状态改善，抑制肝纤维化，使肝内纤维组织软化，促进肝细胞修复和再生；白茅根凉血解毒；鸡内金健脾消食；鳖甲滋阴降火，软坚散结；黄精补气养阴。生甘草补脾和中，调和药性。全方共奏疏肝解郁，利湿退黄，凉血解毒，软坚散结之功。

治疗各证型肝硬化的经验方（六）

【药物组成】水红花子15g，泽兰15g，白术15g，鸡内金15g，三棱9g，马鞭草15g，当归12g，白芍15g，茵陈15g，鳖甲^{先煎}15g，炒栀子9g，牛膝12g，青皮9g，陈皮9g，防己12g，砂仁^{后下}9g，大枣5枚。

【功能主治】破血消积，软坚散结，清热利湿，利水消肿。适用于瘀血内停型肝硬化。

【用量用法】水煎服，每日1剂，早晚分服。

【出处】孙建光.尹常健治肝病验案四则[J].山东中医杂志，2001（7）：438-439.

【方解】本方为全国老中医药专家学术经验继承工作指导老师、山东省名中医尹常健教授治疗肝硬化的经验方。瘀血内停型肝硬化，治以活血化瘀，软坚散结。方中水红花子可有效降低猪血清诱导的免疫肝纤维化大鼠的肝纤维化血清学指标，具有明显的抗肝纤维化作用；泽兰、马鞭草、三棱共行破血消积，共为君药。白芍、当归共行养血柔肝共为臣药。佐以青皮、陈皮共行理气散结；鳖甲软坚散结；牛膝引血下行；茵陈、炒栀子共行清热利湿，解毒退黄；白术、鸡内金、砂仁共行行气化湿，健脾消积；防己利水消肿。大枣补脾和中，缓和药性为使药。全方共奏破血消积，软坚散结，清热利湿，利水消肿之功。

治疗各证型肝硬化的经验方（七）

【药物组成】北柴胡9g，茵陈20g，丹参20g，莪术12g，党参15g，麸炒白术20g，炙黄芪20g，淫羊藿20g，仙茅根20g，仙鹤草20g，女贞子20g，醋鳖甲^{先煎}30g，五味子15g，大腹皮20g，猪苓20g，茯苓20g，泽泻20g，白茅根20g。水蛭粉^{分2次冲服}5g，三七粉^{分2次冲服}3g。

【功能主治】培补脾肾，祛瘀化癥，利水消肿。适用于虚瘀交错，脾肾两虚，水津不化，水邪潴留型肝硬化。

【用量用法】水煎服，每日1剂，早晚分服。

【出处】李琼，滕龙，李永勤，周信有.周信有辨治病毒性肝硬化经验[J].中医杂志，2018，59（8）：643-645.

【方解】本方为第三届国医大师、全国老中医药专家学术经验继承工作指导老师周信有教授治疗肝硬化的经验方，治以培补脾肾，祛瘀化癥，利水消肿。方中北柴胡顺其肝性，疏肝解郁，调达气机，为君药。党参、麸炒白术、炙黄芪、茯苓共行益气健脾，扶正培本，共为臣药。佐以丹参、莪术、水蛭粉、三七、白茅根共行活血祛瘀，消坚破积；茵陈清热利湿，加醋鳖甲一味，增强软坚散结之功；猪苓、泽泻、大腹皮增强利水祛湿之效；淫羊藿、仙茅根共行补肾助阳；女贞子、五味子滋补肝肾；仙鹤草解毒，补虚。全方共奏培补脾肾，祛瘀化癥，利水消肿之功。

治疗各证型肝硬化的经验方（八）

【药物组成】茯苓，薏苡仁，龙眼肉，鳖甲^{先煎}，龟甲^{先煎}，土鳖虫，桃仁，牛膝，桔梗，大腹皮，陈皮，桑白皮，附子，白芍，白术，柴胡，鸡内金，枸杞子。（原方无剂量）

【功能主治】扶正化湿，滋补肝肾，软坚散结。适用于肝硬化。

【用量用法】水煎服，每日1剂，早晚分服。

【出处】贾苏杰，穆琳琳，郭立芳，等.国医大师李佃贵自拟清肝方治疗肝硬化撷要[J].江苏中医药，2020，52（1）：19-21.

【方解】本方为第三届国医大师、全国老中医药专家学术经验继承工作指导老师李佃贵教授治疗肝硬化的经验方。方中茯苓、薏苡仁、龙眼肉共行补虚扶正，化湿安神；鳖甲、龟甲、土鳖虫共行滋阴祛浊，软坚散结；桃仁、牛膝、桔梗共行化瘀通络，引血下趋；大腹皮、陈皮、桑白皮"以皮治皮"，共行逐水退饮；附子、白芍、白术共行温阳散结，滋肾暖脾；柴胡、鸡内金、枸杞子理气消积，体用兼顾。全方共奏扶正化湿，滋补肝肾，软坚散结之功。

治疗各证型肝硬化的经验方（九）

【药物组成】黄连10g，大黄^{后下}10g，枳实10g，厚朴10g，乌梅15g，生地黄15g，玄参15g，小蓟15g，茜草15g，血余炭10g。

【功能主治】清热燥湿，解毒通腑，滋阴凉血、活血化瘀。适用于肝硬化。

【用量用法】水煎服，每日1剂，早晚分服。

【出处】孙凤霞，田德禄，王融冰.中药治疗肝硬化腹水肠源性内毒素症临床研究[J].四川中医，2006（1）：53-55.

【方解】本方为首届全国名中医、全国老中医药专家学术经验继承工作指导老师田德禄教授治疗肝硬化的经验方。方中大黄、黄连、厚朴、枳实共行清热燥湿，行气消痞，解毒通腑；茜草、血余炭、小蓟活血止血化瘀；生地黄、乌梅清热生津；玄参清热泻火解毒。诸药合用共达清热燥湿、解毒通腑、滋阴凉血、活血化瘀、祛邪而防伤正的目的。

治疗各证型肝硬化的经验方（十）

【药物组成】砂仁^{后下}15g，豆蔻 15g，苍术 20g，石菖蒲 20g，茵陈 30g，藿香 15g，大腹皮 25g，黄连 10g，板蓝根 25g，神曲 15g，芦根 30g，甘草 15g。

【功能主治】清热解毒，利湿退黄，益气健脾。适用于湿热蕴脾型肝硬化。

【用量用法】水煎服，每日1剂，早晚分服。

【出处】孙元莹，姜德友，王远红.著名老中医张琪治疗肝硬化临证举隅[J].中国社区医师，2002（7）：8-10.

【方解】本方为首届国医大师、全国老中医药专家学术经验继承工作指导老师张琪教授治疗肝硬化的经验方。适用于湿热蕴蓄型肝硬化，治以化湿理脾，清热解毒退黄。方中茵陈清热利湿退黄为君药。苍术、黄连、芦根共行清热燥湿，清肝胆湿热，为臣药。佐以砂仁、豆蔻、藿香、神曲、石菖蒲共行助脾胃运化，增强脾胃功，又化湿，其中神曲含酵母菌、酶类、B族维生素等，有促进消化和护肝的作用；板蓝根清热解毒；大腹皮理气行水，可治疗肝硬化腹水。甘草益气健脾，调和药性为使药。全方共奏清热解毒，利湿退黄，益气健脾之功。

治疗各证型肝硬化的经验方（十一）

【药物组成】红参 15g，黄芪 30g，炙鳖甲^{先煎}30g，白芍 20g，茯苓 20g，砂仁 10g，枳实 15g，山茱萸 15g，枸杞子 15g，女贞子 20g，虎杖 20g，黄连 10g，牡丹皮 15g，焦栀子 15g，茵陈 30g，甘草 10g。

【功能主治】活血散结，疏肝健脾。适用于肝郁脾虚，瘀血内阻所致肝硬化。

【用量用法】水煎服，每日1剂，早晚分服。

【出处】孙元莹，姜德友，王远红.著名老中医张琪治疗肝硬化临证举隅[J].中国社区医师，2002（7）：8-10.

【方解】本方为首届国医大师、全国老中医药专家学术经验继承工作指导老师张琪教授治疗肝硬化的经验方。适用于肝郁脾虚，瘀血内阻型肝硬化，治以活血散结，疏肝健脾。方中炙鳖甲软坚散结为君药。白芍养肝活血，柔肝止痛，为臣药。佐用黄连、虎杖、茵陈、焦栀子共行清热燥湿，清肝胆湿热；砂仁、茯苓共行健脾化湿；山茱萸补养肝肾；枸杞子、女贞子共行滋养肝阴；枳实理气散结；牡丹皮活血化瘀；黄芪、红参、甘草共行健脾补气。甘草调和药性。全方共奏活血散结，疏肝健脾之功。

治疗各证型肝硬化的经验方（十二）

【药物组成】炒白术、炒苍术、杜仲、狗脊各9g，炙黄芪、淮山药、芦根、白茅根各12g，黄连3g，炒谷芽30g。

【功能主治】健脾祛湿，补气升阳，清热解毒。适用于脾肾不足，阴虚内热型肝硬化。

【用量用法】水煎服，每日1剂，早晚分服。

【出处】陈逸云，张富永，叶青艳，等.陈建杰教授治疗肝硬化经验[J].中西医结合肝病杂志，2013，23（3）：163-164，177.

【方解】本方为陈建杰教授治疗肝硬化脾肾不足，阴虚内热型肝硬化的经验方。本方适用于肝硬化长期不愈，正气衰弱，脾肾亏虚导致阴虚内热的患者，治以扶正为本，正所谓养正则积自除，予补益脾肾、养阴清热之法。方中炒白术、炒苍术益气健脾祛湿共为君药。炙黄芪补气升阳，为臣药。佐以杜仲、狗脊共行补肝肾，强筋骨；芦根、黄连共行清热解毒；炒谷芽健胃消食；白茅根凉血；淮山药补脾益胃生津。全方共奏健脾祛湿，补气升阳，清热解毒之功。肝硬化时常出现白蛋白与球蛋白比例倒置，为肝脾肾受损的表现，通过健脾胃以充气血生化之源，补肝肾以培精血之本，使白蛋白升高，球蛋白降低，白蛋白与球蛋白比例得到调整。

治疗各证型肝硬化的经验方（十三）

【药物组成】炒党参、炙黄芪、大腹皮、知母各12g，炒白术、制半夏、玄参各9g，陈皮、青皮各6g，黄连3g，丹参15g。

【功能主治】健脾益气，清热燥湿，活血化瘀。适用于肝气不舒，脾虚湿阻，兼有内热型肝硬化。

【用量用法】水煎服，每日1剂，早晚分服。

【出处】陈逸云，张富永，叶青艳，等.陈建杰教授治疗肝硬化经验[J].中西医结合肝病杂志，2013，23（3）：163-164，177.

【方解】本方为陈建杰教授治疗肝硬化的经验方。方中炒党参、炙黄芪益气健脾祛湿，为君药。炒白术益气健脾，为臣药。佐以陈皮、青皮共行理气散结止痛，青皮可使正常大鼠胆汁流量及胆汁内固体含量增加，也可使四氯化碳肝损伤的大鼠胆汁流量增加，对四氯化碳肝损伤的大鼠肝功能有保护作用；黄连清热燥湿，泻火解毒；玄参滋阴降火，清热凉血，解毒散结；丹参活血化瘀止痛；制半夏理气化痰；大腹皮利水消肿；知母滋阴润燥。全方共奏健脾益气，清热燥湿，活血化瘀之功。

治疗各证型肝硬化的经验方（十四）

【药物组成】苍术、瓜蒌皮、知母皮各12g，白术、大腹皮、佛手各9g，陈皮、青皮各 6g，生大黄、合欢皮各 15g，炒谷芽、首乌藤各 30g。

【功能主治】健脾祛湿，清热化痰，活血化瘀，和中消食。适用于气滞痰阻型肝硬化。

【用量用法】水煎服，每日 1 剂，早晚分服。

【出处】陈逸云，张富永，叶青艳，等.陈建杰教授治疗肝硬化经验[J].中西医结合肝病杂志，2013，23（3）：163-164，177.

【方解】本方为陈建杰教授治疗肝硬化的经验方。方中苍术、白术健脾祛湿，为君药。瓜蒌皮清化热痰，利气宽胸，为臣药。佐以大腹皮、佛手、陈皮、青皮共行疏肝理气；生大黄泄下攻积，清热解毒，活血化瘀；肝积之病，耗阴伤阳，肝阴损之偏重，易致肝阳虚亢，扰以心神，故用合欢皮、首乌藤共行养心安神通络；知母皮清热泻火，滋阴润燥；炒谷芽健脾开胃，和中消食。全方共奏健脾祛湿，清热化痰，活血化瘀，和中消食之功。

治疗各证型肝硬化的经验方（十五）

【药物组成】茵陈、白术、苍术、茯苓、蒲公英、延胡索各 12g，炒栀子、制大黄各 6g，车前草、半枝莲、白花蛇舌草各 9g，牡蛎^{先煎}30g。

【功能主治】清热利湿，泄热逐瘀，解毒退黄。适用于热毒郁结型肝硬化黄疸。

【用量用法】水煎服，每日 1 剂，早晚分服。

【出处】陈逸云，张富永，叶青艳，等.陈建杰教授治疗肝硬化经验[J].中西医结合肝病杂志，2013，23（3）：163-164，177.

【方解】本方为陈建杰教授治疗肝硬化的经验方。方中茵陈，为君药，苦泄下降，善清热利湿，为治黄疸要药。臣以炒栀子清热降火，通利三焦，助茵陈引湿热从小便而去。佐以车前草、白花蛇舌草、半枝莲、蒲公英共行清热解毒；制大黄泄热逐瘀，通利二便，导瘀热从二便而下，其中车前草所含大车前苷具有较强的保肝活性；白术、苍术、茯苓共行益气健脾化湿；延胡索活血行气止痛；牡蛎软坚散结。全方共奏清热利湿，泄热逐瘀，解毒退黄之功。

治疗各证型肝硬化的经验方（十六）

【药物组成】北沙参、玉竹各 20g，白芍、乌贼骨、枳实、茵陈、太子参各 15g，橘红、竹茹、栀子各 12g，甘草 6g。

【功能主治】益气养阴，理气散结，清肝和胃，清热利湿。适用于气阴两虚、肝脉瘀阻，兼肝热犯胃型肝硬化。

【用量用法】水煎服，每日 1 剂，早晚分服。

【出处】戈焰，李紫昕.邱健行治疗肝硬化临床经验介绍[J].新中医，2018，50（8）：

232-233.

【方解】本方为首届全国名中医,全国老中医药专家学术经验继承工作指导老师邱健行教授治疗肝硬化的经验方。方中北沙参、玉竹、太子参共行补气养阴,共为君药。白芍滋补肝阴,乌贼骨、枳实、橘红共行理气散结,茵陈、竹茹、栀子共行清热利湿,共为佐药。甘草调和药性。全方共奏益气养阴,理气散结,清肝和胃,清热利湿之功。

2.早期肝硬化

理肝健脾合剂方

【药物组成】醋柴胡,白术,郁金,茵陈,枳实,半边莲,瓜蒌皮,川厚朴,丹参,鸡内金。(原方无剂量)

【功能主治】疏肝健脾,活血化瘀,祛痰散结。适用于肝硬化。

【用量用法】水煎服,每日1剂,早晚分服。

【出处】辜建勋,计洋,吴登.沈忠源理肝健脾法治疗肝硬化的经验[J].湖北中医杂志,2014,36(5):25-26.

【方解】本方为全国老中医药专家学术经验继承工作指导老师沈忠源教授治疗肝硬化的经验方。肝硬化早期病变部位主要在肝脾两脏,治以理肝健脾,解毒祛瘀,调和气血。方中醋柴胡疏肝解郁,为君药。枳实、郁金、川厚朴共行行气散结,助柴胡疏肝;《名医别录》言,茵陈治通身发黄,利小便,除头痛,去伏瘕;半边莲、茵陈共行清热解毒、利湿退黄;丹参活血散瘀;瓜蒌皮消痰散结,理气宽胸;白术益气健脾祛湿,共为臣药。鸡内金健脾消食为佐药。全方共奏疏肝健脾,活血化瘀,祛痰散结之功。

治疗早期肝硬化的经验方(一)

【药物组成】北柴胡10g,茵陈15g,秦艽15g,黄芪30g,太子参15g,白术10g,茯苓15g,黄精15g,当归15g,赤芍15g,丹参15g,女贞子15g,山茱萸15g,枸杞子10g,鳖甲^{先煎}30g,甘草10g。

【功能主治】疏肝解郁,利湿退黄,益气健脾,软坚散结,补气养阴,滋补肝肾。适用于脾胃气虚,湿热内盛型早期肝硬化。

【用量用法】水煎服,每日1剂,早晚分服。

【出处】刘本勇,陈绍瑜,李丹,冯兴华.冯兴华治疗原发性胆汁性肝硬化经验[J].中医杂志,2015,56(6):462-465.

【方解】本方为全国老中医药专家学术经验继承工作指导老师冯兴华教授治疗早期肝硬化的经验方。方中黄芪、当归共行补气养血,柔肝止痛,为君药。太子参、白术、茯苓共行益气健脾祛湿，其中白术具有增加白蛋白，纠正白蛋白与球蛋白比例，并有显著持久的利尿作用，又促进钠的排出。茵陈、秦艽共行清热利湿退黄，共为臣药。佐以北柴胡疏肝解郁；赤芍、丹参共行凉血活血，散瘀止痛；鳖甲软坚散结；黄精补气养阴，健脾益肾；枸杞子、女贞子、山茱萸共行滋补肝肾。甘草健脾和中，调和药性为使药。全方共奏疏肝解郁，利湿退黄，益气健脾，软坚散结，补气养阴，滋补肝肾之功。

治疗早期肝硬化的经验方（二）

【药物组成】北柴胡10g，茵陈15g，炙黄芪30g，麸炒白术10g，当归15g，白芍15g，丹参15g，黄精15g，五味子10g，山茱萸12g，枸杞子10g，女贞子12g，墨旱莲30g，生地黄15g，炒栀子10g，秦艽15g，穿山龙15g，甘草10g。

【功能主治】疏肝解郁，益气健脾，清热解毒，利湿退黄，滋补肝肾，养阴生津。适用于湿热内蕴，气阴两虚所致早期肝硬化。

【用量用法】水煎服，每日1剂，早晚分服。

【出处】刘本勇,陈绍瑜,李丹,冯兴华.冯兴华治疗原发性胆汁性肝硬化经验[J].中医杂志,2015,56（6）：462-465.

【方解】本方为全国老中医药专家学术经验继承工作指导老师冯兴华教授治疗早期肝硬化的经验方。方中茵陈、炒栀子、秦艽共行清热解毒，利湿退黄为君药。其中秦艽水提物可对抗小鼠急性肝损伤模型，保护肝脏组织病理变化，使肝组织中超氧化物歧化酶（SOD）活性恢复、丙二醛（MDA）量明显下降，从而抑制自由基和脂质过氧化物的产生，发挥保肝作用。炙黄芪、麸炒白术共行益气健脾，当归、白芍共行养血柔肝，共为臣药。佐以北柴胡疏肝解郁；丹参活血散瘀；黄精补气养阴，健脾益肾；枸杞子、女贞子、墨旱莲、山茱萸共行滋补肝肾；生地黄清热凉血，养阴生津；穿山龙祛风除湿，舒筋通络，活血止痛；五味子收敛固涩，补肾生津。甘草健脾和中，调和药性为使药。全方共奏疏肝解郁，益气健脾，清热解毒，利湿退黄，滋补肝肾，养阴生津之功。

治疗早期肝硬化的经验方（三）

【药物组成】柴胡15g，丹参20g，郁金20g，陈皮15g，白术20g，茯苓20g，当归20g，赤芍20g，延胡索15g，川楝子15g，半夏15g，厚朴20g，木香15g，海螵蛸30g，牡蛎先煎30g，鸡内金20g，焦麦芽、焦山楂、焦神曲各10g。

【功能主治】疏肝行气，活血化瘀。适用于气机郁滞，瘀血内结型慢性乙型肝炎后早期肝硬化。

【用量用法】水煎服，每日1剂，早晚分服。

【出处】于立群,卢秉久.卢秉久治疗早期肝硬化验案2则[J].湖南中医杂志,2014,30（10）：89-90.

【方解】本方为全国老中医药专家学术经验继承工作指导老师卢秉久教授治疗早期肝硬化的经验方。慢性乙型肝炎病程缠绵，经久不愈导致肝郁脾虚，气机受阻，瘀血水饮内停，故治以行气活血，健脾化湿，并针对症状进行治疗。方中柴胡疏肝行气，丹参活血化瘀止痛，恢复肝藏血之功，共为君药。当归、赤芍活血补血；延胡索、川楝子共行养阴柔肝，活血行气止痛，共为臣药。佐以木香、厚朴、郁金共行行气除胀；半夏、陈皮、白术、茯苓共行健脾益气祛湿；焦山楂、焦麦芽、焦神曲、鸡内金共行健胃消食；海螵蛸、牡蛎共行软坚散结。诸药合用共奏疏肝行气，活血化瘀之功。

治疗早期肝硬化的经验方（四）

【药物组成】柴胡 10g，丹参 20g，郁金 20g，陈皮 15g，大腹皮 20g，当归 20g，川芎 20g，赤芍 20g，姜黄 20g，牛膝 20g，泽泻 15g，山楂 20g，枳椇子 30g，楮实子 30g。

【功能主治】活血化瘀，利水消肿，疏肝行气。适用于水湿内停，瘀血阻络型酒精性脂肪肝后早期肝硬化。

【用量用法】水煎服，每日 1 剂，早晚分服。

【出处】于立群，卢秉久.卢秉久治疗早期肝硬化验案 2 则[J].湖南中医杂志，2014，30（10）：89-90.

【方解】本方为全国老中医药专家学术经验继承工作指导老师卢秉久教授治疗早期肝硬化的经验方。饮酒过度导致的脾胃受损，运化功能失调，气机阻滞，水湿痰饮积聚体内导致酒精性脂肪肝后早期肝硬化，治以解酒醒神，健脾祛湿，行气活血。方中丹参活血化瘀止痛，为君药。枳椇子、楮实子共行软坚散结，醒脾解酒，为臣药。佐以柴胡、郁金、陈皮共行理气散结；大腹皮、泽泻共行行气利水祛湿；现代药理研究证明，山楂具有调血脂作用，明显降低总胆固醇、甘油三酯、低密度脂蛋白水平，升高高密度脂蛋白胆固醇；当归、川芎、姜黄、赤芍、牛膝共行活血行气利水。全方共奏活血化瘀，利水消肿，疏肝行气之功。

3.慢性肝炎肝硬化

柴胡疏肝散

【药物组成】柴胡 12g，陈皮 12g，川芎 12g，枳壳 12g，白芍 30g，炙甘草 10g，香附 15g，三棱 30g，桃仁 12g，西洋参 10g，茯苓 9g，白术 12g。

【功能主治】疏肝解郁，健脾燥湿，行气散瘀。适用于气滞血瘀型慢性乙型肝炎肝硬化。

【用量用法】水煎服，每日 1 剂，早晚分服。

【出处】贾慧玲.王国三应用柴胡疏肝散治疗肝胆病证验案举隅[J].河北中医,2014,36(10):1450-1451.

【方解】本方为全国老中医药专家学术经验继承工作指导老师王国三教授治疗慢性乙型肝炎肝硬化的经验方。柴胡疏肝散出自《景岳全书》,是治疗肝郁气滞症的经典方剂。本方适用于气滞血瘀型慢性乙型肝炎肝硬化,治以行气利水,化瘀止痛。方中柴胡功善疏肝解郁,现代药理研究证实,柴胡有增强免疫、抗炎抗菌、保肝等作用,用以为君药。香附理气疏肝而止痛,川芎活血行气以止痛,二药相合,助柴胡以解肝经之郁滞,并增行气活血止痛之效,共为臣药。枳壳、陈皮理气行滞;白芍养血柔肝,缓急止痛;白术、茯苓健脾燥湿;三棱、桃仁活血行气,散瘀止痛;西洋参补气养阴,清热生津,均为佐药。炙甘草调和诸药,为使药。全方共奏疏肝解郁,健脾燥湿,行气散瘀之功。

解毒软肝方

【药物组成】莪术10g,当归15g,丹参10g,郁金10g,白花蛇舌草30g,败酱草20g,水牛角片^{先煎}15g,马鞭草15g,苦参10g,石见穿30g,陈皮6g,炙鸡内金20g,八月札20g,土鳖虫6g,茯苓15g,茵陈30g,鸡血藤10g。

【功能主治】疏肝健脾扶正,清解疫毒泄浊。适用于疫毒稽留,肝络瘀滞型慢性乙型肝炎后肝硬化。

【用量用法】水煎服,每日1剂,早晚分服。

【出处】周晴,杨悦娅,张云鹏.张云鹏解毒为先治疗肝病的临证思辨特点[J].辽宁中医杂志,2010,37(7):1216-1218.

【方解】本方为全国老中医药专家学术经验继承工作指导老师张云鹏教授治疗疫毒稽留,肝络瘀滞型慢性乙型肝炎后肝硬化的经验方,本方适用于肝硬化的静止期,患者未及时治疗导致疫毒久积,毒邪稽留。方中白花蛇舌草、败酱草共行清热凉血,清热解毒,为君药。莪术、马鞭草、水牛角、石见穿、土鳖虫、丹参、当归、鸡血藤共行祛瘀软坚,消癥化积,通络止痛,具有抗纤维化、抗肿瘤的作用,且活血不伤正,为臣药。陈皮、炙鸡内金、苦参、八月札、茵陈、茯苓共行疏肝健脾,化湿和胃。郁金行气解郁、祛瘀止痛,清除血中过剩抗原,防止免疫复合物形成,共为佐药。全方共奏疏肝健脾扶正,清解疫毒泄浊之功。

肝八味

【药物组成】党参30g,茯苓12g,陈皮9g,白术15g,白芍15g,当归15g,生地黄12g,石斛15g,淫羊藿12g,炙鳖甲^{先煎}10g,生牡蛎^{先煎}30g,八月札15g,仙鹤草20g,车前子^{包煎}30g,虎杖15g,炙鸡内金9g。

【功能主治】健脾益气,补益肝肾,养血柔肝,化瘀软坚,兼以清热。适用于气虚血瘀型慢性乙型肝炎肝硬化。

【用量用法】水煎服，每日1剂，早晚分服。

【出处】张景豪，郑超，周振华，等.王灵台运用肝八味治疗慢性肝病临床经验[J].上海中医药杂志，2017，51（12）：23-25.

【方解】本方为全国老中医药专家学术经验继承工作指导老师王灵台教授治疗慢性乙型肝炎肝硬化的经验方。本方为脾虚运化无力，导致气虚不行血，日久导致血瘀，治疗以从扶正化瘀着手，以补肝脾肾，益气养血为本，治以健脾益气，补益肝肾，养血柔肝，化瘀软坚，兼以清热。方中党参、茯苓、白术共行健脾益气，炙鳖甲、生牡蛎共行软坚散结，共为君药。当归、白芍、石斛、生地黄共行补肝肾，滋阴，益精养血，其中石斛通过升高肝脏中超氧化物歧化酶（SOD）、谷胱甘肽过氧化物酶（GSH-Px）的水平以及影响血清和肝脏中其他物质的量，达到改善动物酒精性肝损伤的作用；淫羊藿温肾助阳；虎杖活血化瘀，清热解毒，共为臣药。佐以陈皮、炙鸡内金、八月札共行调畅气机，消食导滞；车前子清热利湿解毒；仙鹤草收敛止血。诸药合用使补中寓通。诸药相合则气充血旺，阴阳共求，扶正祛邪。

龙柴方

【药物组成】柴胡，黄芪，甘草，龙葵，郁金，白花蛇舌草，丹参，厚朴，茯苓，薏苡仁。（原方无剂量）

【功能主治】清热解毒，健脾化湿，疏肝解郁，活血化瘀。适用于肝郁脾虚，瘀毒内蕴，湿热未清型慢性乙型肝炎肝硬化。

【用量用法】水煎服，每日1剂，早晚分服。

【出处】华忠，李燚光，薛博瑜.金实辨治慢性乙型肝炎肝纤维化经验[J].山东中医杂志，2011，30（4）：267-268.

【方解】本方为全国老中医药专家学术经验继承工作指导老师金实教授治疗慢性乙型肝炎肝硬化的经验方。方中龙葵、白花蛇舌草清热解毒，柴胡疏肝解郁，三者均为治疗肝病之要药，共为君药。丹参、郁金共行活血化瘀，行气解郁，为臣药，现代药理研究表明，丹参具有扩张血管，改善微循环，增加肝脏血流量，降低血液黏稠度的作用，还可以抑制肝纤维组织的增生，促进已形成的胶原纤维降解，配伍君药共奏疏肝解郁，凉血化瘀之功。佐以黄芪、甘草益气健脾，厚朴行气燥湿，茯苓、薏苡仁利水渗湿。诸药合用共奏清热解毒，健脾化湿，疏肝解郁，活血化瘀之功。

治疗慢性肝炎肝硬化的经验方

【药物组成】醋鳖甲^{先煎}40g，白芍40g，当归25g，郁金15g，红参15g（或党参50g），牡丹皮15g，青蒿20g，生地黄30g，丹参20g。

【功能主治】滋阴潜阳，散结消瘕。适用于慢性肝炎、肝硬化。
【用量用法】水煎服，每日1剂，早晚分服。
【出处】王颖航.慢性肝炎效方四首——张琪肝炎治验[J].中国社区医师，2007（14）：34+33.
【方解】本方为首届国医大师张琪教授治疗肝硬化、慢性肝炎的经验方。方中醋鳖甲为君药，具有滋阴潜阳，散结消瘕的功效，主治胸胁积聚胀痛。青蒿清虚热，红参大补元气，增强脾胃功能；当归、白芍共行养血柔肝，补养肝体；郁金、丹参、牡丹皮共行活血散瘀，其中郁金提高胆囊平滑肌静息张力，使其收缩性增强，与醋鳖甲、当归、白芍合用则补而不滞，消而勿伤，能够有效治疗瘕积；生地黄清热生津。全方共奏滋阴潜阳，散结消瘕之功。

4.肝硬化活动期

解毒软肝方

【药物组成】莪术10g，当归15g，水红花子30g，马鞭草30g，赤芍10g，郁金10g，白花蛇舌草30g，苦参30g。
【功能主治】调畅阳明，扶正祛邪，清热解毒，活血化瘀。适用于肝硬化活动期。
【用量用法】水煎服，每日1剂，早晚分服。
【出处】周晴，杨悦娅，张云鹏.张云鹏解毒为先治疗肝病的临证思辨特点[J].辽宁中医杂志，2010，37（7）：1216-1218.
【方解】本方为全国老中医药专家学术经验继承工作指导老师张云鹏教授治疗肝硬化活动期的经验方。肝硬化活动期阳明腑气不通，导致邪无出路，疫毒深伏体内，日久化为湿热，因此在治疗上强调阳明腑气通畅，给邪以出路。方中莪术行气破血，消积止痛，有效地抑制肝纤维化的进展，减轻肝纤维化程度，为君药。当归活血补血，小剂量使用具有明显的抗纤维化作用，为臣药。佐以马鞭草、水红花子散血消癥，消积止痛；赤芍、郁金共行清热活血，散瘀止痛；白花蛇舌草清热解毒，利尿消肿；苦参清热解毒，抗乙型肝炎病毒。全方共奏调畅阳明，扶正祛邪，清热解毒，活血化瘀之功。

5.原发性胆汁性肝硬化

猪苓汤

【药物组成】猪苓、茯苓、泽泻、墨旱莲草各15g，阿胶^{烊化}、王不留行各10g，滑石粉、车前草、益母草、决明子各30g。
【功能主治】清热健脾，利湿退黄，润肠通便，利尿通淋。适用于肝肾阴虚，水热互结，瘀血阻络所致原发性胆汁性肝硬化。

【用量用法】水煎服，每日1剂，早晚分服。

【出处】刘颖，董振华.董振华教授治疗原发性胆汁性肝硬化的经验[J].中国临床医生杂志，2015，43（1）：85-86.

【方解】本方为全国老中医药专家学术经验继承工作指导老师董振华教授治疗原发性胆汁性肝硬化的经验方。治以滋补肝肾，利水清热，活血通络，使用猪苓汤。猪苓汤出自《伤寒论》，具有利水，养阴，清热之功效，主治水热互结证。方中以猪苓为君药，归肾、膀胱经，专以淡渗利水。泽泻、茯苓之甘淡，益猪苓利水渗湿之力，且泽泻性寒兼可泄热，茯苓尚可健脾以助运湿，共为臣药。佐以滑石粉之甘寒，利水、清热两彰其功；阿胶、墨旱莲草、决明子共行滋阴润燥，既益已伤之阴，又防诸药渗利重伤阴血；王不留行、益母草、车前草共行活血通经，下乳消肿，清热解毒，利尿通淋。全方共奏清热健脾，利湿退黄，润肠通便，利尿通淋之功。现代药理研究证明，猪苓汤具有良好的利尿作用，且在水滞状态时服用效果较好。

参灵颐肝汤

【药物组成】党参15g，灵芝20g，茜草15g，紫草15g，板蓝根15g，佛手15g，白芍15g，麦冬15g，五味子15g，生地黄15g，百合20g，郁金15g，鸡内金15g，金钱草15g。

【功能主治】补肝，清肝，利胆疏肝。适用于肝郁血热，气阴不足型肝硬化。

【用量用法】水煎服，每日1剂，早晚分服。

【出处】喻亚南，王仙梅，郝建梅.杨震教授从肝体阴用阳论治原发性胆汁性肝硬化经验[J].中西医结合心血管病电子杂志，2016，4（24）：10，12.

【方解】本方为首届全国名中医、全国老中医药专家学术经验继承工作指导老师杨震教授治疗肝郁血热夹，气阴不足型肝硬化的经验方。治疗原发性胆汁性肝硬化时，强调必须顾及肝体之阴，滋阴养血之品应贯穿疾病治疗始终以化生肝阴，达到初病杜渐，已病防传，并可配合疏肝、清肝等法以利肝之疏泄助肝用。如是则肝得血而气柔，气柔则疏泄遂其用。方中党参、灵芝、百合、麦冬、生地黄、白芍共行益气养阴，补血润燥，助脾胃运化；紫草、茜草、板蓝根共行凉血活血，清热解毒；佛手、郁金共行疏肝解郁；金钱草清热利湿，利胆退黄；鸡内金健脾消食，五味子益气生津。诸药配伍，既补肝体之阴，又可清肝利胆理气，助肝疏泄。

补中益气汤

【药物组成】生黄芪30g，威灵仙20g，茵陈、赤芍各15g，党参、白术、柴胡、当归、陈皮、石菖蒲、郁金各10g，升麻、炙甘草各6g。

【功能主治】益气健脾，疏肝解郁，清热利湿，活血散瘀。适用于脾气不足，湿热不化所致原发性胆汁性肝硬化。

【用量用法】水煎服，每日1剂，早晚分服。

【出处】刘颖，董振华.董振华教授治疗原发性胆汁性肝硬化的经验[J].中国临床医生杂志，2015，43（1）：85-86.

【方解】本方为全国老中医药专家学术经验继承工作指导老师董振华治疗原发性胆汁性肝硬化的经验方。适用于病机为脾气不足，湿热不化，治以健脾益气，化湿清热，使用补中益气汤。补中益气汤出自《内外伤辨惑论》，具有补中益气，升阳举陷的功效，主治脾虚气陷、气虚发热证。健脾法是通过健运脾胃以促进气血的化生，而养血法是直接滋补肝阴血，阴血充盛而养肝，则有利于肝硬化的恢复。方中生黄芪味甘微温，入脾肺经，补中益气，升阳固表，为君药。党参、白术共行补气健脾，为臣药。当归养血和营，协党参、黄芪补气养血；陈皮理气和胃，使诸药补而不滞；茵陈清热利湿退黄；石菖蒲化痰开窍；赤芍凉血活血散瘀；威灵仙通络止痛；升麻、柴胡、郁金共行升阳举陷，协助君药以升提下陷之中气，共为佐药。炙甘草调和诸药为使药。全方共奏益气健脾，疏肝解郁，清热利湿，活血散瘀之功。

6.酒精性肝硬化

治疗酒精性肝硬化经验方

【药物组成】茵陈30g，栀子15g，茯苓12g，大黄10g，厚朴10g，陈皮10g。

【功能主治】清热利湿，行气退黄。适用于湿热蕴结型肝硬化。

【用量用法】水煎服，每日1剂，早晚分服。

【出处】李志宏，田德禄，宋秀江.清肝调胃法治疗酒精性肝硬化合并胃溃疡38例分析[J].中医药学刊，2004（5）：934-935.

【方解】本方为首届全国名中医、全国老中医药专家学术经验继承工作指导老师田德禄教授治疗肝硬化的经验方。适用于湿热蕴结型肝硬化。方中重用茵陈为君药，苦泄下降，善清热利湿，为治黄疸要药。臣以栀子清热降火，通利三焦，助茵陈引湿热从小便而去。佐以大黄泄热逐瘀，通利大便，导瘀热从大便而下；茯苓利水渗湿，厚朴、陈皮共行理气散结。全方共奏清热利湿，行气退黄之功。

7.肝硬化腹水

保肝降酶饮

【药物组成】当归、白芍各10g，五味子18g，党参15g，白术10g，茯苓、川楝子、延胡索各 10g，炙甘草 6g，板蓝根、虎杖、败酱草各 15g。

【功能主治】健脾柔肝，益气养血，活血行气。适用于慢性乙型肝炎、肝硬化腹水。

【用量用法】水煎服，每日 1 剂，早晚分服。

【出处】朱叶珊，单海燕，蔡春江.王国三治疗肝硬化的临证经验分析[J].河北中医药学报，2014，29（2）：53-55.

【方解】本方为全国老中医药专家学术经验继承工作指导老师王国三教授治疗肝硬化腹水的经验方。肝硬化的病机为肝失疏泄，故治必疏肝，采用疏化开泄的方法。慢性乙型肝炎肝硬化的主要病机为湿毒蕴结肝胆，导致肝失疏泄，故治以疏肝泄热，行气止痛，改善肝脏的疏泄功能。方中党参补气健脾，为君药。白术、茯苓共行健脾燥湿，为臣药。佐以当归、白芍共行养血柔肝；板蓝根、虎杖、败酱草共行清热解毒，散瘀解毒；川楝子疏肝泄热，现代药理研究证实，川楝子有松弛奥狄括约肌、收缩胆囊、促进胆汁排泄等作用；延胡索活血行气；五味子收敛固涩，益气生津。炙甘草调和药性。诸药合用，共奏健脾柔肝，益气养血，活血行气之功。

疏凿饮子

【药物组成】槟榔 10g，商陆 6g，泽泻 30g，大腹皮 15g，赤小豆 20g，车前子[包煎] 15g，南沙参 12g，北沙参 12g，炒苍术 10g，姜厚朴 10g，茯苓皮 15g，白茅根 15g，垂盆草 15g，蜣螂虫 5g。

【功能主治】破结攻积，清热利湿，活血化瘀。适用于湿热瘀滞，阴液耗伤型肝硬化腹水。

【用量用法】水煎服，每日 1 剂，早晚分服。

【出处】陆雯艳，余超.孟河医派名医单兆伟教授辨治肝胆病验案二则[J].中国中西医结合消化杂志，2020，28（7）：540-542.

【方解】本方为全国老中医药专家学术经验继承工作指导老师单兆伟教授治疗湿热瘀滞，阴液耗伤型肝硬化腹水的经验方，治以泄热逐水，兼以养阴活血。方中商陆、槟榔破结攻积，大泄积水，前者以通利二便而排水湿为主，后者善行胃肠之气，消积导滞，相辅相成，使水热之邪从二便分消，有"去菀陈莝"之意。大腹皮、茯苓皮主行在表之水，使水从皮肤腠理而散，共行"开鬼门"之功。赤小豆、泽泻、白茅根、车前子、垂盆草共行清热利湿通淋，通利下焦水道，取"洁净府"之效。南沙参、北沙参养阴而不腻滞，炒苍术、姜厚朴共行行气化湿消胀，再投以少量理气止痛、温中壮阳之蜣螂虫，能够使水湿得以温化。蜣螂虫兼有活血化瘀之效，既可止血不留瘀，又起到化瘀止痛不动血的作用。此外，蜣螂虫性温味咸，具有软坚化积之功，对臌胀后期出现的癥积有一定的缓解作用。全方共奏破结攻积，清热利湿，活血化瘀之功。

疏肝开肺方

【药物组成】柴胡10g，赤芍30g，当归15g，丹参30g，生牡蛎先煎30g，广郁金10g，川楝子12g，桃仁10g，土鳖虫10g，紫菀10g，桔梗10g。

【功能主治】疏肝解郁，行气止痛，活血散瘀，软坚消积。适用于肝硬化腹水。

【用量用法】水煎服，每日1剂，早晚分服。

【出处】穆博.肝性腹胀须疏肝开利肺气畅三焦——印会河肝性腹水治验[J].中国社区医师，2006（20）：38.

【方解】本方为全国老中医药专家学术经验继承工作指导老师印会河教授治疗肝硬化腹水的经验方。治疗以上开肺气，肺气宣降则通调水道，故治疗肝硬化腹水使用宣肺利气药物，肝肺同治。方中柴胡疏肝解郁，为君药。当归养血柔肝，为臣药。佐以广郁金、川楝子共行疏肝行气止痛；桃仁、赤芍、丹参共行活血凉血，散瘀止痛；土鳖虫、生牡蛎共行软坚消积；紫菀、桔梗共行开利肺气，使三焦通利，气畅滞消，从而消除腹胀。全方共奏疏肝解郁，行气止痛，活血散瘀，软坚消积之功。

软坚护肝方

【药物组成】丹参30g，郁金30g，生黄芪15g，土鳖虫10g，莪术10g，石见穿30g，败酱草30g，槟榔10g，牡蛎先煎60g，海藻30g，牵牛子10g，大腹皮30g，葶苈子10g，玉米须30g，当归20g。

【功能主治】疏肝健脾扶正，清解疫毒泄浊。适用于邪毒久恋，闭阻络脉，水湿停滞型肝硬化腹水。

【用量用法】水煎服，每日1剂，早晚分服。

【出处】周琴花，花根才.张云鹏治肝验案四则[J].中医文献杂志，1996（3）：27-29.

【方解】本方为全国老中医药专家学术经验继承工作指导老师张云鹏教授治疗肝硬化腹水的经验方。本方适用于病机为邪毒久恋，闭阻络脉，水湿停滞型肝硬化腹水，治拟活血化瘀，清热解毒，利尿逐水。方中丹参、莪术、土鳖虫、石见穿共行活血化瘀，为君药。败酱草清热解毒；海藻、牡蛎共行软坚散结，共为臣药。郁金疏肝解郁；大腹皮、牵牛子、槟榔、玉米须、葶苈子共行逐水消肿，破气消积；生黄芪、当归共行补益气血，共为佐药。其中黄芪具有提高补体水平，增强T细胞功能，诱导生成干扰素，抑制乙型肝炎病毒繁殖的作用。全方共奏疏肝健脾扶正，清解疫毒泄浊之功。

苍牛防己汤

【药物组成】苍术、白术各40g，川牛膝、怀牛膝各30g，汉防己30g，大腹皮30g。

【功能主治】益气健脾，利水消肿，活血化瘀。适用于脾虚失运水湿储留，气滞血瘀所致肝硬化腹水。

【用量用法】水煎服，每日1剂，早晚分服。

【出处】杨宗善.学习介绍方药中老中医自拟的经验方六首[J].陕西中医，1981（2）：17-19.

【方解】本方为全国老中医药专家学术经验继承工作指导老师方药中教授治疗肝硬化腹水的经验方。适用于脾虚失运水湿储留，气滞血瘀，治以攻补兼施，益气健脾，利水活血。方中苍术益气健脾祛湿，汉防己行气宽中，利水消肿，共为君药。大腹皮行水消肿，白术健脾益气，共为臣药。佐以川牛膝、怀牛膝补肝肾，活血化瘀，利尿通淋。全方共奏益气健脾，利水消肿，活血化瘀之功。

一贯煎合鳖甲煎

【药物组成】生地黄、当归、女贞子、牡丹皮、制鳖甲^{先煎}、楮实子、炒白术、丹参各15g，枸杞子、生牡蛎^{先煎}、小蓟各30g，莪术6g，水红花子5g，三七块3g，庵䕡子10g，阿胶珠^{烊化}20g，水牛角浓缩粉^{分2次冲服}2g。

【功能主治】补益肝肾，软坚散结，消腹水。适用于肝硬化腹水。

【用量用法】水煎服，每日1剂，早晚分服。

【出处】关伟.钱英教授滋肾柔肝法治疗肝硬化腹水的经验[J].中西医结合肝病杂志，2015，25（2）：102-103.

【方解】本方为首届全国名中医、全国老中医药专家学术经验继承工作指导老师钱英教授治疗肝硬化腹水的经验方。方中生地黄补益肝肾，补血滋阴；生牡蛎、制鳖甲软坚散结，柔肝消积，三者相配，滋润濡养，以柔克刚，共为君药。枸杞子、女贞子、当归、阿胶珠共行滋阴养血，增强君药濡润肝体的作用；莪术、小蓟、水红花子、三七、牡丹皮、丹参共行活血化瘀；水牛角清热解毒，共为臣药。炒白术健脾益气祛湿；庵䕡子、楮实子共行利水消肿，为佐药使。全方共奏补益肝肾，滋阴养血，活血化瘀之功。

软肝方

【药物组成】柴胡15g，青皮15g，香附15g，川芎15g，丹参20g，益母草15g，茯苓15g，泽泻15g，鸡内金15g，白茅根15g。

【功能主治】疏肝理气，活血化瘀，利尿消肿。适用于肝硬化。

【用量用法】水煎服，每日1剂，早晚分服。

【出处】石琳，王垂杰.王垂杰教授治疗肝硬化经验撷菁[J].实用中医内科杂志，2010，24（3）：9-10.

【方解】本方为全国老中医药专家学术经验继承工作指导老师王垂杰教授治疗肝硬

化腹水的经验方。肝硬化的病机为本虚标实，胶结缠绵，难于解脱，以扶正祛邪并用，又要做到驱邪勿伤其正，针对肝硬化气滞、血瘀、湿阻的特点进行治疗。方中柴胡疏肝理气，散结止痛，为君药。丹参活血化瘀；益母草兼清热解毒，利尿消肿，改善微循环，共为臣药。佐以青皮、香附疏肝理气；鸡内金通淋化石；川芎活血行气；泽泻、茯苓利水渗湿；白茅根凉血止血，清热利尿。全方共奏疏肝理气，活血化瘀，利尿消肿之功。

消水汤

【药物组成】砂仁^{后下}6g，大腹皮10g，防己60g，牛膝30g，苍术、白术各10g，女贞子、墨旱莲草各30g。

【功能主治】滋养肝肾，行气利水，活血散瘀。适用于肝硬化腹水。

【用量用法】水煎服，每日1剂，早晚分服。

【出处】朱叶珊，单海燕，蔡春江.王国三治疗肝硬化的临证经验分析[J].河北中医药学报，2014，29（2）：53-55.

【方解】本方为全国老中医药专家学术经验继承工作指导老师王国三教授治疗肝硬化腹水的经验方。方中大腹皮降逆气以除胀，利肠胃以去滞，一切膜原冷热之气，致阴阳不升降，臌胀浮肿等症，此为良剂，行气宽中，利水消肿；砂仁行气化湿，二药合用可调畅气机，使肝脏疏泄正常，共为君药。苍术、白术共行健脾燥湿；牛膝补肝肾，养血活血，助二术健脾，共为臣药。佐以防己利水消肿，墨旱莲草、女贞子共行滋补肝肾治阴。全方共奏滋养肝肾，行气利水，活血散瘀之功。

柴胡疏肝散和胃苓汤

【药物组成】柴胡，白芍，香附，川芎，枳实，苍术，厚朴，白术，猪苓，茯苓，泽泻，山药，佩兰，豆蔻，砂仁^{后下}，甘草。（原方无剂量）

【功能主治】疏肝行气、活血止痛。适用于气滞水阻型肝硬化腹水。

【用量用法】水煎服，每日1剂，早晚分服。

【出处】王海军，李郑，万新兰.李振华教授治疗鼓胀的经验[J].中医学报，2013，28（12）：1808-1810.

【方解】本方为全国老中医药专家学术经验继承工作指导老师李振华教授治疗肝硬化腹水的经验方。治以疏肝利水，运脾化湿。调肝则忌用破气、过于疏泄之品，因肝体阴用刚，非柔不克，故调肝治疗腹水应以柔肝为主，疏肝、滋肝、软肝兼而用之。方中柴胡功善疏肝解郁，用以为君药。香附理气疏肝而止痛，川芎活血行气以止痛，二药相合，助柴胡以解肝经之郁滞，并增行气活血止痛之效，共为臣药。枳实、厚朴共行理气行滞；白芍养血柔肝，缓急止痛；苍术、白术、茯苓、猪苓、泽泻共行益气健脾，利水渗湿；佩兰、砂仁、豆蔻共行行气化湿；山药健脾和胃，补肾宁心，均为佐药。甘草调和诸药，为使药。诸药相合，共奏疏肝行气、活血止痛之功。

疏肝健脾活瘀利水方

【药物组成】香附，郁金，大腹皮，党参，黄芪，生白术，炒白术，赤小豆，茯苓，炒山药，当归，鸡内金，车前子^{包煎}，泽泻，猪苓。（原方无剂量）

【功能主治】疏肝健脾，行气利水消积。适用于脾虚气滞型肝硬化腹水。

【用量用法】水煎服，每日1剂，早晚分服。

【出处】王海军，李郑，万新兰.李振华教授治疗鼓胀的经验[J].中医学报，2013，28（12）：1808-1810.

【方解】本方为全国老中医药专家学术经验继承工作指导老师李振华教授治疗肝硬化腹水的经验方。方中党参、黄芪补气健脾，为君药。生白术、炒白术、茯苓、炒山药健脾益气利湿，为臣药。佐以香附、郁金疏肝解郁，其中香附证实有抗菌、抗真菌、促进胆汁分泌等作用；当归活血柔肝；猪苓、车前子、泽泻、大腹皮、赤小豆共行利水渗湿；鸡内金健脾消食。全方共奏疏肝健脾，行气利水消积之功。

清肝健脾利水方

【药物组成】党参，炒白术，陈皮，半夏，砂仁^{后下}，厚朴，茵陈，炒栀子，大黄，猪苓，泽泻，枳实，黄芩，黄连，甘草。（原方无剂量）

【功能主治】清热解毒，利湿退黄，益气健脾，疏肝行气，利水。适用于湿热内蕴型肝硬化腹水。

【用量用法】水煎服，每日1剂，早晚分服。

【出处】王海军，李郑，万新兰.李振华教授治疗鼓胀的经验[J].中医学报，2013，28（12）：1808-1810.

【方解】本方为全国老中医药专家学术经验继承工作指导老师李振华教授治疗肝硬化腹水的经验方。方中茵陈清热利湿退黄，为君药。炒栀子泻火解毒，导湿热从小便去，为臣药。佐以大黄、黄芩、黄连、泽泻、猪苓共行清热解毒，利湿退黄，导湿热从二便去；党参、炒白术共行益气健脾；陈皮、半夏共行理气燥湿化痰；厚朴、枳实共行理气散结，肝木郁于地下，则不条达而胁痛，得枳实破散冲走之力，则诸证悉除；砂仁行气和胃化湿。甘草健脾和中，调和药性为使药。全方共奏清热解毒，利湿退黄，益气健脾，疏肝行气，利水之功。

附子理中丸合五苓散

【药物组成】人参，制附子，白术，干姜，肉桂，茯苓，猪苓，泽泻，黄芪，炙甘草。（原方无剂量）

【功能主治】温阳祛寒，益气健脾。适用于脾肾阳虚型肝硬化腹水。

【用量用法】水煎服，每日1剂，早晚分服。

【出处】王海军，李郑，万新兰.李振华教授治疗鼓胀的经验[J].中医学报，2013，28（12）：1808-1810.

【方解】本方为全国老中医药专家学术经验继承工作指导老师李振华教授治疗肝硬化腹水的经验方。治以温补脾肾，化气利水。方中制附子温阳祛寒，为君药。配以干姜、肉桂温运中阳，为臣药。佐以白术、茯苓共行健脾燥湿；人参、黄芪激活免疫活性细胞，提高机体的免疫功能，益气健脾；猪苓、泽泻共行利水渗湿。炙甘草补中扶正，调和诸药为使药。诸药合用共奏温阳祛寒，益气健脾之效。

一贯煎合猪苓汤

【药物组成】生地黄，北沙参，猪苓，茯苓，阿胶，丹参，赤芍，仙鹤草，墨旱莲草，当归，枸杞子，麦冬，川楝子，女贞子。（原方无剂量）

【功能主治】滋补肝肾，养血生津，利水渗湿。适用于肝肾阴虚型肝硬化腹水。

【用量用法】水煎服，每日1剂，早晚分服。

【出处】王海军，李郑，万新兰.李振华教授治疗鼓胀的经验[J].中医学报，2013，28（12）：1808-1810.

【方解】本方为全国老中医药专家学术经验继承工作指导老师李振华教授治疗肝硬化腹水的经验方。治以滋补肝肾，化瘀利水。方中生地黄滋阴养血、补益肝肾，为君药，内寓滋水涵木之意。当归、枸杞子共行养血滋阴柔肝；北沙参、麦冬共行滋养肺胃，养阴生津，意在佐金平木，扶土制木，四药共为臣药。佐以少量川楝子，疏肝泄热，理气止痛，复其条达之性；墨旱莲草、女贞子、阿胶共行滋补肝肾之阴，生津养血；丹参善治血分，去滞生新，补血生血，功过归、地，调血敛血，力胜白芍，逐瘀生新，性倍川芎；赤芍活血凉血，散瘀止痛；仙鹤草收敛止血；猪苓、茯苓共行利水祛湿。诸药合用共奏滋补肝肾，养血生津，利水渗湿之功。

健脾消肿汤（一）

【药物组成】黄芪15g，党参15g，茯苓20g，生白术30g，炒白术30g，赤小豆30g，猪苓20g，车前子^{包煎}30g，泽泻15g，大腹皮30g，郁金15g，香附15g，木香15g，厚朴15g，丹参18g，炒麦芽30g，神曲10g，鸡内金10g。

【功能主治】益气健脾，利水渗湿，活血散瘀，软坚散结。适用于脾虚气滞，水湿内停型肝硬化腹水。

【用量用法】水煎服，每日1剂，早晚分服。

【出处】王海军，李郑，万新兰.李振华教授治疗鼓胀的经验[J].中医学报，2013，28（12）：1808-1810.

【方解】本方为全国老中医药专家学术经验继承工作指导老师李振华教授治疗肝硬化腹水的经验方。方中党参、黄芪、茯苓、生白术、炒白术共行健脾益气，利水渗湿，共为君药。其中茯苓味甘可以缓肝。泽泻、猪苓、车前子、赤小豆共行利水渗湿，共为臣药。佐以厚朴、木香、大腹皮共行行气利水；丹参活血散瘀；郁金、香附共行疏肝行气；鸡内金、炒麦芽、神曲共行消食化积。全方共奏共奏健脾和胃益气，行气利水渗湿，活血散瘀之功。

健脾消肿汤（二）

【药物组成】黄芪15g，党参15g，茯苓20g，白术20g，猪苓20g，赤小豆30g，泽泻15g，车前子^{包煎}30g，香附15g，厚朴15g，木香15g，大腹皮18g，丹参30g，炒麦芽30g，神曲10g，鸡内金10g。

【功能主治】健脾益气，利水渗湿。适用于脾虚水泛型肝硬化腹水。

【用量用法】水煎服，每日1剂，早晚分服。

【出处】王海军，李郑，万新兰.李振华教授治疗鼓胀的经验[J].中医学报，2013，28（12）：1808-1810.

【方解】本方为全国老中医药专家学术经验继承工作指导老师李振华教授治疗肝硬化腹水的经验方。脾胃强健，气血化源充盛，肝脏得以滋养；脾胃升降有常，则肝随脾升，胆随胃降，肝脏气机条畅，可以促进肝病的康复。方中党参、黄芪、茯苓、白术共行健脾益气，利水渗湿，共为君药。泽泻、猪苓、车前子、赤小豆共行利水渗湿，共为臣药。佐以厚朴、香附、木香、大腹皮共行行气利水，丹参活血散瘀；鸡内金、炒麦芽、神曲共行消食化积。全方共奏健脾益气，利水渗湿之功。

五苓散

【药物组成】白术9g，茯苓30g，泽泻12g，猪苓12g，桂枝6g，香附9g，砂仁^{后下}6g，郁金12g，川楝子12g，广木香6g，大腹皮15g，车前子^{包煎}21g，丹参21g，莪术9g，焦山楂、焦谷芽、焦麦芽各12g，三七粉^{分2次冲服}3g。

【功能主治】疏肝解郁，健脾化湿，活血化瘀，健脾消食。适用于肝脾失调，气滞湿阻，脾虚为主型肝硬化腹水。

【用量用法】水煎服，每日1剂，早晚分服。

【出处】王海军，李郑，万新兰.李振华教授治疗鼓胀的经验[J].中医学报，2013，28（12）：1808-1810.

【方解】本方为首届国医大师、全国老中医药专家学术经验继承工作指导老师李振华教授治疗肝硬化腹水的经验方。五苓散出自《伤寒论》，为治疗脾虚水泛的经典方剂。治疗原则为健脾疏肝、通阳利水、活血祛瘀，以五苓散加活血、理气药等组成。脾虚无以运化水湿，水湿可停聚腹中，脾虚无以升清降浊，三焦水道不利，则臌胀尤为难愈。方中泽泻，为君药，以其甘淡，直达肾与膀胱，利水渗湿。臣以茯苓、猪苓之淡渗，增强其利水渗湿之力。佐以白术健脾以运化水湿。《黄帝内经·素问·灵兰秘典论》谓："膀胱者，州都之官，津液藏焉，气化则出矣。"膀胱的气化有赖于阳气的蒸腾，故方中又佐以桂枝温阳化气以助利水，解表散邪以祛表邪；车前子、大腹皮共行益气健脾，温阳利水渗湿；香附、郁金、广木香、川楝子共行疏肝解郁；砂仁行气和胃化湿；三七粉、丹参、莪术振共行活血化瘀，散结消积；焦山楂、焦谷芽、焦麦芽共行健脾消食，《伤寒论》示人服后当饮暖水，以助发汗，使表邪从汗而解。全方共奏疏肝解郁，健脾化湿，活血化瘀，健脾消食之功。

四君子汤合自拟抗纤软肝方

【药物组成】太子参、生白术、连翘、泽泻、楮实子、蒲公英、鸡内金、丹参、桃仁、红花、甘草各15g，牛膝、泽兰、连皮茯苓各20g，茵陈、制鳖甲^{先煎}各30g，法半夏、炒枳实、炒麦芽、炒谷芽各10g。

【功能主治】益气健脾，活血散瘀，清热解毒，软坚散结。适用于脾虚血瘀型肝硬化腹水。

【用量用法】水煎服，每日1剂，早晚分服。

【出处】曾兰，盛国光.盛国光教授治疗肝病经验探析[J].中西医结合肝病杂志，2016，26（5）：294-295.

【方解】本方为全国老中医药专家学术经验继承工作指导老师盛国光教授治疗肝硬化腹水的经验方。本方适用于脾虚血瘀型肝硬化腹水，治以健脾益气，活血化瘀。方中太子参、生白术、连皮茯苓益气健脾燥湿，为君药。茵陈清热利湿退黄，制鳖甲软坚散结，为臣药。佐以丹参、桃仁、红花、泽兰共行活血散瘀，"肝脏以补不以伐"，即使祛邪用药也应力取平和，慎用三棱、莪术、蜈蚣等破血之品，而多选丹参、桃仁、红花、泽兰等活血化瘀之物；泽泻利水祛湿；蒲公英、连翘共行清热解毒；法半夏燥湿化痰；炒枳实理气散结；炒麦芽、炒谷芽、鸡内金共行健脾消食；楮实子、牛膝共行滋补肝肾。甘草健脾和中，调和药性为使药。全方共奏益气健脾，活血散瘀，清热解毒，软坚散结之功。

腹水期自拟方

【药物组成】金钱草20g，茵陈^{后下}45g，田基黄15g，茯苓20g，车前仁15g，鸡内金

15g，厚朴 15g，枳实 15g，薏苡仁 20g，虎杖 15g，黄芪 15g，制鳖甲[先煎]15g，昆布 20g，牡丹皮 15g，炒麦芽、炒谷芽各 15g，云芝 15g。

【功能主治】清热解毒，利湿退黄，利水消肿，消痰散结。适用于水热互结型肝硬化腹水。

【用量用法】水煎服，每日 1 剂，早晚分服。

【出处】徐建良，盛国光.盛国光治疗慢性乙型肝炎肝纤维化的经验[J].湖北中医杂志，2015，37（3）：21-22.

【方解】本方为全国老中医药专家学术经验继承工作指导老师盛国光教授治疗肝硬化腹水水热互结型的经验方。此案治以清热利湿，软坚散结。肝硬化腹水起病多由于摄生不慎，感受湿热疫毒之邪，此时腹水初起，病程短，正气尚充，胃气尚盛。依据急则治标的原则，适时排除腹水，因水邪停滞中焦，气化受阻，影响气血生化，故临床上须抓住时机，迅速减轻腹水症状，削弱邪势。但应注意中病即止，不图一时之快过伤正气，应时时顾护脾胃之气。方中茵陈清热利湿退黄，为君药。臣以金钱草、田基黄、车前仁、虎杖、云芝清热解毒，利湿退黄，导水热从小便去。佐以黄芪补气升阳，利水消肿；厚朴、枳实行气散结，助水湿运化；茯苓、薏苡仁共行健脾利湿；昆布消痰散结，利水消肿；牡丹皮、制鳖甲共行活血散瘀，软坚散结；炒麦芽、炒谷芽、鸡内金共行健脾消食。全方共奏清热解毒，利湿退黄，利水消肿，消痰散结之功。

养阴益气活血利水汤

【药物组成】生地黄 15g，半枝莲 15g，槟榔 15g，大黄 8g，路路通 20g，黄芪 15g，丹参 15g，黄精 15g，女贞子 15g，墨旱莲草 20g，泽兰 15g，赤芍 15g，鳖甲[先煎]15g，蒲公英 15g，白花蛇舌草 15g，大腹皮 10g，冬瓜皮 10g，茯苓 10g，山茱萸 15g。

【功能主治】滋补肝肾，养血生津，补气健脾，清热解毒，凉血散瘀，利水消肿。适用于肝肾阴虚，气阴两虚，气滞血瘀，水湿内停型肝硬化腹水

【用量用法】水煎服，每日 1 剂，早晚分服。

【出处】邓鑫.蓝青强老中医治疗慢性乙型肝炎肝硬化学术经验整理与研究[D].广州：广州中医药大学，2012.

【方解】本方为全国老中医药专家学术经验继承工作指导老师蓝青强教授治疗肝硬化腹水的经验方。治以滋补肝肾，益气通络，利水消肿。方中生地黄禀太阴中土之专精，兼少阴寒水之气化，主治伤中者，味甘质润，补中焦之精汁也，清热生津，为君药。黄芪补气升阳，利水消肿，为臣药。佐以黄精、女贞子、墨旱莲草、山茱萸共行滋补肝肾，养血生津；茯苓补气健脾，利水渗湿；半枝莲、蒲公英、白花蛇舌草共行清热解毒；泽兰活血化瘀，利水消肿；赤芍、丹参共行活血凉血散瘀；路路通、大腹皮、冬瓜皮、槟榔共行祛风活络，利水消肿；大黄泄下逐瘀退黄，鳖甲软坚散结。全方共奏滋补肝肾，养血生津，补气健脾，清热解毒，凉血散瘀，利水消肿之功。

五苓散（一）

【药物组成】 制附子^{先煎} 30g，茯苓 15g，白术 15g，桑白皮 15g，路路通 20g，槟榔 10g，冬瓜皮 10g，大腹皮 30g，猪苓 15g，泽泻 10g，防己 15g，木瓜 30g，桑寄生 30g，生姜 3 片。

【功能主治】 温补脾肾阳，健脾祛湿，行气活络，利水消肿。适用于脾肾阳虚，气滞水停型肝硬化腹水。

【用量用法】 水煎服，每日 1 剂，早晚分服。

【出处】 邓鑫.蓝青强老中医治疗慢性乙型肝炎肝硬化学术经验整理与研究[D].广州：广州中医药大学，2012.

【方解】 本方为全国老中医药专家学术经验继承工作指导老师蓝青强教授治疗肝硬化腹水的经验方。本方适用于治以滋健脾利湿，温阳利水。方中泽泻，为君药。泽泻渗去其湿，则热亦随去，而土得令，清气上行，天气明爽，以其甘淡，直达肾与膀胱，利水渗湿。臣以茯苓、猪苓之淡渗，增强其利水渗湿之力。佐以白术健脾以运化水湿。《黄帝内经·素问·灵兰秘典论》谓："膀胱者，州都之官，津液藏焉，气化则出矣。"膀胱的气化有赖于阳气的蒸腾，故方中又佐以生姜、制附子共行温阳化气以助利水，解表散邪以祛表邪，《伤寒论》示人服后当饮暖水，以助发汗，使表邪从汗而解；路路通、槟榔、防己、桑白皮、冬瓜皮、大腹皮共行行气活络，利水消肿；木瓜活络和胃；桑寄生祛风湿，补肝肾。全方共奏温补脾肾阳，健脾祛湿，行气活络，利水消肿之功。

五苓散（二）

【药物组成】 柴胡 10g，郁金 10g，川楝子 12g，枳壳 15g，白芍 12g，黄芪 30g，黄精 10g，合欢花 15g，丹参 12g，白术 20g，茯苓 15g，路路通 20g，大腹皮 15g，水蛭 10g，焦山楂、焦谷芽、焦麦芽各 15g，甘草 6g。

【功能主治】 疏肝解郁，补气升阳，健脾祛湿，利水消肿，滋阴养血，破血逐瘀。适用于慢性乙型肝炎合并肝郁脾虚，气滞血瘀，水湿内停型肝硬化腹水。

【用量用法】 水煎服，每日 1 剂，早晚分服。

【出处】 邓鑫.蓝青强老中医治疗慢性乙型肝炎肝硬化学术经验整理与研究[D].广州：广州中医药大学，2012.

【方解】 本方为全国老中医药专家学术经验继承工作指导老师蓝青强教授治疗肝硬化腹水的经验方。治以疏肝健脾，化瘀利水。方中柴胡疏肝解郁，为君药。白术、茯苓共行益气健脾祛湿；丹参活血化瘀；水蛭破血通经，逐瘀消积，共为臣药。佐以白芍养血柔肝；郁金、合欢花、枳壳共行理气散结，助柴胡疏肝行气，其中合欢花安心肺之阳，肾肝之阴，并安中州，滋培后天者欤；黄芪补气升阳，利水消肿，托毒排脓；川楝子疏肝泄热；路路通、大腹皮行气利水；黄精补气养阴，健脾益肾；焦山楂、焦谷芽、焦麦芽共行健脾消食。甘草健脾和中，清热解毒，调和药性为使药。全方共奏疏肝解郁，补气升阳，健脾祛湿，利水消肿，滋阴养血，破血逐瘀之功。

苍黄防己汤

【药物组成】苍术 30g，白术 30g，川牛膝 30g，怀牛膝 12g，黄精 30g，汉防己 30g。

【功能主治】益气健脾，利水消肿。适用于肝硬化腹水（实证）。

【用量用法】水煎服，每日 1 剂，早晚分服。

【出处】杨嘉珍.张达旭治疗肝硬化腹水的经验[J].山西中医，2000（1）：41-42.

【方解】本方为全国老中医药专家学术经验继承工作指导老师张达旭治疗肝硬化腹水实证的经验方。实证临床表现为腹胀拒按，按之疼痛，大小便不利，治以攻逐、利水、消导法。方中苍术有明显增加钠和钾排泄的作用，益气健脾，化湿利水，为君药。黄精补肾滋阴，汉防己行气利水消肿，共为臣药。佐以白术益气健脾，牛膝补肝肾，利水通淋，引血下行。全方共奏益气健脾，利水消肿之功。

理中汤

【药物组成】干姜 12g，党参 30g，白术 12g，炙甘草 6g。

【功能主治】温中散寒，益气健脾，燥湿利水。适用于脾胃虚寒型肝硬化腹水。

【用量用法】水煎服，每日 1 剂，早晚分服。

【出处】杨嘉珍.张达旭治疗肝硬化腹水的经验[J].山西中医，2000（1）：41-42.

【方解】本方为全国老中医药专家学术经验继承工作指导老师张达旭治疗脾胃虚寒型肝硬化腹水的经验方。治以先实脾，以温补脾气，运化寒湿，使用理中汤治疗。理中汤可显著促进核苷类似物治疗肝硬化代偿期的疗效，改善肝硬化代偿期患者的胃肠道不适症状，降低临床症状、改善血清内毒素水平及调节肠道菌群。方中干姜温运中焦，祛散寒邪，恢复脾阳，为君药。党参补气健脾，振奋脾胃，为臣药。佐以白术健脾燥湿。炙甘草补脾和中，调和诸药为使药。全方共奏温中散寒，益气健脾，燥湿利水之功。

真武汤

【药物组成】熟附子 30g，白术 12g，茯苓 30g，生姜 10g，白芍 10g。

【功能主治】温补肾阳，益气健脾，燥湿利水。适用于肾虚水泛型肝硬化腹水。

【用量用法】水煎服，每日 1 剂，早晚分服。

【出处】杨嘉珍.张达旭治疗肝硬化腹水的经验[J].山西中医，2000（1）：41-42.

【方解】本方为全国老中医药专家学术经验继承工作指导老师张达旭治疗肾虚水泛型肝硬化腹水的经验方。治以利水不伤阴，滋阴不碍湿为原则，做到养阴不当可助水恋邪，祛湿利水过度可致伤阴耗液，本证使用真武汤治疗。现代药理研究证明，真武汤通过调节水通道蛋白，调节渗透压调定点，平衡水液代谢等实现温阳利水。方中熟附子，为君药，辛甘性热，温肾助阳，化气行水，兼暖脾土，以温运水湿。臣以茯苓利水渗湿，使水邪从小便去，白术健脾燥湿。佐以生姜之温散，既助附子温阳散寒，又合苓、术宣散水湿。白芍亦为佐药，其义有四：一者利小便以行水气，《神农本草经》言其利小便，《名医别录》亦谓之去水气，利膀胱；二者柔肝缓急以止腹痛；三者敛阴舒筋以解筋肉瞤动；四者可防止附子燥热伤阴，以利于久服缓治。全方共奏温补肾阳，益气健脾，燥湿利水之功。

桂枝附子汤

【药物组成】桂枝，附子，姜川厚朴，炒苍术，延胡索，川楝子，白芍，丹参，炙甘草，生姜，大枣。（原方无剂量）

【功能主治】健脾燥湿，温阳利水，疏肝泄热，活血化瘀。适用于营血不和，寒湿留滞型慢性乙型肝炎合并早期肝硬化。

【用量用法】水煎服，每日1剂，早晚分服。

【出处】哈达，高瑞霞.封万富辨治肝病临床经验整理[J].内蒙古中医药，1999（2）：3-4.

【方解】本方为全国老中医药专家学术经验继承工作指导老师封万富主任医师治疗慢性乙型肝炎合并早期肝硬化的经验方。本证病机为营血不和，寒湿留滞。慢性乙型肝炎伴早期肝硬化多属湿热蕴毒致病，但亦有因寒致病者。桂枝附子汤有暖肝和营之功，用来治疗慢性乙型肝炎，此为温肝之变法。方中桂枝，为君药，解肌发表，散外感风寒。又用白芍，为臣药，益阴敛营，桂、芍相合，一治卫强，一治营弱，合则调和营卫，是相须为用。附子温中散寒；炒苍术健脾燥湿；姜川厚朴、延胡索理气散结；川楝子疏肝泄热；丹参活血化瘀；生姜辛温，既助桂枝解肌，又暖胃止呕；大枣甘平，既益气补中，又滋脾生津。生姜、大枣相合，还可以升腾脾胃生发之气而调和营卫，所以并为佐药。炙甘草之用有二：一为佐药，益气和中，合桂枝以解肌，合白芍以益阴；二为使药，调和诸药。全方共奏健脾燥湿，温阳利水，疏肝泄热，活血化瘀之功。

治疗肝硬化腹水的经验方（一）

【药物组成】柴胡10g，当归10g，陈皮5g，白芍15g，山药30g，丹参20g，干姜皮10g，茵陈30g，茯苓皮25g，熟附子^{先煎}10g，白术20g，黄芪45g，党参25g，牵牛子15g，鳖甲^{先煎}15g，大腹皮15g。

【功能主治】疏肝理气，补气健脾，利水消肿，清热利湿。适用于脾肾阳虚型肝硬化腹水。

【用量用法】水煎服，每日1剂，早晚分服。

【出处】蒋俊民.池晓玲主任医老辨治肝硬化腹水经验[J].河南中医，2009，29（2）：126-128.

【方解】本方为广东省中医院池晓玲教授治疗肝硬化腹水的经验方。方中黄芪、白术益气健脾共为君药。熟附子、干姜皮共行温阳，助水湿运化，为臣药。佐以当归、白芍共行养血柔肝，其中当归能够降低转氨酶水平，规避患者体内糖原减少情况，同时对体内 ATP 酶活性具有良好的保护作用，对肝脏具有良好的保护作用；柴胡、陈皮共行疏肝理气散结；山药、党参共行补气健脾，利水消肿；茵陈清热利湿；茯苓皮、大腹皮、牵牛子共行利水祛湿；丹参活血散瘀；鳖甲软坚散结。全方共奏疏肝理气，补气健脾，利水消肿，清热利湿之功。

治疗肝硬化腹水的经验方（二）

【药物组成】柴胡 10g，太子参 30g，白术 20g，茯苓皮 25g，甘草 5g，陈皮 10g，半夏 10g，鳖甲^{先煎} 15g，牡蛎^{先煎} 15g，红花 10g，茜草 15g，益母草 15g，川牛膝、怀牛膝各 15g，泽兰 15g。

【功能主治】疏肝解郁，补气健脾，利水消肿。适用于肝郁脾虚，兼有血瘀型肝硬化腹水。

【用量用法】水煎服，每日 1 剂，早晚分服。

【出处】蒋俊民.池晓玲主任医老辨治肝硬化腹水经验[J].河南中医，2009，29（2）：126-128.

【方解】本方为广东省中医院池晓玲教授治疗肝硬化腹水的经验方。方中柴胡疏肝解郁，太子参、白术补气健脾，共为君药。半夏、陈皮共行燥湿化痰，为臣药。佐以茯苓皮利水消肿；红花活血散瘀，红花注射液、羟基红花黄色素 A 可下调肝纤维化大鼠肝组织 TGF-β1 表达水平，抑制肝星状细胞活化；泽兰、益母草共行活血调经，利尿消肿，清热解毒；茜草凉血止血，祛瘀通经；牛膝补肝肾，利湿通淋；牡蛎、鳖甲共行软坚散结。甘草调和药性为使药。全方共奏疏肝解郁，补气健脾，利水消肿之功。

治疗肝硬化腹水的经验方（三）

【药物组成】党参 15g，苍术、白术各 20g，茯苓 30g，陈皮 12g，牛膝 15g，猪苓 15g，大腹皮 30g，炒薏苡仁 30g，炒山药 20g，川芎 10g，桂枝 8g，汉防己 15g。

【功能主治】健脾燥湿，活血行气，利水消肿。适用于脾虚湿阻型肝硬化腹水。

【用量用法】水煎服，每日 1 剂，早晚分服。

【出处】南然，宋春荣.常占杰教授用益脾养肝法治肝病经验谈[J].光明中医，2012，27（12）：2408-2409.

【方解】本方为全国老中医药专家学术经验继承工作指导老师常占杰教授治疗肝硬化腹水的经验方，治以固护脾胃，益脾养肝。腹水的形成源于精微不得传输，清浊相混，故治疗腹水应分清泌浊，使脾复健运。脾土营木，成肝之疏泄，肝木疏土，又助脾之运化，肝木条达，脾胃健运，精微得以传输，达到水消胀减之目的。本方适用于以实脾调肝为根本，在调理脾胃方中，参以运脾理滞之品。方中党参、苍术、白术、茯苓共行补脾益气，为君药。炒山药、猪苓、炒薏苡仁共行健脾燥湿，为臣药。佐以牛膝补肝肾，利尿通淋；川芎活血行气，助运化腹水；陈皮理气散瘀；桂枝、汉防己、大腹皮共行清热下气，利水消肿。全方共奏健脾燥湿，活血行气，利水消肿之功。

治疗肝硬化腹水的经验方（四）

【药物组成】野党参、生黄芪、苍术、白术、川牛膝、怀牛膝各30g，广郁金12g，全当归15g，紫丹参24g。

【功能主治】补气健脾，利水渗湿。适用于肝郁脾虚型肝硬化腹水。

【用量用法】水煎服，每日1剂，早晚分服。

【出处】刘静，庞国明，刘静宇，刘明照.刘学勤教授纠正肝腹水蛋白倒置经验[J].世界中西医结合杂志，2010，5（9）：743-744，764.

【方解】本方为刘学勤教授治疗肝硬化腹水的经验方。实脾调肝是治疗肝郁脾虚型肝硬化腹水的根本，治以补为主，补中兼运。方中野党参、生黄芪共行补气升阳，助运化水湿，为君药。苍术、白术共行益气健脾祛湿；全当归、紫丹参共行补血活血，为臣药，其中紫丹参改善肝脏微循环，使肝细胞缺血缺氧状态改善，抑制肝纤维组织增生，使肝内纤维组织软化，促进肝细胞修复和再生。佐以牛膝补肝肾，利尿通淋；广郁金疏肝解郁。全方共奏补气健脾，利水渗湿之功。

治疗肝硬化腹水的经验方（五）

【药物组成】全当归15g，赤芍、白芍各18g，炒枳壳12g，川牛膝15g，鸡血藤15g，紫丹参24g，野党参24g，生黄芪24g，广郁金18g，焦白术18g。

【功能主治】补气健脾，散瘀止痛，利水渗湿。适用于肝脾瘀血型肝硬化腹水。

【用量用法】水煎服，每日1剂，早晚分服。

【出处】刘静，庞国明，刘静宇，刘明照.刘学勤教授纠正肝腹水蛋白倒置经验[J].世界中西医结合杂志，2010，5（9）：743-744，764.

【方解】本方为刘学勤教授治疗肝硬化腹水的经验方。治疗肝脾瘀血型肝硬化腹水的关键是化瘀和利水，但不可一味猛攻，应攻补兼施，先调理脾胃，恢复其功能是治疗本病的关键。方中野党参、生黄芪补气升阳，助运化水湿，为君药。当归头补血而上行，当归身补血而中守，当归尾破血而下行，全当归补血活血运行周身。白芍养血柔肝，焦白术益气健脾祛湿，为臣药。佐以赤芍、紫丹参、鸡血藤共行活血凉血，散瘀止痛；川牛膝补肝肾，利尿通淋；广郁金、炒枳壳共行疏肝理气，助运化水湿。全方共奏补气健脾，散瘀止痛，利水渗湿之功。

治疗肝硬化腹水的经验方（六）

【药物组成】黄芪25g，生栀子12g，土茯苓30g，炒枳壳12g，醋青皮9g，广郁金14g，大腹皮20g，制鳖甲^{先煎}30g，嫩茵陈^{后下}30g，重楼20g，赤芍30g，白薇30g，粉牡丹皮12g，红花15g。

【功能主治】清热解毒，利湿退黄，疏肝理气，软坚散结，利水消肿。适用于湿热蕴结，肝郁血瘀型肝硬化腹水。

【用量用法】水煎服，每日1剂，早晚分服。

【出处】史海立，赵庆华.刘学勤教授治疗黄疸型肝炎经验[J].四川中医，2009，27（7）：13-14.

【方解】本方为刘学勤教授治疗黄疸型肝炎的经验方，适用于的病机为湿热之邪蕴结三焦的肝硬化腹水，治以清热利湿，疏肝活血，同时应健脾化湿，体现了见肝之病，知肝传脾，当先实脾的思想。方中嫩茵陈清热利湿退黄，为君药。生栀子泻火解毒，导湿热从小便去，为臣药。佐以土茯苓、重楼、白薇共行清热利湿，土茯苓专入胃、肝，除湿，去清分浊；牡丹皮、红花、赤芍共行活血散瘀；广郁金、醋青皮、炒枳壳共行疏肝理气；制鳖甲软坚散结；黄芪、大腹皮共行利水消肿。全方共奏清热解毒，利湿退黄，疏肝理气，软坚散结，利水消肿之功。

治疗肝硬化腹水的经验方（七）

【药物组成】党参15g，黄芪20g，茯苓24g，白术15g，泽泻15g，猪苓15g，茵陈30g，山药30g，大枣10g，枸杞子15g，赤芍、白芍各10g，干地黄24g，五味子10g，制鳖甲^{先煎}30g，牡丹皮10g，阿胶^{烊化}15g，泽兰20g，鸡内金15g，炒麦芽、炒谷芽各10g，甘草6g。

【功能主治】补气养阴，利水消肿，软坚散结。适用于气阴两虚，水湿内停型肝硬化腹水。

【用量用法】水煎服，每日1剂，早晚分服。

【出处】曾兰.盛国光诊治肝硬化腹水的经验[J].江苏中医药，2013，45（2）：15-16.

【方解】本方为全国老中医药专家学术经验继承工作指导老师盛国光教授治疗肝硬化腹水气阴两虚，水湿内停型肝硬化腹水的经验方。治以益气养阴，利水消肿。消臌胀之腹水不可见水逐水，应以中焦脾为重心，健脾益气，使脾气健运，水湿得消。方中党参、黄芪共行补气升阳，利水消肿共为君药。臣以茯苓、白术、猪苓共行健脾益气。佐以泽泻、茵陈、山药、大枣共行健脾和中退黄；赤芍、牡丹皮共行凉血活血，散瘀止痛；制鳖甲软坚散结，阿胶、枸杞子、干地黄、白芍共行滋阴养血柔肝，五味子益气生津滋阴，鸡内金、炒麦芽、炒谷芽共行健脾消食；泽兰活血消癥，利水消肿。甘草健脾和中，调和药性为使药。全方共奏补气养阴，利水消肿，软坚散结之功。

治疗肝硬化腹水的经验方（八）

【药物组成】醋柴胡、白术、郁金、枳实、瓜蒌皮各15g，茵陈、赤芍、半枝莲、茯苓各30g，大腹皮、猪苓、车前草、丹参各20g，木通10g，甘草6g。

【功能主治】疏肝健脾，活血化瘀，祛痰散结。适用于邪毒久蕴，肝郁脾虚，气滞血瘀水停型肝硬化腹水期。

【用量用法】水煎服，每日1剂，早晚分服。

【出处】辜建勋，计洋，吴登.沈忠源理肝健脾法治疗肝硬化的经验[J].湖北中医杂志，2014，36（5）：25-26.

【方解】本方为全国老中医药专家学术经验继承工作指导老师沈忠源教授治疗肝硬化腹水期的经验方。其治疗原则以理肝健脾，解毒祛瘀，行气利水为主，急治其标。方中醋柴胡疏肝解郁，为君药。枳实、郁金共行行气散结，助柴胡疏肝；茵陈、车前草、半枝莲、木通共行清热解毒，利湿退黄；丹参、赤芍共行活血散瘀；瓜蒌皮宽胸痹，化热痰，生津润肺，消痰散结，理气宽胸；白术、茯苓、猪苓、大腹皮共行益气健脾，利水消肿，共为臣药。甘草健脾和中，调和药性为佐药使药。全方共奏疏肝健脾，活血化瘀，祛痰散结之功。

治疗肝硬化腹水的经验方（九）

【药物组成】当归15g，赤芍15g，炒白术10g，茯苓15g，柴胡6g，郁金10g，香附10g，乌药10g，陈皮10g，砂仁后下10g，鸡内金12g，刘寄奴15g，小茴香10g，知母12g，莱菔子根15g，猪苓10g，大腹皮15g，山茱萸15g，肉苁蓉15g，甘草片3g。

【功能主治】疏肝解郁，健脾祛湿，利水消肿，健脾消食。适用于脾虚肝郁，气滞血瘀型肝硬化腹水。

【用量用法】水煎服，每日1剂，早晚分服。

【出处】王玉玲，刘亚楠，张昊，李宁.李郑生教授运用脾胃肝动态辨证方法治疗鼓胀经验[J].中医研究，2019，32（3）：49-51.

【方解】本方为全国老中医药专家学术经验继承工作指导老师李郑生教授治疗脾虚肝郁，气滞血瘀型肝硬化腹水的经验方。对于兼有血瘀的证型，不单纯用活血化瘀的治疗方法，应找到导致血瘀的原因，从根本上治疗，本方为气滞导致血瘀，故应理气化瘀。方中陈皮理气化痰，经现代药理研究证明，还可疏肝利胆；柴胡、香附、郁金、乌药共行疏肝解郁，共为君药。茯苓、炒白术共行健脾祛湿，为臣药。佐以猪苓、大腹皮共行利水消肿；山茱萸、肉苁蓉共行补肾益精；砂仁行气和胃化湿；赤芍、当归共行活血凉血；刘寄奴破血通经，消积，止血消肿；鸡内金、莱菔子根共行健脾消食；小茴香温中和胃；知母养阴生津。甘草片健脾和中，调和药性为使药。全方共奏疏肝解郁，健脾祛湿，利水消肿，健脾消食之功。

治疗肝硬化腹水的经验方（十）

【药物组成】 生黄芪 30g，汉防己 15g，茯苓皮 15g，大腹皮 15g，生白术 15g，车前子^{包煎} 30g，当归 15g，生地黄 15g，枸杞子 15g，制鳖甲^{先煎} 12g，鸡内金 15g，白茅根 30g，郁金 12g，虎杖 15g，仙鹤草 30g，生牡蛎^{先煎} 30g。

【功能主治】 温肾健脾，活血利水，软坚散结。适用于脾虚湿困型肝硬化腹水。

【用量用法】 水煎服，每日 1 剂，早晚分服。

【出处】 祝峻峰.王灵台论治肝炎后肝硬化腹水临证经验[J].上海中医药杂志，2015，49（7）：1-3.

【方解】 本方为全国老中医药专家学术经验继承工作指导老师王灵台教授治疗肝硬化腹水的经验方。肝硬化腹水早中期多以脾肾阳虚为主，阳虚不温化水饮，使用温肾健脾为主、佐以活血利水的治疗原则。方中生黄芪补气升阳，利水消肿味，为君药。生白术健脾益气，化湿利水，为臣药。佐以汉防己、茯苓皮、大腹皮共行利水消肿；当归补血活血；枸杞子、制鳖甲、生牡蛎、生地黄共行滋补肝阴，软坚散结；车前子、鸡内金共行清热利湿；虎杖、郁金共行清热解毒凉血；白茅根凉血；仙鹤草收敛止血，现代药理研究表明仙鹤草有收缩血管、促进血小板的生成，加速凝血的作用。全方共奏补气健脾，利水消肿，补血滋阴，清热解毒之功。

治疗肝硬化腹水的经验方（十一）

【药物组成】 党参 15g，炒白术 20g，茯苓 30g，大腹皮 15g，郁金 15g，茵陈 20g，泽泻 15g，厚朴 20g，木香 10g，白芍 20g，炙甘草 10g，生白术 15g。

【功能主治】 健脾益气，利水渗湿。适用于肝硬化腹水。

【用量用法】 水煎服，每日 1 剂，早晚分服。

【出处】 祝峻峰，李在斯，王秀珍，等.李冀教授治疗肝硬化的临证思路探析[J].中医药信息，2016，33（3）：46-48.

【方解】 本方为全国老中医药专家学术经验继承工作指导老师李冀教授治疗肝硬化腹水的经验方。肝硬化腹水为应以治本为要，从脾论治，脾气足则运化水湿，采用益气健脾，行气利水之法。方中党参、炒白术、茯苓共行健脾益气，渗湿泄浊，共为君药。茵陈、生白术、泽泻共行利水渗湿，为臣药。佐以厚朴、木香、郁金、大腹皮共行行气导滞，化湿行水，其中木香具有消炎作用，其所含木香醇提取物增加胆汁流量，具有利胆作用；白芍滋阴养肝，柔肝止痛。炙甘草健脾和中，调和药性为使药。全方共奏健脾益气，利水渗湿之功。

治疗肝硬化腹水的经验方（十二）

【药物组成】 黑丑、白丑各 20g，商陆 15g，槟榔片 30g，泽泻 20g，锦纹军 10g，甘遂 5g，川椒 15g，车前子^{包煎}30g，大腹皮 30g，枳实 20g，厚朴 25g，莱菔子 25g。

【功能主治】行气利水，消肿散结，清热解毒。适用于气滞湿阻，水湿停聚型肝硬化腹水。

【用量用法】水煎服，每日 1 剂，早晚分服。

【出处】孙元莹，姜德友，王远红.著名老中医张琪治疗肝硬化临证举隅[J].中国社区医师，2002（7）：8-10.

【方解】本方为首届国医大师张琪教授治疗肝硬化腹水的经验方。适用于气滞湿阻，水湿停聚型肝硬化腹水，治以理气化湿利水。方中黑丑、白丑、商陆、甘遂、大腹皮行水效药，治疗肝硬化腹水具有良好的疗效，共为君药。其中黑丑、白丑主下气，通二便，祛壅滞气急，退水肿，消风毒。气能行水，厚朴、莱菔子、枳实共行行气，以助行水，共为臣药。佐以泽泻、车前子、槟榔片共行清热燥湿；川椒温中止痛；锦纹军清热泻火，凉血化瘀解毒。全方共奏行气利水，消肿散结，清热解毒之功。

治疗肝硬化腹水的经验方（十三）

【药物组成】白术 10g，茯苓 15g，猪苓 10g，泽泻 18g，大腹皮 15g，桂枝 6g，陈皮 10g，姜半夏 10g，香附 10g，豆蔻 10g，厚朴 10g，枳壳 10g，柴胡 6g，郁金 10g，乌药 10g，鸡内金 12g，刘寄奴 15g，小茴香 10g，知母 12g，莱菔子根 15g，藿香 10g，杏仁 10g，甘草片 3g。

【功能主治】健脾益气，疏肝解郁，扶正祛邪。适用于脾虚肝郁，痰湿中阻型肝硬化腹水。

【用量用法】水煎服，每日 1 剂，早晚分服。

【出处】王玉玲，刘亚楠，张昊，李宁.李郑生教授运用脾胃肝动态辨证方法治疗鼓胀经验[J].中医研究，2019，32（3）：49-51.

【方解】本方为全国老中医药专家学术经验继承工作指导老师李郑生教授治疗脾虚肝郁，痰湿中阻型肝硬化腹水的经验方。治以健脾益气为关键，同时配合疏肝解郁，扶正祛邪兼用，达到治疗目的。方中柴胡、香附、郁金共行疏肝解郁，为君药。茯苓、白术共行健脾祛湿，为臣药，其中茯苓经现代药理研究证明所含的茯苓三萜能够显著降低小鼠血清中 AST、ALT 活性，减轻小鼠肝损伤的程度，对四氯化碳所致的小鼠肝损伤有明显治疗作用。佐以猪苓、泽泻、大腹皮共行利水消肿；姜半夏、陈皮共行理气化痰；豆蔻、藿香共行芳香化湿；厚朴、枳壳、乌药共行理气散结，助柴胡疏肝行气；桂枝温阳利水；小茴香行气温中；鸡内金、莱菔子根共行健脾消食；刘寄奴破血通经，消积，止血消肿；杏仁止咳平喘，润肠通便；知母养阴生津。甘草片健脾和中，调和药性为使药。全方共奏疏肝解郁，健脾祛湿，利水消肿，健脾消食之功。

8.肝硬化胸水

治疗肝硬化胸水的经验方（一）

【药物组成】黄芪60g，党参15g，当归10g，白芍10g，赤芍15g，苦杏仁10g，香附10g，红花10g，牛膝15g，泽兰10g，丝瓜络15g，苍术20g，葶苈子40g，大枣15g，熟附子^{先煎}10g。

【功能主治】补气健脾，活血散瘀，利水消肿。适用于肝郁脾虚，湿瘀互结兼有肾虚型肝硬化胸水。

【用量用法】水煎服，每日1剂，早晚分服。

【出处】吴树铎，杨凯钿，蒋俊民，等.池晓玲辨治肝性胸水经验[J].河南中医，2014，34（9）：1713-1714.

【方解】本方为广东省中医院池晓玲教授治疗肝硬化胸水的经验方。方中黄芪、党参共行补气健脾，利水消肿，为君药。当归、白芍共行养血柔肝；苍术健脾祛湿，为臣药，其所含苍术酮有保肝作用。佐以赤芍、红花共行活血凉血，散瘀止痛；熟附子温补肾阳，助水湿运化；葶苈子泄肺利水；丝瓜络、苦杏仁共行理气化痰，利水消肿，并为引经之药；泽兰清热解毒，利湿退黄；牛膝补肝肾，利湿通淋，引血下行。香附疏肝理气，大枣补气养血，引为使药。诸药合用共奏补气健脾，活血散瘀，利水消肿之功。

治疗肝硬化胸水的经验方（二）

【药物组成】黄芪60g，苍术20g，牛膝15g，茯苓15g，苦杏仁10g，木瓜15g，红花10g，丝瓜络15g，党参15g，当归10g，白芍10g，香附10g，泽兰10g，车前子^{包煎}15g，葶苈子40g，大枣15g，甘草5g。

【功能主治】疏肝行气，补气健脾，利水消肿。适用于肝硬化胸水。

【用量用法】水煎服，每日1剂，早晚分服。

【出处】吴树铎，杨凯钿，蒋俊民，等.池晓玲辨治肝性胸水经验[J].河南中医，2014，34（9）：1713-1714.

【方解】本方为广东省中医院池晓玲教授治疗肝硬化胸水的经验方。方中黄芪、党参补气升阳，利水消肿，为君药。当归、白芍养血柔肝，为臣药。佐以苍术、茯苓共行健脾利湿，其中茯苓所含茯苓醇促进肝内胶原纤维降解与重吸收，缓解肝硬化结节程度达到保肝效果；木瓜、丝瓜络共行通络化湿；香附疏肝解郁，利湿退黄；红花、泽兰共行活血化瘀，调经消肿；车前子清热利湿；葶苈子、苦杏仁共行止咳平喘，利水消肿；牛膝补肝肾，利湿通淋。大枣、甘草健脾和中，调和药性为使药。全方共奏疏肝行气，补气健脾，利水消肿之功。

9.肝硬化黄疸

药浴方

【药物组成】郁金、金钱草、茵陈、垂盆草、虎杖各100g。

【功能主治】清热解毒，利湿退黄。适用于肝硬化黄疸。

【用量用法】取汁2000mL放入浴盆内，加入热水后进行洗浴、熏蒸。

【出处】石琳，王垂杰.王垂杰教授治疗肝硬化经验撷菁[J].实用中医内科杂志，2010，24（3）：9-10.

【方解】本方为王垂杰教授治疗肝硬化黄疸药浴方。方中茵陈清热利湿退黄，为君药。郁金活血止痛，行气解郁，凉血利胆，为臣药。佐以金钱草、虎杖、垂盆草共行利湿退黄，清热解毒。全方共奏清热解毒，利湿退黄之功。外药借水分蒸发之力达到药物渗透，平衡内外环境的水液分配，用于治疗大量腹水、少尿，合并肝肾综合征的患者，且方中用药可达到利水、除湿、退黄的作用。现代药理研究表明，药浴熏洗可以促进发汗，并增加肾脏血流量和有效滤过率，从而增加尿量。实践证明本法可以减少利尿药的用量，并相应减少其不良反应。

治疗肝硬化黄疸的经验方

【药物组成】黄连15g，黄芩10g，砂仁（后下）15g，厚朴15g，枳实20g，柴胡20g，白芍30g，甘草15g，姜黄15g，郁金15g，干姜10g，苍术15g，焦栀子10g，茵陈（单包）20g，半枝莲（单包）30g，白花蛇舌草（单包）30g，大青叶（单包）20g，板蓝根20g，金银花（单包）30g，连翘（单包）20g，蒲公英（单包）30g，五味子15g。

【功能主治】清热利湿。适用于脾湿胃热，湿热内蕴型肝硬化黄疸。

【用量用法】水煎服，每日1剂，早晚分服。

【出处】孙元莹，姜德友，王远红.著名老中医张琪治疗肝硬化临证举隅[J].中国社区医师，2002（7）：8-10.

【方解】本方为首届国医大师张琪教授治疗肝硬化黄疸的经验方。适用于脾湿胃热，湿热内蕴型肝硬化黄疸，治以清热利湿。方中茵陈，为君药，苦泄下降，善清热利湿，为治黄疸要药。臣以焦栀子清热降火，通利三焦，助茵陈引湿热从小便而去。佐以黄连、姜黄、黄芩共行泄热逐瘀，通利大便，导瘀热从大便而下；大青叶、蒲公英、连翘、金银花、板蓝根、白花蛇舌草、半枝莲共行清热解毒；苍术燥湿健脾，砂仁、厚朴、枳实、柴胡、郁金共行理气散结，干姜温中散寒，白芍柔肝止痛；五味子益气生津，现代药理研究表明半枝莲可以改善肝功能、增强免疫能力、抑制肝癌形成的作用。甘草调和药性为使药。全方共奏清热退黄，燥湿健脾之功。

脂肪肝

1.非酒精性脂肪肝

大柴胡汤

【药物组成】柴胡 9g，黄芩 15g，半夏 12g，枳实 12g，酒大黄 6g，白芍 15g，炙甘草 9g，郁金 30g，赤芍 30g，生山楂 30g，西红花^{分2次冲服}2g，红曲 6g，生姜 3 片。

【功能主治】疏肝解郁，清热燥湿，活血化瘀，化浊降脂。适用于膏浊内蕴，气机郁滞所致重度脂肪肝。

【用量用法】水煎服，每日 1 剂，早晚分服。

【出处】周强，张家成，赵锡艳，仝小林.仝小林教授治疗脂肪肝经验[J].世界中西医结合杂志，2011，6（4）：277-278.

【方解】本方为中国科学院院士仝小林教授治疗脂肪肝的经验方。仝小林认为脂肪肝的核心病机为中焦内热，膏脂、酒浊内蕴为其根本病因，他把脂肪肝的发展过程分为以下三个阶段：第一阶段以气郁为主，用大柴胡汤、四逆散、越鞠丸等治疗；第二阶段以气结为表现，治以行气化痰散结；第三阶段以血瘀为表现，用抵当汤、桂枝茯苓丸、桃核承气汤等治疗。本方适用于辨证为膏浊内蕴，气机郁滞的重度脂肪肝，治以行气开郁，消膏化浊，使用大柴胡汤。方中柴胡疏肝解郁，为君药。配臣药黄芩和解清热，以除少阳之邪；枳实行气消痞，亦为臣药。白芍柔肝缓急止痛；酒大黄活血化瘀，泄浊消膏，与黄芩配伍泄浊降脂，健脾开窍，使脂浊下行二窍；枳实、半夏共行行气化痰；生山楂、红曲共行消食化积，化浊降脂；生姜解毒杀菌；郁金、赤芍、西红花共行活血凉血散瘀，增强肝脏微循环，降低血液黏度，促进脂肪氧化，防止脂肪痰浊沉积于肝，可逆转肝细胞脂肪变性，扶正祛邪兼顾，共为佐药。炙甘草调和药性为使药。诸药合用共奏疏肝解郁，清热燥湿，活血化瘀，化浊降脂之功。

调脂化浊丸

【药物组成】制何首乌 75g，丹参 50g，桑椹 80g，杭白芍 45g，生黄芪 75g，党参 50g，麦冬 45g，生地黄 60g，西洋参 60g，南山楂 45g，红曲 45g，五味子 25g。

【功能主治】滋补肝肾，健脾益气，养阴生津，活血化浊。适用于脂肪肝。

【用量用法】上方共为细末，炼蜜为丸，每丸10g，每日服2次，每次服1丸。
【出处】刘如秀.刘志明治疗脂肪肝的经验方[N].中国中医药报，2018-04-13（005）.
【方解】本方为第二届国医大师、全国老中医药专家学术经验继承工作指导老师刘志明教授治疗脂肪肝的经验方。脂肪肝的病机主要为脾胃纳运失常，升降失调，肾脏受损，营养物质过剩而堆积体内，日久成痰化浊所致，治以益肾健脾、祛痰化浊。方中制何首乌滋补肝肾，为君药。生黄芪、西洋参、党参共行健脾益气，为臣药，其中黄芪明显改善肝硬化患者肝脏蛋白质的合成功能，并保护肝细胞膜，降低血清转氨酶。佐以麦冬、桑椹、生地黄共行清热养阴生津；杭白芍、五味子共行补脾益肾；南山楂、丹参、红曲共行活血化瘀，化痰降浊。全方共奏滋补肝肾，健脾益气，养阴生津，活血化浊之功。

当归白芍散

【药物组成】当归12g，白芍15g，川芎12g，茯苓15g，白术15g，泽泻12g。
【功能主治】调肝健脾。适用于脂肪肝。
【用量用法】水煎服，每日1剂，早晚分服。
【出处】邹芷均，孙劲晖，田德禄.当归白芍散治疗脂肪肝探析[J].辽宁中医杂志，2006（10）：1263-1264.
【方解】本方为首届全国名中医、全国老中医药专家学术经验继承工作指导老师田德禄教授治疗脂肪肝的经验方。方中白芍敛养肝血，平肝止痛；当归配白芍补养肝血，又活血，川芎行血中之滞，三药共以调肝。泽泻用量最重，意在渗利湿浊；白术健脾燥湿，配合茯苓、泽泻，又渗湿泄浊。故使肝得调达，脾得健运，肝脾两和，气机调顺。

肝脂溶颗粒

【药物组成】龙胆、茯苓、木香、决明子、山楂各15g，黄芪、何首乌各20g，泽泻、丹参、郁金、枳椇子、海藻各10g，大黄(后下)3g。
【功能主治】清利湿热、化瘀消积。适用于湿热瘀积型脂肪肝。
【用量用法】水煎服，每日1剂，早晚分服。
【出处】隋晓丹，王亚红，程林.刘铁军教授以清利湿热化瘀消积法治疗脂肪肝经验浅析[J].中西医结合肝病杂志，2015，25（1）：42，44.
【方解】本方为全国老中医药专家学术经验继承工作指导老师刘铁军教授治疗脂肪肝的经验方。本病病机为肝脾失调，湿热瘀积互结于肝，在治疗上强调肝脾同调，湿热瘀积同治，应用清利湿热，化瘀消积之法，自创肝脂溶颗粒。方中龙胆清肝利胆，利湿退黄，为君药。丹参活血化瘀，为臣药。佐以茯苓、泽泻共利水渗湿，木香、郁金共行理气止痛；大黄、决明子共行清热通便，导湿热从大便去；山楂健脾消积，化浊降脂；黄芪补气健脾，枳椇子除烦止渴；何首乌补肝肾，化浊降脂；海藻消痰软坚散结，利水消肿。全方共奏清肝利胆，利湿退黄，泄热通便，化浊降脂之功。实验研究证实，肝脂溶颗粒具有保肝、解酒、调节血脂、降转氨酶及延缓肝纤维化之功效，可抑制肝脏炎症反应，提高肝脏抗氧化能力，抑制脂质过氧化，进而获得防治酒精性肝损伤的疗效。

慢迁肝方

【药物组成】柴胡 10g，当归 15g，白芍 15g，丹参 20g，党参 20g，白术 10g，茯苓 15g，神曲 20g，甘草 10g，郁金 10g，板蓝根 15g，白花蛇舌草 20g，半枝莲 10g，麦芽 20g，鸡内金 10g，山楂 12g，虎杖 12g。

【功能主治】疏肝健脾，清热利湿。适用于肝郁脾虚，湿热未清所致脂肪肝。

【用量用法】水煎服，每日 1 剂，早晚分服。

【出处】程亚伟，蔡媛媛，杨永和，蔡敏.罗凌介肝脾同治治疗慢性乙型肝炎经验[J].广州中医药大学学报，2013，30（3）：416-418.

【方解】本方为全国老中医药专家学术经验继承工作指导老师罗凌介教授治疗脂肪肝的经验方。方中柴胡辛散生发，为君药。加入郁金，为臣药，疏肝理气，顺肝之性，使之不郁。当归、白芍共行养血柔肝；木旺克土，肝郁乘脾，故加入党参、茯苓、白术、甘草共行以补脾胃，培其本，使脾实则肝自愈；以神曲、麦芽、山楂、鸡内金共行增强健脾益胃之功；加入丹参活血化瘀，现代药理研究证实丹参抑制或减轻肝细胞变性、坏死及炎症反应，促进肝细胞再生，并有抗纤维化作用。半枝莲、虎杖、白花蛇舌草、板蓝根共行清热解毒，抗乙型肝炎病毒，共为佐药。全方共奏疏肝健脾，清热利湿之功。

四生汤

【药物组成】生黄芪，生山楂，生荷叶，生薏苡仁。（原方无剂量）

【功能主治】补气健脾，活血祛瘀，利水祛湿，清利湿热。适用于脂肪肝。

【用量用法】水煎服，每日 1 剂，早晚分服。

【出处】王新征，王京奇.王京奇主任医老治疗脂肪肝经验举隅[J].光明中医，2014，29（9）：1972-1973.

【方解】本方为全国老中医药专家学术经验继承工作指导老师王京奇主任医师治疗脂肪肝的经验方。脂肪肝的病理因素为气滞、痰浊、湿热、瘀血，尤其以痰、瘀最为关键。痰、瘀是贯穿脂肪肝始终的病理因素，无论何种证型的脂肪肝都与之密切相关，并以此形成了健脾除湿、化痰祛瘀的治疗方法，创立经验方"四生汤"。方中生黄芪补气升阳，健脾，利水消肿，为君药，具有抗氧化，清除自由基，促进细胞代谢，利尿消肿，减少尿白蛋白排泄，促肝脏合成白蛋白，调脂，调节免疫，降血压和保护肝细胞等作用。生山楂消食化积，化油腻肉食积滞，并活血行气，散瘀止痛，为臣药。佐以生荷叶清热利湿，清血中郁热；生薏苡仁利水渗湿，健脾益气。诸药合用补气健脾，活血祛瘀，利水祛湿，清利湿热，祛除肝脏之湿邪。四生汤在治疗脂肪肝有明显的优势，可以有效降低血液中总胆固醇、甘油三酯和低密度脂蛋白的水平，升高高密度脂蛋白水平。

湿阻血瘀甚者，加焦神曲 20g，鸡内金 20g，决明子 10g，黄芩 10g，青皮 10g，陈皮 10g，法半夏 10g，猪苓 15g，茯苓 15g，莱菔子 10g，槟榔 10g，乌药 6g，败酱草 15g，砂仁^{后下} 10g，三七 9g，檀香 10g。治以健脾祛湿，理气活血。焦神曲、鸡内金共行消食化积，并活血行气，散瘀止痛，为臣药。茯苓、猪苓、砂仁共行利水渗湿，健脾益气；法半夏、黄芩共行清热燥湿；决明子清热明目；槟榔行气利水；三七活血补血；陈皮、乌药、青皮、檀香、莱菔子共行行气止痛，活血散瘀。诸药合用补气健脾，活血祛瘀，利水祛湿，清利湿热，祛除肝脏之湿邪。

化浊解毒护肝方

【药物组成】泽泻 30g，决明子 30g，生薏苡仁 30g，生山楂 30g，苍术 30g，茵陈 15g，虎杖 15g，姜黄 9g，延胡索 9g，柴胡 9g，郁金 9g。

【功能主治】化浊降脂，疏肝解郁，理气健脾，活血行气。适用于脂肪肝。

【用量用法】水煎服，每日 1 剂，早晚分服。

【出处】俞芹，李佃贵.李佃贵治疗脂肪肝经验[J].辽宁中医杂志，2012，39（11）：2128-2129.

【方解】本方为第三届国医大师、全国老中医药专家学术经验继承工作指导老师李佃贵教授治疗脂肪肝的经验方。脂肪肝多因情志不畅，肝郁气滞，横逆犯脾，或饮食不节、外感时邪等导致脾胃升降失常，痰湿内生，日久产生浊毒所致，病机特点是邪实为主，浊、毒往往同时存在，故以化浊解毒，健脾疏肝，理气活血为基本治法。方中泽泻化浊降脂，阻碍胆固醇的吸收和代谢，为君药。柴胡疏肝解郁，能够降低甘油三酯的含量，为臣药。佐以生山楂理气健脾，清除油腻食积，清除动脉壁上的脂质沉积；决明子清肝明目，有降低血胆固醇的作用；虎杖利湿退黄，活血化瘀，降低胆固醇和甘油三酯；生薏苡仁健脾利湿，有效抑制胆固醇的合成，促进甘油三酯的排泄；延胡索活血益气止痛，改善肝脏血液循环，促进脂肪代谢；苍术健脾祛湿，还有保肝作用，可减轻肝损伤时肝细胞变性坏死的病变程度；姜黄抗氧化，降脂；茵陈清热利湿退黄，保肝利胆，调血脂；郁金疏肝解郁，有调血脂及保肝利胆的功效。全方共奏化浊降脂，疏肝解郁，理气健脾，活血行气之功。

疏肝降脂煎

【药物组成】柴胡 10g，三棱 10g，莪术 10g，郁金 10g，炒白术 15g，泽泻 15g，枳壳 10g，制鳖甲^{先煎} 12g，炙甘草 10g，茯苓 15g，生山楂 10g，荷叶 10g。

【功能主治】疏肝解郁，健脾利湿，泄热逐瘀，软坚散结。适用于肝郁脾虚型脂肪肝。

【用量用法】水煎服，每日 1 剂，早晚分服。

【出处】周祺.于志强治疗脂肪肝的经验[J].河北中医，2009，31（07）：965-966.

【方解】本方为全国老中医药专家学术经验继承工作指导老师于志强教授治疗脂肪肝的经验方。脂肪肝的病因主要是情志内伤或过食肥甘厚味，过度饮酒，肥胖等损伤脾胃，造成肝脾失调，气滞、血瘀、痰浊等积聚于肝，治以调和肝脾为主。证属肝郁脾虚型，治以疏肝健脾，活血化瘀。方中柴胡疏肝解郁，为君药。炒白术、茯苓、炙甘草共行健脾燥湿，为臣药，其中白术具有调整机体免疫功能，纠正白蛋白与球蛋白比例等作用。佐以郁金、枳壳共行理气散结，三棱、莪术、生山楂共行破血化瘀，泽泻、荷叶共行利湿泄热，制鳖甲软坚散结。全方共奏疏肝解郁，健脾利湿，泄热逐瘀，软坚散结之功。

清肝降脂煎

【药物组成】柴胡 10g，三棱 10g，莪术 10g，茵陈 15g，虎杖 15g，鸡骨草 15g，制鳖甲^{先煎}12g，决明子 15g，川楝子 10g，生牡蛎^{先煎}12g，泽泻 15g，炒白术 10g。

【功能主治】疏肝解郁，健脾燥湿，泄热退黄，破血化瘀，软坚散结。适用于湿热瘀血型脂肪肝。

【用量用法】水煎服，每日 1 剂，早晚分服。

【出处】周祺.于志强治疗脂肪肝的经验[J].河北中医，2009，31（7）：965-966.

【方解】本方为全国老中医药专家学术经验继承工作指导老师于志强教授治疗湿热瘀血型脂肪肝的经验方。证属湿热瘀血，治以清肝利湿，破血软坚化积。方中茵陈清热利湿退黄，为君药。三棱、莪术共行破血化瘀，为臣药。佐以虎杖、鸡骨草、决明子、泽泻共行清肝利湿，泄热退黄，其中决明子可降低血浆胆固醇含量，纠正脂肪代谢紊乱，并降低谷丙转氨酶（ALT）活性，促进受损肝细胞向正常转化；制鳖甲、生牡蛎共行软坚散结；柴胡、川楝子共行疏肝解郁；炒白术健脾燥湿。全方共奏疏肝解郁，健脾燥湿，泄热退黄，破血化瘀，软坚散结之功。

脾虚肝郁方

【药物组成】柴胡 6g，枳壳 12g，炒白芍 15g，党参 20g，炒白术 10g，茯苓 20g，甘草 6g，法半夏 10g，川芎 15g，当归 12~20g，木香 10g，香附 10g，延胡索 10g，川楝子 10g。

【功能主治】疏肝解郁，健脾益气，祛痰化湿，活血化瘀血。适用于脂肪肝。

【用量用法】水煎服，每日 1 剂，早晚分服。

【出处】许宝才，毛志远，陈伟.钟坚论治脂肪肝的经验浅析[J].中华中医药杂志，2017，32（7）：3036-3038.

【方解】本方为全国老中医药专家学术经验继承工作指导老师钟坚教授治疗脂肪肝

的经验方。本病因多种原因导致脾虚肝郁，气血失调，日久形成痰瘀互结，积于肝脏而形成，因此临床治以健脾疏肝、祛痰化瘀。方中柴胡疏肝解郁，为君药。木香理气宽中；川芎、延胡索共行活血行气止痛，增强柴胡疏肝理气，行气活血止痛的作用，共为臣药。佐以炒白芍养血柔肝，与柴胡合用，可使柴胡升散而无耗伤阴血之弊；枳壳、香附、川楝子共行理气解郁，与柴胡一升一降，加强疏肝理气之功，与炒白芍相配，又理气和血，使气血调和；法半夏燥湿化痰；当归补血活血；党参、炒白术、茯苓、甘草共行益气健脾，调和诸药。诸药合用共奏疏肝解郁，健脾益气，祛痰化湿，活血化瘀血之功。

若脾虚肝郁、痰瘀互结，治以健脾疏肝，祛痰化瘀。方中可加山楂 12g 健脾消食，化浊降脂；淮山药 15g 益气健脾。加强健脾益气，祛痰化湿，活血化瘀，消食之功。

健脾去脂方

【药物组成】茵陈 15g，苍术 12g，白术 12g，茯苓 15g，泽泻 10g，菊花 12g，决明子 15g，荷叶 6g，生山楂 6g。

【功能主治】健脾化湿、清热化痰。适用于肝肾阴虚夹湿热内滞所致非酒精性脂肪肝。

【用量用法】以上药物以水浸泡 30min 后，大火将药煮至沸腾，随后改为小火煎煮约 20min，煎煮 2 次共取汁 200mL，每日早，晚餐后温服。

【出处】薛建华，张银华，杜秀萍，等.陈建杰教授从脾论治非酒精性脂肪肝经验[J].河北中医，2017，39（12）：1765-1767.

【方解】本方为陈建杰教授治疗脂肪肝的经验方。本病病位在肝，而源于脾，病机的关键为脾虚肝郁，痰浊瘀阻，以健脾化湿、清热化痰为治疗原则。方中茵陈清热利湿退黄，为君药。决明子清热肝明目，茯苓利水渗湿，共为臣药。佐以白术、苍术共行益气健脾化湿；泽泻清热利湿，化浊降脂；菊花清泄肝火，润肠通便；生山楂、荷叶共行健脾和胃，消食化浊。全方共奏清热利湿，益气健脾，健脾和胃，化浊降脂之功。

若患者喜食膏粱厚味，缺乏运动，形体肥胖，损伤脾气，导致脾失健运，酿湿生痰，阻滞气血运行，日久痰热互结积于肝脉而成脂肪肝。治以健脾化湿，清热化痰。方中可加制大黄 12g 泄热逐瘀；垂盆草 30g 清热解毒，清泄肝火，润肠通便，且垂盆草有降低 ALT 的作用。

柴胡疏肝散

【药物组成】柴胡 9g，枳壳 15g，白芍 15g，当归 15g，制香附 9g，佛手 6g，山楂 10g，郁金 15g，川楝子 6g，延胡索 10g，法半夏 15g，陈皮 15g。

【功能主治】疏肝解郁，养血敛阴，健脾消食，化浊降脂。适用于肝气郁滞型脂肪肝。

【用量用法】水煎服，每日 1 剂，早晚分服。

【出处】邱志洁，马坤，伊春锦.伊春锦老中医治疗脂肪肝的经验述要[J].光明中医，

2016，31（1）：32-34.

【方解】本方为全国老中医药专家学术经验继承工作指导老师伊春锦教授治疗脂肪肝的经验方。脂肪肝主要由长期饮食不节，过食肥甘厚味，好逸少劳，年老体弱，七情内伤，长期服用具有肝损害的药物等导致肝失条达，气郁血瘀，木不疏土，脾失健运，湿痰内蕴，肾亏蒸化不足，浊邪不泄，使瘀血、湿痰、浊邪蓄积于肝导致，治法重视调肝运脾，祛痰化瘀。本病辨证为肝气郁滞证，治以疏肝解郁，理气和胃。方中柴胡疏肝解郁，通心腹胃肠结气，芳香疏散，使木郁达之，肝气得以调达，为君药。当归甘辛苦温，养血和血；白芍酸苦微寒，养血敛阴，柔肝缓急，为臣药。佛手、郁金、制香附、川楝子共行疏肝解郁；枳壳理气宽中；延胡索活血行气止痛；山楂健脾消食，化浊降脂；法半夏、陈皮共行燥湿化痰，共为佐药。全方共奏疏肝解郁，养血敛阴，健脾消食，化浊降脂之功。

血府逐瘀汤合二陈汤

【药物组成】陈皮 20g，茯苓 20g，法半夏 15g，厚朴 15g，泽泻 15g，白术 20g，延胡索 10g，砂仁^{后下}15g，桃仁 15g，红花 15g，赤芍 15g，当归 15g，郁金 15g。

【功能主治】活血化瘀，燥湿化痰，利水渗湿，化浊降脂。适用于痰湿瘀阻型脂肪肝。

【用量用法】水煎服，每日 1 剂，早晚分服。

【出处】邱志洁，马坤，伊春锦.伊春锦老中医治疗脂肪肝的经验述要[J].光明中医，2016，31（1）：32-34.

【方解】本方为全国老中医药专家学术经验继承工作指导老师伊春锦教授治疗脂肪肝的经验方。痰、瘀的形成为本病病机的另一个关键，由于气血运行不畅，酿生湿痰，变生瘀血，痰瘀互结，积于肝脏，阻滞肝络而成病，治以祛湿化痰，活血化瘀，方选血府逐瘀汤合二陈汤。血府逐瘀汤合二陈汤对内脏脂肪中瘦蛋白（Leptin）含量有降低作用，对内脏脂肪有逆转作用。方中桃仁破血行滞而润燥，红花活血祛瘀以止痛，法半夏辛温性燥，善燥湿化痰，且又和胃降逆，共为君药。赤芍助君药活血祛瘀，为臣药。郁金疏肝解郁；白术健脾渗湿，渗湿以助化痰之力，健脾以杜生痰之源；厚朴理气除胀；泽泻利水渗湿，化浊降脂；当归、延胡索活共行血补血，化瘀止痛；砂仁、茯苓、陈皮共行理气祛湿，以上均为佐药。诸药合用共奏活血化瘀，燥湿化痰，利水渗湿，化浊降脂之功。

滋水清肝饮

【药物组成】熟地黄 15g，白芍 15g，山药 15g，枸杞子 20g，丹参 15g，当归 15g，延胡索 10g，郁金 10g，女贞子 10g，墨旱莲 15g，鳖甲^{先煎}20g，牡蛎^{先煎}20g。

【功能主治】滋养肝肾，活血化瘀，软坚散结。适用于肝肾阴虚型脂肪肝。

【用量用法】水煎服，每日 1 剂，早晚分服。

【出处】邱志洁，马坤，伊春锦.伊春锦老中医治疗脂肪肝的经验述要[J].光明中医，

2016，31（1）：32-34.

【方解】本方为全国老中医药专家学术经验继承工作指导老师伊春锦教授治疗脂肪肝的经验方。本病辨证为肝肾阴虚证，治以滋阴补肾，养血柔肝，方选滋水清肝饮。方中熟地黄、枸杞子、女贞子、墨旱莲共行滋补肝阴，养血柔肝，女贞子抑制肝细胞脂质过氧化反应，降低血清中谷丙转氨酶（SGPT）值，有保肝作用；丹参、当归共行活血补血，延胡索活血行气止痛，山药益气生津，鳖甲、牡蛎共行软坚散结，白芍、郁金共行疏肝柔肝止痛。全方共奏滋养肝肾，活血化瘀，软坚散结之功。

痛泄要方

【药物组成】白术20g，白芍15g，陈皮15g，防风6g，木香10g，砂仁(后下)10g，茯苓20g，山药20g，延胡索10g，丹参10g，赤芍15g，郁金15g。

【功能主治】疏肝健脾。适用于肝郁脾虚型脂肪肝。

【用量用法】水煎服，每日1剂，早晚分服。

【出处】邱志洁，马坤，伊春锦.伊春锦老中医治疗脂肪肝的经验述要[J].光明中医，2016，31（1）：32-34.

【方解】本方为全国老中医药专家学术经验继承工作指导老师伊春锦教授治疗脂肪肝的经验方。适用于肝郁脾虚证，治以疏肝健脾。方中白术苦温，补脾燥湿，为君药。白芍酸寒，柔肝缓急止痛，与白术配伍，共为臣药。陈皮、木香、郁金共行辛苦而温，理气燥湿，疏肝醒脾和胃；丹参、赤芍共行活血化瘀；延胡索活血行气，使气行则血行；砂仁化湿开胃，温脾止泻；茯苓健脾利湿，山药健脾益胃，以上均为佐药。防风燥湿以助止泻，为脾经引经药，故为使药。全方共奏疏肝健脾之功。

二陈汤合四逆散

【药物组成】柴胡10g，白芍15g，枳壳10g，陈皮10g，法半夏10g，茯苓15g，三七3g，丹参20g，金钱草15g，泽泻10g，大黄6g，焦山楂15g，鸡内金15g。

【功能主治】燥湿化痰，健脾和胃，活血化瘀，清热退黄。适用于脂肪肝。

【用量用法】水煎服，每日1剂，早晚分服。

【出处】蔡媛媛，程亚伟，蔡敏，廖慧.许雪君治疗脂肪肝经验[J].湖南中医杂志，2014，30（8）：32-33.

【方解】本方为全国老中医药专家学术经验继承工作指导老师许雪君教授治疗脂肪肝的经验方。脂肪肝多因过食肥甘厚味或饮酒过度损伤肝脾肝失疏泄脾失健运，湿热内蕴，痰浊郁结，瘀血阻滞而导致痰瘀痹阻肝脏脉络而成，以化痰祛湿、疏肝理脾、活血化瘀为主要治疗方法。本方适用于肝郁脾虚，治以化痰祛湿、疏肝理脾，佐以活血化瘀。方中法半夏辛温性燥，善燥湿化痰，且又和胃降逆，为君药。陈皮，为臣药，既可理气行滞，又燥湿化痰。君臣相配，寓意有二：一为等量合用，不仅相辅相成，增强燥湿化痰之力，而且体现治痰先理气，气顺则痰消之意；二为半夏、陈皮皆以陈久者良，而无过燥之弊，故方名二陈，此为本方燥湿化痰的基本结构。佐以茯苓健脾渗湿，渗湿以助化痰之力，健脾以杜生痰之源，鉴于陈皮、茯苓是针对气滞和生痰之源而设，故二药为祛痰剂中理气化痰，健脾渗湿的常用组合；柴胡、枳壳疏肝解郁；白芍养血柔肝；丹参、三七共行活血化瘀；金钱草利湿退黄；焦山楂、泽泻共行健脾消积，散瘀止痛，化浊降脂；鸡内金健胃消食；大黄泄热逐瘀，均为佐药。四逆散可以通过降低肝纤维化大鼠血清中转化生长因子-β1（TGF-β1）水平、阻断 JAK2-STAT3 经典通路的信号转导作用等途径，抑制肝星状细胞（HSC）增殖，促进 HSC 凋亡，发挥治疗肝纤维化的作用。全方共奏燥湿化痰，健脾和胃，活血化瘀，清热退黄之功。

平胃散合慢迁肝方

【药物组成】柴胡 15g，郁金 15g，当归 10g，白芍 10g，党参 15g，白术 15g，茯苓 15g，苍术 15g，厚朴 10g，陈皮 20g，泽泻 15g，茵陈 15g，垂盆草 15g，珍珠草 15g，丹参 20g，炙甘草 10g。

【功能主治】疏肝解郁，健脾益气，清热利湿，活血化瘀。适用于肝郁脾虚，痰湿内停所致脂肪肝。

【用量用法】水煎服，每日 1 剂，早晚分服。

【出处】蔡媛媛，程亚伟，蔡敏，杨永和.罗凌介辨治脂肪肝的经验总结[J].中医药导报，2018，24（20）：129-131.

【方解】本方为全国老中医药专家学术经验继承工作指导老师罗凌介教授治疗脂肪肝的经验方。本方适用于肝郁脾虚，痰湿内停型脂肪肝，治以疏肝健脾，化痰祛湿。方中以苍术为君药，以其辛香苦温，入中焦燥湿健脾，使湿去则脾运有权，脾健则湿邪得化，湿邪阻碍气机，且气行则湿化。臣以厚朴，芳化苦燥，长于行气除满，且可化湿，与苍术相伍，行气以除湿，燥湿以运脾，使滞气得行，湿浊得去。柴胡、郁金以疏肝解郁，行气止痛；当归、白芍共行养血柔肝，以涵其肝；党参、茯苓、白术、炙甘草共行健脾益气；泽泻化浊降脂；茵陈、珍珠草、垂盆草共行清热利湿，降酶护肝；丹参活血化瘀，现代药理研究证实丹参抑制或减轻肝细胞变性、坏死及炎症反应，促进肝细胞再生，并有抗纤维化作用；陈皮理气和胃，燥湿醒脾。使以甘草，调和诸药，且益气健脾和中。全方共奏疏肝解郁，健脾益气，清热利湿，活血化瘀之功。

祛痰活血汤

【药物组成】陈皮 10g，茯苓 15g，姜半夏 10g，苍术 15g，白术 10g，薏苡仁 15g，泽泻 15g，郁金 15g，丹参 15g，山楂 15g，香附 10g，佛手 10g，甘草 3g。

【功能主治】运脾化湿，活血散瘀，疏肝和胃。适用于痰瘀阻滞型脂肪肝。

【用量用法】水煎服，每日1剂，早晚分服。

【出处】张光海，汪静，米绍平，等.孙同郊治疗脂肪肝经验[J].泸州医学院学报，2013，36（4）：372-373.

【方解】本方为全国老中医药专家学术经验继承工作指导老师孙同郊教授治疗脂肪肝的经验方。本病病机多为肝脾失调，痰瘀阻滞而成，治以泄浊化痰，活血化瘀，运脾疏肝，恢复肝脾的功能为主，自拟祛痰活血汤作为基本方。祛痰活血汤对大鼠非酒精性脂肪肝的影响，研究结果发现肝细胞 NF-κB 的表达在非酒精性脂肪肝中显著升高，其表达的程度与炎症程度呈正相关。方中姜半夏辛温性燥，善燥湿化痰，且又和胃降逆，为君药。陈皮为臣药，既可理气行滞，又燥湿化痰。君臣相配，寓意有二：一为等量合用，不仅相辅相成，增强燥湿化痰之力，而且体现治痰先理气，气顺则痰消之意；二为半夏、陈皮皆以陈久者良，而无过燥之弊。佐以茯苓、白术、苍术、薏苡仁、泽泻共行健脾渗湿，渗湿以助化痰之力，健脾以杜生痰之源。丹参、郁金、山楂共行活血化瘀，行气止痛；香附、佛手共行疏肝解郁，行气和胃；鉴于陈皮、茯苓是针对痰因气滞和生痰之源而设，故二药为祛痰剂中理气化痰，健脾渗湿的常用组合。甘草为使药，健脾和中，调和诸药。诸药合用共奏运脾化湿，活血散瘀，疏肝和胃之功。

若证属肝郁脾虚兼痰瘀湿热阻滞者，治以疏肝健脾，祛痰化瘀，清热除湿。方中可加柴胡 10g 疏肝理解郁，行气止痛；白芍 15g 养血柔肝；黄连 6g、黄芩 10g、蒲公英 15g 共行清热燥湿，泻火解毒；党参 15g 健脾益气。

若属湿热中阻证，痰瘀互结证，则治以清热除湿，泄浊化痰，运脾疏肝。方中可佐以黄芩 10g、黄连 6g 清热燥湿，泻火解毒；金钱草 15g、白茅根 15g、竹茹 15g 共行清热利湿化痰；泽兰 15g 行气活血，散瘀止痛；决明子 15g 健脾消食，化浊降脂；瓜蒌壳 15g 理气宽胸；枳椇子 15g 解酒毒；荷叶 15g 水煎剂降低高脂血症大鼠的血清总胆固醇和甘油三酯，降低全血比黏稠度和红细胞压积，从而改善血液浓黏状态。

清肝活血饮

【药物组成】决明子，柴胡，山楂，赤芍，川楝子，鳖甲^{先煎}。（原方无剂量）

【功能主治】活血化瘀，软坚消积。适用于脂肪肝。

【用量用法】水煎服，每日1剂，早晚分服。

【出处】汪晓军.张学文教授清肝活血法辨治脂肪肝经验介绍[J].新中医，2003（2）：12-14.

【方解】本方为首届国医大师、全国老中医药专家学术经验继承工作指导老师张学文教授治疗脂肪肝的经验方。肝经郁热、气滞血阻、瘀血内结是脂肪肝发病的重要病机，清肝解郁、疏肝理气、化瘀散结的法则，创立的经验方清肝活血饮。方中决明子味甘、苦，性微寒，归肝、大肠经，具有清肝、大肠火，疏散风热的功效，为治肝胆实热常用药；柴胡味苦、辛，性微寒，归肝、胆经，能够疏肝解郁，调畅肝经气机，两药共为君药，共奏清肝解郁之效。赤芍味苦，性微寒，归肝经，具有活血化瘀止痛，清肝凉血的功效；山楂味酸、甘，性微温，归脾、胃、肝经，助脾健胃运化，消食积，同时还活血化瘀止痛；川楝子味苦、性寒，有小毒，归肝、胃、小肠、膀胱经，可以疏肝解郁，调理脾胃滞气，兼泄肝热，善治肝气郁滞或肝胃不和所致的胁肋、脘腹疼痛，以上诸药共为臣药，助君药清肝泻火，疏肝解郁，又活血化瘀止痛。诸药相合，君臣相助，药力更加精专。鳖甲味咸为佐药，性寒，归肝经，滋肝阴，潜肝阳，清肝热，同时软坚散结，增强全方活血化瘀，软坚消积的作用。

消脂保和汤

【药物组成】焦山楂30g，神曲10g，连翘10g，茯苓10g，法半夏10g，陈皮10g，莱菔子15g，炒白术10g，丹参15g，干荷叶20g，谷芽、麦芽各20g，枳壳15g，三七粉^{分2次冲服}3g，垂盆草20g，合欢皮15g。

【功能主治】健脾理气化瘀，消脂降浊。适用于木郁土壅，食积痰瘀内结所致脂肪肝。

【用量用法】水煎服，每日1剂，早晚分服。

【出处】李龙华，何凌，张小萍.张小萍治疗肝胆病验案举隅[J].江苏中医药，2015，47（9）：49-51.

【方解】本方为首届全国名中医、全国老中医药专家学术经验继承工作指导老师张小萍教授治疗脂肪肝的经验方。本病因饮食不节，过食肥甘厚味，情志不舒导致肝失疏泄，脾失健运，日久导致痰、浊、瘀等聚于肝脏形成。本方适用于木郁土壅，食积痰瘀内结，治以健脾理气化瘀，消脂降浊。方中山楂，为君药，消食化积，化浊降脂，为消肉食油腻之要药。神曲、莱菔子消食除胀，两药合用，为臣药。佐以谷芽、麦芽，消食物之积，化浊降脂；法半夏、陈皮健脾燥湿化痰，其中法半夏可以阻止或延缓食饵性高脂血症的形成，并对高脂血症有一定的治疗作用；枳壳、合欢皮共行理气散结；炒白术、茯苓共行健脾燥湿；连翘、垂盆草共行清热解毒；干荷叶、丹参、三七粉共行活血化瘀，通利血脉。诸药配伍，共奏健脾理气，活血化瘀，化浊降脂之功。

健脾疏肝降脂汤

【药物组成】党参20g，白术10g，山楂20g，柴胡10g，枳实10g，白芍10g，决明子20g，茵陈20g，泽泻15g，丹参30g，瓜蒌皮15g，陈皮10g。

【功能主治】疏肝解郁，健脾燥湿，活血化瘀，化浊降脂。适用于脂肪肝。

【用量用法】水煎服，每日1剂，早晚分服。

【出处】郭乂然，杨小莲，李金生.李金生运用中药治疗脂肪肝的经验[J].环球中医药，2014，7（S1）：56-57.

【方解】本方为全国老中医药专家学术经验继承工作指导老师李金生教授治疗脂肪肝的经验方。本病由于酒食不节，过食肥甘，脾失健运，水湿内停久则痰浊，或因情志不遂，以致肝失疏泄而导致气滞血瘀，痰瘀结于肝形成，自拟健脾疏肝降脂汤治疗。方中柴胡疏肝解郁，为君药。党参、白术共行益气健脾燥湿，为臣药。决明子、枳实、陈皮共行理气散结，助柴胡疏肝解，其中决明子抑制血清胆固醇升高。佐以白芍养血柔肝；茵陈、泽泻清热利湿，利尿通淋，化浊降脂，使浊气从二便排出体外；丹参、山楂共行活血化瘀，化浊降脂，同时健运脾胃化积，促进消化；瓜蒌皮化痰散结。全方共奏疏肝解郁，健脾燥湿，活血化瘀，化浊降脂之功。

若证属脾虚肝郁，痰瘀内伏，治以健脾疏肝，涤痰化瘀，方中可加半夏燥湿化痰。若证属脾虚肝郁，痰瘀内伏，治以健脾疏肝，涤痰化瘀，方用健脾疏肝降脂汤加红花，方中可加桃仁活血散瘀；决明子清热明目，润肠通便，导浊气从大便去；瓜蒌化痰散结。全方共奏疏肝解郁，利湿退黄，化浊降脂，活血散瘀之功。

疏肝降脂汤

【药物组成】黄芪20g，柴胡10g，白芍10g，泽泻12g，补骨脂10g，玫瑰花8g，木香6g，地龙10g，当归10g，茯苓15g。

【功能主治】疏肝解郁，健脾益气，活血化瘀。适用于肝郁脾虚型脂肪肝。

【用量用法】水煎服，每日1剂，早晚分服。

【出处】郭义然，杨小莲，胡子毅，叶菁.蒋小敏教授辨治非酒精性脂肪肝经验[J].河北中医，2015，37（12）：1768-1771.

【方解】本方为全国老中医药专家学术经验继承工作指导老师蒋小敏教授治疗脂肪肝的经验方。本病病机为肝、脾、肾功能失调，气化失司所致，治疗上以扶正与祛邪相结合，以温肾助阳、疏肝健脾、利湿化浊、软坚化瘀为主要治疗大法。临床根据证型不同论治。对于肝郁脾虚型，治以疏肝健脾，理气化浊，选用疏肝降脂汤。方中黄芪补气升阳，柴胡疏肝解郁，白芍养血柔肝，三药共为君药。健脾补气，助运升清，疏肝柔肝以助肝用。盖肝为风木之脏，体阴而用阳，性喜条达，以白芍之酸敛养血柔肝，补肝之体制肝之用；以柴胡之辛散补肝之用，二药参合，刚柔相济，动静结合，体用兼顾，以达升阳敛阴之妙用。木香、玫瑰花共行理气散结，助柴胡疏肝解郁，共为臣药。补骨脂温补肾阳；茯苓、泽泻共行健脾燥湿，化痰祛浊；地龙、当归共行活血补血，通络化瘀，共为佐药。全方共奏疏肝解郁，健脾益气，活血化瘀之功。

若证属肝郁脾虚，瘀血阻络，治以疏肝脾健、理气化浊、活血通络，选用疏肝降脂汤加佩兰、藿香芳香化湿；三七活血补血，通络化瘀，共为佐药。全方共奏疏肝解郁，健脾益气，活血化瘀之功。

护肝降脂汤

【药物组成】柴胡12g，红石耳、生山楂、丹参各15g，决明子、黄芪各20g。

【功能主治】疏肝解郁，燥湿化痰，活血化瘀，消积除满。适用于肝郁脾虚，气滞血瘀，水湿内停所致脂肪肝。

【用量用法】水煎服，每日1剂，早晚分服。

【出处】侯铁虎.曾升海主任医师辨治脂肪肝经验介绍[J].陕西中医，2004（9）：821-822.

【方解】本方为曾升海主任医师治疗脂肪肝的经验方。肝气郁滞、痰浊内蕴、瘀血内结是脂肪肝发生发展的重要病机，治以疏肝解郁，燥湿化痰，活血化瘀，消积除满，自拟护肝降脂汤。方中柴胡疏肝解郁，红石耳健脾利水，消胀除满，补虚通便，两药共为君药。一解肝郁，一解痰浊，共奏疏肝化痰之功。现代药理研究表明，柴胡、红石耳均可降低血浆胆固醇和甘油三酯，纠正脂质代谢紊乱，并有抗肝损伤的作用。决明子清肝明目，润肠通便，导湿热从大便去；生山楂消食化积，化浊降脂；丹参活血化瘀，以上三药共为臣药。黄芪补气升阳，利水消肿，与决明子配伍，一升一降，疏肝理气，燥湿化痰为佐药。诸药合用共奏疏肝解郁，健脾利水，活血化瘀，消食化积，化浊降脂，燥湿化痰之功。

芪茵茶方

【药物组成】黄芪30g，茵陈6g，泽泻15g，生白术15g，生山楂15g，决明子6g，三七粉$_{分2次冲服}$6g，制大黄4g，补骨脂8g，苦丁茶6g，神曲20g，虎杖6g，垂盆草6g，柴胡8g，郁金12g，党参10g。

【功能主治】健脾行气，燥湿化痰。适用于脾虚失运，痰湿内阻所致脂肪肝。

【用量用法】水煎服，每日1剂，早晚分服。

【出处】周璇，路珊珊，田宗祥，戴明.曾斌芳教授治疗脂肪肝临床经验撷菁[J].亚太传统医药，2016，12（20）：79-81.

【方解】本方为全国老中医药专家学术经验继承工作指导老师曾斌芳教授治疗脂肪肝的经验方。本病辨证为脾虚失运、痰湿内阻，治以健脾行气，燥湿化痰。方中黄芪、党参共行补气升阳，为君药。生白术健脾燥湿，为臣药。佐以柴胡、郁金共行疏肝解郁；茵陈、虎杖、垂盆草共行清热解毒，利湿退黄；制大黄泄热逐瘀；生山楂、泽泻、神曲共行消食和胃，化浊降脂；决明子清肝通便，现代药理研究发现，决明子中含蒽苷类物质，具有降血压、调血脂的作用；三七粉收敛止血；补骨脂补肾壮阳，固精缩尿；苦丁茶清热泻火，养阴生津。全方共奏疏肝理脾，清热解毒，利湿退黄，化浊降脂之功。

柴胡疏肝散

【药物组成】柴胡12g，陈皮12g，川芎12g，枳壳12g，赤芍、白芍各15g，枳实6g，炙甘草10g，香附15g，当归12g，延胡索30g。

【功能主治】疏肝解郁，理气止痛，活血凉血。适用于肝郁气滞型脂肪肝。
【用量用法】水煎服，每日1剂，早晚分服。
【出处】贾慧玲.王国三应用柴胡疏肝散治疗肝胆病症验案举隅[J].河北中医，2014，36（10）：1450-1451.
【方解】本方为全国老中医药专家学术经验继承工作指导老师王国三教授治疗脂肪肝的经验方。柴胡疏肝散出自《景岳全书》，是治疗气机郁滞导致的肝胆病证经典方。本方适用于肝郁气滞，治以疏肝利胆，通降排石，用柴胡疏肝散治疗。方中柴胡疏肝解郁，为君药。白芍、当归共行养血柔肝，为臣药。佐以香附、枳壳、枳实、陈皮共行理气止痛；赤芍、川芎、延胡索共行活血凉血，散瘀止痛。炙甘草健脾和中，调和药性为使药。方中柴胡配伍枳壳，一升一降，使清升浊降，郁解结开，阳气疏达；枳实配伍白芍，一气一血，使气血调和；赤芍、白芍配川芎，一寒一温，使气血流畅。全方共奏疏肝解郁，理气止痛，活血凉血之功。

消脂合剂

【药物组成】绞股蓝30g，郁金15g，枳壳12g，白术9g，泽泻15g，丹参15g，生山楂15g，麦芽12g，赤芍9g，葛根15g，桑寄生15g，乌药9g。
【功能主治】疏肝健脾、化痰祛瘀。适用于脂肪肝。
【用量用法】每日1剂，水煎两次取汁300mL，分早晚2次温服。
【出处】曹自新，蔡春江，梁凤兰，等.王国三论治脂肪肝临床经验[J].河北中医，2011，33（02）：169.
【方解】本方为全国老中医药专家学术经验继承工作指导老师王国三教授治疗脂肪肝的经验方。本病病机为肝郁脾虚，痰瘀交阻，确立了疏肝健脾、化痰祛瘀的治法，自拟消脂合剂进行治疗。方中绞股蓝所含绞股蓝总皂苷显著降低四氯化碳诱导的肝纤维化模型大鼠血清丙氨酸氨基转移酶（ALT）、天冬氨酸氨基转移酶（AST）、谷氨酰转肽酶（GGT）活性及总胆红素（TBiL）含量，升高大鼠肝组织超氧化物歧化酶（SOD）活性，改善肝纤维化模型大鼠肝细胞的脂肪病变，表明绞股蓝总皂苷具有显著抗四氯化碳诱导的大鼠肝纤维化及氧化损伤的作用。同时，绞股蓝对肝细胞有促进再生作用，对重症肝炎的治疗有一定的价值，有健脾益气，扶正祛邪的功效，为君药。白术、泽泻共行健脾燥湿；枳壳、乌药共行疏肝解郁，理气化痰；生山楂、麦芽共行消食化积，化浊降脂；丹参、赤芍共行活血凉血，散瘀止痛；郁金疏肝解郁；葛根退热生津；桑寄生滋补肝肾。全方共奏疏肝健脾，化痰逐瘀，清热生津之功。

当归白芍散

【药物组成】黄连10g，大黄[后下]10g，枳实10g，厚朴10g，乌梅15g，生地黄15g，玄参 15g，小蓟 15g，茜草 15g，血余炭 10g。

【功能主治】清热燥湿、解毒通腑、滋阴凉血、活血化瘀。适用于肝纤维化。

【用量用法】水煎服，每日 1 剂，早晚分服。

【出处】孙凤霞，田德禄，王融冰.中药治疗肝硬化腹水肠源性内毒素症临床研究[J].四川中医，2006（1）：53-55.

【方解】本方为首届全国名中医、全国老中医药专家学术经验继承工作指导老师田德禄教授治疗脂肪肝的经验方。方中大黄、黄连、厚朴、枳实针对内毒素症的主证，起到清热燥湿，行气消痞，解毒通腑的功效；茜草、血余炭、小蓟共行活血化瘀；生地黄清热生津，玄参清热泻火，乌梅敛肺生津。诸药合用共达清热燥湿、解毒通腑、滋阴凉血、活血化瘀、祛邪而防伤正的目的。

消脂肝方

【药物组成】白术 15g，茯苓 15g，法半夏 10g，决明子 30g，丹参 15g，莱菔子 20g，苍术 15g，郁金 15g，荷叶 15g，虎杖 30g，白背叶根 20g，茵陈 30g。

【功能主治】健脾利湿，清热解毒，利胆退黄，消食除胀。适用于脾虚痰湿，兼有瘀血阻络型脂肪肝。

【用量用法】水煎服，每日 1 剂，早晚分服。

【出处】陈冠林，周福生.周福生教授以肝病实脾法论治脂肪肝[J].辽宁中医药大学学报，2010，12（6）：137-138.

【方解】本方为全国老中医药专家学术经验继承工作指导老师周福生教授治疗脂肪肝的经验方。本病的主要特征为本虚标实，以水饮、痰浊、瘀血等实邪留滞于体内为实，脾肾肝三脏功能亏虚为本，中焦脾胃的衰败为肝病关键所在，因此治则当先实脾。本方适用于脾虚痰湿，兼有瘀血阻络，治以健脾化痰祛湿，活血通络。方中苍术、白术共行健脾利湿，为君药。法半夏、茯苓共行燥湿化痰，为臣药。佐以虎杖、茵陈、荷叶、白背叶根共行清热解毒，利湿退黄；丹参活血化瘀；莱菔子消食除胀；郁金疏肝理气；决明子清肝明目，润肠通便。全方共奏健脾利湿，清热解毒，利胆退黄，消食除胀之功。

疏肝降浊方

【药物组成】茵陈 30g，郁金 10g，柴胡 10g，黄芪 30g，泽泻 10g，丹参 15g，生大黄 10g，决明子、生山楂各 15g，枳实 10g，制何首乌 15g。

【功能主治】清热利湿退黄，补气生阳，消食化积，化浊降脂。适用于脂肪肝。

【用量用法】水煎服，每日 1 剂，早晚分服。

【出处】李智滨，杨露梅.郭光业教授用疏肝降浊法治疗脂肪肝的临床经验[J].四川中医，2011，29（6）：3-4.

【方解】本方为全国老中医药专家学术经验继承工作指导老师郭光业教授治疗脂肪肝的经验方。本病为本虚标实，其本为肝失疏泄，脾肾阳虚，而其标为痰浊瘀滞，治以疏肝降浊法。方中茵陈清热利湿，利胆退黄，黄芪补气升阳，共为君药。生大黄、泽泻共行通腑导滞，化浊降脂，现代药理研究表明，泽泻可通过抑制肝内甘油三酯合成等作用达到控制脂肪性肝病的功效；决明子清肝明目，润肠通便，使痰湿之邪从大便而出；丹参活血散瘀，消除积聚脂肪；生山楂消食化积，化浊降脂，为消食积滞，化瘀消脂之要药；柴胡、郁金、枳实疏肝解郁，理气止痛；制何首乌补肝肾，益精血，使之利湿而不伤阴，活血而不耗血。诸药合用共奏清热利湿退黄，补气升阳，消食化积，化浊降脂之功。

若证属肝郁脾虚，痰瘀湿阻，治以疏肝健脾，降浊活血。方中可佐以赤芍、川楝子活血凉血，散瘀止痛；香附疏肝理气。诸药合用共奏清热利湿退黄，补气升阳，消食化积，化浊降脂之功。

茵陈汤

【药物组成】茵陈 15g，炒栀子 9g，大黄 3g，生甘草 3g，淡竹叶 9g，白茅根 30g，猪苓 15g，泽泻 9g，车前草 15g，败酱草 15g，板蓝根 15g，竹茹 12g，海蛤壳 15g，生薏苡仁 30g。

【功能主治】清热利湿，化痰散结，利胆退黄，利尿通淋，泄下功积，养阴生津。适用于湿热蕴结型脂肪肝。

【用量用法】水煎服，每日 1 剂，早晚分服。

【出处】孙建光.尹常健治疗脂肪肝经验[J].中国民族民间医药，2011，20（9）：127-128.

【方解】本方为全国老中医药专家学术经验继承工作指导老师、山东省名中医尹常健教授治疗脂肪肝的经验方。适用于湿热蕴结型，治以清热利湿，选用茵陈汤。茵陈汤出自《伤寒论》，具有清热，利湿，退黄之功效，治疗湿热引起的疾病疗效显著。现代药理研究显示，茵陈汤主要药理作用为促进胆红素代谢，抗肝损伤，抑制肝细胞凋亡，抑制肝脏星状细胞活化和胶原合成等。方中茵陈，为君药，苦泄下降，善清热利湿，为治黄疸要药。臣以炒栀子清热降火，通利三焦，助茵陈引湿热从小便而去。佐以大黄泄热逐瘀，车前草、泽泻、淡竹叶、猪苓、竹茹、海蛤壳共行清热利湿化痰，解毒退黄，导湿热从二便去；白茅根兼养阴生津；败酱草、板蓝根共行清热解毒，祛瘀散结；生薏苡仁健脾祛湿。生甘草调和药性。全方共奏清热利湿，化痰散结，利胆退黄，利尿通淋，泄下功积，养阴生津之功。

化浊降脂汤

【药物组成】泽泻 25g，丹参 18g，茯苓 20g，白术 15g，川芎 12g，生山楂 15g，金钱草 30g，郁金 15g，延胡索 15g，决明子 30g，大腹皮 25g，玉米须 30g。

【功能主治】疏肝解郁，健脾利湿，利水消肿，化浊降脂。适用于肝胆湿热型中度脂肪肝。

【用量用法】水煎服，每日 1 剂，早晚分服。

【出处】张书剑.党中勤教授治疗脂肪肝的经验[J].四川中医，2007（10）：4-5.

【方解】本方为全国老中医药专家学术经验继承工作指导老师党中勤教授治疗脂肪肝的经验方。本病主要病机为痰湿膏浊瘀血内阻、肝失疏泄、脾失健运，确立了利湿化浊、活血化瘀、疏肝健脾的治法。本方适用于肝胆湿热，治以化浊降脂。方中金钱草清热利湿，导湿热从小便去，为君药。泽泻、玉米须、大腹皮共行利水消肿；决明子清肝泄热，润肠通便，导湿热从二便去，为臣药。佐以丹参、川芎、延胡索共行活血行气，散瘀止痛；郁金疏肝解郁；茯苓、白术共行健脾利湿；生山楂健脾消食，化浊降脂。全方共奏疏肝解郁，健脾利湿，利水消肿，化浊降脂之功。

化痰调脂方

【药物组成】莱菔子 15g，荷叶 15g，生山楂 15g。

【功能主治】行气化痰活血。适用于气痰瘀互结肝脾所致非酒精性脂肪肝。

【用量用法】水煎服，每日 1 剂，早晚分服。

【出处】杨超，覃双来，张赤志.张赤志教授治疗早期非酒精性脂肪性肝病经验[J].湖北中医杂志，2012，34（4）：31.

【方解】本方为全国老中医药专家学术经验继承工作指导老师张赤志教授治疗脂肪肝的经验方。脂肪肝形成的本质在气滞、血瘀、痰浊，而痰浊又是关键所在。治疗上重视化痰，攻邪勿伤正，顾护脾胃。本方适用于气痰瘀互结肝脾，治以行气活血化痰。三药均可化膏脂痰浊，莱菔子兼以行气，山楂又可活血，荷叶另化湿。全方共奏行气化痰活血之功。

疏肝健脾汤

【药物组成】全当归 10g，杭白芍 10g，柴胡 10g，焦白术 10g，云茯苓 10g，生甘草 5g，青皮、陈皮各 10g，广郁金 10g，砂仁^{后下} 10g，太子参 15g。

【功能主治】肝解郁，健脾化湿。适用于脾虚肝郁型脂肪肝。

【用量用法】水煎服，每日 1 剂，早晚分服。

【出处】杜念龙，杨家耀，贾学平，段刚峰.杜建民从脾论治非酒精性脂肪性肝病经验举隅[J].湖北中医药大学学报，2017，19（1）：91-95.

【方解】本方为全国老中医药专家学术经验继承工作指导老师杜建民教授治疗脾虚湿聚型脂肪肝的经验方。方中柴胡疏肝解郁，使肝气得以调达，为君药。当归甘辛苦温，养血和血；杭白芍酸苦微寒，养血敛阴，柔肝缓急，为臣药。焦白术、云茯苓共行健脾去湿，使运化有权，气血有源；陈皮、青皮、广郁金共行疏肝理气，行气解郁；砂仁化湿；太子参健脾益气，共为佐药。生甘草益气补中，缓肝之急为使药。全方共奏疏肝解郁，健脾化湿之功。

柴胡疏肝散

【药物组成】柴胡9g，枳壳9g，杭白芍15g，生甘草3g，川芎9g，佛手9g，橘络9g，旋覆花^{包煎}9g，威灵仙12g，木蝴蝶12g，海蛤壳15g，山楂15g，夏枯草15g，天竺黄12g。

【功能主治】疏肝解郁，祛湿通络，清热解毒，利水消肿。适用于肝郁气滞型脂肪肝。

【用量用法】水煎服，每日1剂，早晚分服。

【出处】孙建光.尹常健治疗脂肪肝经验[J].中国民族民间医药，2011，20（9）：127-128.

【方解】本方为全国老中医药专家学术经验继承工作指导老师、山东省名中医尹常健教授治疗脂肪肝的经验方。适用于肝郁气滞型，治以行气导滞，选用柴胡疏肝散。柴胡疏肝散出自《景岳全书》，具有疏肝理气，活血止痛之功效，主治肝气郁滞所致的疾病。方中柴胡功善疏肝解郁，用以为君药。川芎活血行气以止痛，助柴胡以解肝经之郁滞，并增行气活血止痛之效，为臣药。佛手、枳壳共行理气行滞；杭白芍养血柔肝，缓急止痛；威灵仙、橘络共行祛湿通络；木蝴蝶清肺利咽，疏肝和胃；海蛤壳清热解毒，利湿通淋；旋覆花降气消痰，利水消肿；夏枯草清肝泻火，散结消肿；天竺黄清热豁痰，凉心定惊；川芎、山楂共行消食化积，活血行气，散瘀止痛，其中山楂既可消化肉食积滞，又可活血散瘀，含有丰富的脂肪酶，可促进脂肪水解，所含的多种有机酸提高蛋白酶的活性，均为佐药。生甘草调和诸药，为使药。全方共奏疏肝解郁，祛湿通络，清热解毒，利水消肿之功。

二陈汤

【药物组成】陈皮、茯苓、泽泻、山楂各15g，山药20g，荷叶、莱菔子各12g，半夏9g，甘草6g，生姜3片。

【功能主治】燥湿化痰，利水渗湿，消食化浊，健脾和胃。适用于痰湿内蕴型酒精性脂肪肝。

【用量用法】水煎服，每日1剂，早晚分服。

【出处】梁浩卫，赵文霞.浅谈赵文霞教授治疗脂肪性肝病经验[J].中西医结合肝病杂志，2018，28（3）：187-188.

【方解】本方为全国老中医药专家学术经验继承工作指导老师赵文霞教授治疗脂肪肝的经验方。本病病因多为长期过食肥甘厚腻之品、多卧少动、调养失常等导致肝气郁滞、脾失健运、痰湿内蕴、气血瘀滞，最终导致痰、湿、瘀互结于肝脏。因此，治以疏肝健脾，化痰、祛湿、活血为基本治则。对于痰湿内蕴证，治以健脾益气，化痰祛湿，方选二陈汤。二陈汤出自《太平惠民和剂局方》，具有燥湿化痰，理气和中之功效，主治湿痰证。方中半夏辛温性燥，善燥湿化痰，且又和胃降逆，为君药。陈皮为臣药，既可理气行滞，又燥湿化痰。君臣相配，寓意有二：一为等量合用，不仅相辅相成，增强燥湿化痰之力，而且体现治痰先理气，气顺则痰消之意；二为半夏、陈皮皆以陈久者良，而无过燥之弊，故方名二陈。此为本方燥湿化痰的基本结构。佐以茯苓、泽泻、荷叶共行健脾渗湿，渗湿以助化痰之力，健脾以杜生痰之源。鉴于陈皮、茯苓是针对痰因气滞和生痰之源而设，故二药为祛痰剂中理气化痰、健脾渗湿的常用组合煎。加生姜，既制半夏之毒，又协助半夏化痰降逆，和胃止呕；山楂、莱菔子共行消食化积，祛瘀化浊；山药健脾和胃，均为佐药。以甘草为佐药使，健脾和中，调和诸药。全方共奏燥湿化痰，利水渗湿，消食化浊，健脾和胃之功。

藿朴夏苓汤

【药物组成】藿香 9g，厚朴 9g，茯苓 15g，制半夏 6g，川贝母 9g，全瓜蒌 15g，茵陈 15g，冬瓜仁 15g，大豆黄卷 15g，生薏苡仁 30g，芦根 15g，豆蔻 9g。

【功能主治】行气化湿，利水消肿，清热化痰，散结消痞。适用于痰湿型脂肪肝。

【用量用法】水煎服，每日 1 剂，早晚分服。

【出处】孙建光.尹常健治疗脂肪肝经验[J].中国民族民间医药，2011，20（9）：127-128.

【方解】本方为全国老中医药专家学术经验继承工作指导老师、山东省名中医尹常健教授治疗脂肪肝的经验方。适用于痰湿型脂肪肝，治以化痰祛湿，选用藿朴夏苓汤。藿朴夏苓汤出自《医原》，宣通气机，燥湿利水，主治湿热病邪在气分而湿偏重者。藿朴夏苓汤可显著改善肝功能和脂质代谢，抑制 1 型胶原蛋白的形成。方中豆蔻、藿香芳香苦辛，共行和畅中焦、宣通脾胃，配臣药制半夏、厚朴共行燥湿运脾，使脾健以运化水湿而不为湿困，生薏苡仁渗利下焦，共为君药。配臣药茯苓淡渗利湿，使水道畅通，则湿有去路。佐以川贝母、全瓜蒌清热化痰，散结消痞；大豆黄卷、芦根、冬瓜仁、茵陈共行清热利湿，利尿消肿。全方共奏行气化湿，利水消肿，清热化痰，散结消痞之功。

水红花子汤

【药物组成】水红花子 15g，泽兰 15g，青皮 9g，橘络 9g，丝瓜络 12g，瓜蒌 15g，红花 9g，甘草 3g，山楂 15g，决明子 15g，郁金 15g，丹参 15g，生牡蛎[先煎] 15g，豆蔻 9g。

【功能主治】疏肝解郁，活血化瘀，清热化痰，消痞散结。适用于血瘀型脂肪肝。

【用量用法】水煎服，每日1剂，早晚分服。

【出处】孙建光.尹常健治疗脂肪肝经验[J].中国民族民间医药，2011，20（9）：127-128.

【方解】本方为全国老中医药专家学术经验继承工作指导老师、山东省名中医尹常健教授治疗脂肪肝的经验方。适用于血瘀型，治以活血通络，选用水红花子汤。方中水红花子活血利水，为君药。丹参、瓜蒌共行活血散瘀，引血下行，为臣药。郁金为血中之气药，解气分之郁、又散血分之瘀，使气顺血行；生牡蛎软坚散结；丝瓜络、橘络共行祛活血通络；山楂健脾消积，散瘀化浊，现代药理研究证实，山楂的不同提取部分对不同动物造成的各种高脂模型均有较为肯定的降血脂作用，全药明显降低血清胆固醇、甘油三酯、低密度脂蛋白和极低密度脂蛋白，并减少胆固醇及胆固醇脂在动脉壁的沉积；红花、泽兰共行活血化瘀，通络止痛；决明子清肝明目，润肠通便；豆蔻行气化湿；青皮疏肝理气，共为佐药。甘草调和诸药为使药。全方共奏疏肝解郁，活血化瘀，清热化痰，消痞散结之功。

黄连温胆汤合四苓汤

【药物组成】黄连5g，枳实6g，竹茹10g，陈皮10g，法半夏10g，炒苍术10g，炒白术10g，猪苓10g，茯苓10g，泽泻10g，车前草10g，生山楂10g，紫丹参15g，炒薏苡仁12g，郁金10g。

【功能主治】清热燥湿，理气化痰，益气健脾。适用于湿热瘀滞型脂肪肝。

【用量用法】水煎服，每日1剂，早晚分服。

【出处】徐春霞，杨勤.刘永年从浊脂论论治脂肪肝[J].上海中医药杂志，2017，51（4）：33-35.

【方解】本方为全国老中医药专家学术经验继承工作指导老师刘永年教授治疗脂肪肝的经验方。脂肪肝病位在脾、肾、肝，病性为本虚标实，以脾肾亏虚为本，痰浊、血瘀为标。脾阳不运，气血津液生化失常，浊占清位而痰浊水饮停聚。脾阳虚弱，久之可累及肾脏，导致脾肾两虚，本病以阳虚为本，又兼肝郁气滞气血津液运行不畅，形成气痰瘀停积，治以标本同治，补虚泄实。本方适用于证型为湿热瘀滞，治以清热化痰，利湿泄浊。方中黄连味苦性寒，清热解毒；法半夏辛温，燥湿化痰止呕，共为君药。竹茹味甘性微寒，清热化痰，止呕除烦；枳实味辛微寒，行气化痰，共为臣药。炒苍术、炒白术、猪苓、茯苓、泽泻、炒薏苡仁共行益气健脾燥湿，其中炒薏苡仁提取物有脂肪酸合成酶体外抑制作用；车前草清热利湿，郁金疏肝解郁；生山楂、紫丹参共行消积化滞，化浊降脂，活血化瘀；陈皮辛温理气健脾；郁金疏肝解郁，共为佐药。全方共奏清热燥湿，理气化痰，益气健脾之功。

治疗脂肪肝的经验方（一）

【药物组成】紫丹参25g，桃仁15g，红花10g，赤芍12g，川芎12g，莪术12g，枳实15g，郁金15g，苍术15g，泽泻15g，生山楂20g，决明子30g，荷叶30g，大黄[后下]10g。

【功能主治】活血化瘀，疏肝理气，健脾祛湿，化痰降浊。适用于脂肪肝。

【用量用法】每日1剂，水煎两次，早晚分服，30天为1个疗程，1个疗程后，可休息3~5天，再继续下1个疗程。

【出处】贾淑霞，丁素银，陈延斌，等.中医中药治疗脂肪肝经验[J].辽宁中医药大学学报，2007（3）：119-120.

【方解】本方为全国老中医药专家学术经验继承工作指导老师陈益昀教授治疗脂肪肝的经验方。肝脾功能失调是发生脂肪肝的重要病机。因此，以从肝脾论治，可起到事半功倍的疗效，临床主要以活血化瘀，疏肝理气，健脾祛湿，化痰降浊为治疗方法。方中苍术燥湿健脾，化浊降脂，为君药。紫丹参、桃仁、红花、赤芍、川芎、莪术共行活血化瘀，通络止痛，为臣药，其中莪术有效地抑制大鼠肝纤维化的进展，减轻肝组织纤维化程度，降低肝组织中羟脯氨酸（Hyp）的含量。佐以枳实、郁金共行行气散结；生山楂、荷叶、泽泻共行健脾消食，化浊降脂；大黄泄热化瘀，化浊解毒；决明子清肝明目，润肠通便，化浊降脂。全方共奏活血化瘀，疏肝理气，健脾祛湿，化痰降浊之功。

治疗脂肪肝的经验方（二）

【药物组成】生黄芪30g，生薏苡仁30g，云茯苓15g，苍术15g，泽泻15g，生山楂20g，石菖蒲15g，紫丹参30g，决明子30g，川芎15g，郁金15g。

【功能主治】补气健脾，化浊降脂，活血化瘀。适用于脾湿痰浊型脂肪肝。

【用量用法】水煎服，每日1剂，早晚分服。

【出处】贾淑霞，丁素银，陈延斌，等.中医中药治疗脂肪肝经验[J].辽宁中医药大学学报，2007（3）：119-120.

【方解】本方为全国老中医药专家学术经验继承工作指导老师陈益昀教授治疗脂肪肝的经验方。本方适用于脾湿痰浊型脂肪肝，治以益气健脾化浊。方中生黄芪益气健脾祛湿，为君药。云茯苓、生薏苡仁、苍术共行健脾益气，为臣药。佐以泽泻、生山楂共行化浊降脂，其中泽泻抑制外源性胆固醇、甘油三酯的吸收与内源性胆固醇、甘油三酯的合成，并影响血脂的分布、运转与清除；紫丹参、郁金、川芎共行活血化瘀，通络止痛；决明子清肝明目，润肠通便，化浊降脂；石菖蒲化湿开胃，化痰去浊。全方共奏补气健脾，化浊降脂，活血化瘀之功。

治疗脂肪肝的经验方（三）

【药物组成】制厚朴6g，木通6g，生甘草6g，炒苍术10g，葫芦10g，大腹皮15g，生地黄15g，淡竹叶15g，焦神曲15g，荷叶梗15g，泽泻15g，陈皮15g，冬瓜皮30g，瓜蒌皮30g，决明子30g，生山楂30g。

【功能主治】利水祛湿，清肝降脂，润肠通便。适用于脂肪肝。

【用量用法】水煎服，每日1剂，早晚分服。

【出处】郭健，赵宇明，和梦珂，等.刘燕池教授治疗肝胆疾病临证经验[J].世界中医药，2015，10（6）：873-875.

【方解】本方为全国老中医药专家学术经验继承工作指导老师刘燕池教授治疗脂肪肝的经验方。脂肪肝的病因多为过食肥甘厚味，过度饮酒，缺乏运动，造成膏脂堆积体内，形成痰瘀湿浊胶结，从而发病，以利尿通淋，清肝祛湿为主要治则。方中瓜蒌皮、冬瓜皮、大腹皮、葫芦、陈皮、泽泻、木通共行利水祛湿，共为君药。炒苍术健脾燥湿，为臣药。佐以荷叶梗、生山楂、决明子共行清肝降脂，生山楂消积，具有明显降低血脂、抑制脂肪在肝内沉积、改善血液流变学的作用，焦神曲、制厚朴共行行气消食；生地黄、淡竹叶共行清热生津。生甘草调和药性为使药。全方共奏利水祛湿，清肝降脂，润肠通便之功。

治疗脂肪肝的经验方（四）

【药物组成】柴胡25g，黄芩10g，法半夏10g，大青叶12g，虎杖30g，白花蛇舌草30g，金钱草50g，决明子50g，生大黄后下3g，龙胆5g，藕节15g，白茅根30g。

【功能主治】疏肝健脾，理气化湿，清热解毒，调和脾胃。适用于肝郁脾虚，湿热内蕴型脂肪肝。

【用量用法】水煎服，每日1剂，早晚分服。

【出处】贺晓芳，王文友.王文友治疗脂肪肝经验[J].世界中西医结合杂志，2016，11（11）：1520-1522，1563.

【方解】本方为全国老中医药专家学术经验继承工作指导老师王文友教授治疗脂肪肝的经验方。由于生活压力的增加，常导致肝气郁结，气血津液代谢失常，而生成痰湿瘀等病理产物，同时横逆犯脾胃，导致脾胃运化功能失调，则饮食不化为精微，从而生成痰、湿、浊、膏脂等病理产物，痰浊阻络则成瘀，痰瘀痹阻于肝脉则生成脂肪肝。故脂肪肝的发病，肝郁脾虚是其本，痰湿瘀热为其标。治以疏肝健脾，清利湿热，活血软坚贯彻始终。方中柴胡疏肝理气，为君药。臣以黄芩清脾胃肝胆湿热，调畅三焦气机。佐以法半夏、大青叶、虎杖、金钱草、白花蛇舌草、龙胆共行清热化湿；决明子、生大黄共行消胃肠积滞，调畅脾胃气机；藕节、白茅根共行凉血止血。诸药共起疏肝健脾，理气化湿，清热解毒，调和脾胃的功效。

治疗脂肪肝的经验方（五）

【药物组成】生黄芪30g，云茯苓15g，炒白术15g，紫丹参30g，泽泻30g，生山楂15g，莱菔子15g，决明子30g，郁金15g，全瓜蒌30g，枳壳12g，石斛15g，白芍15g，虎杖30g。

【功能主治】祛湿化痰，活血祛瘀，疏肝健脾。适用于脾湿痰阻，肝气郁结所致脂肪肝。

【用量用法】水煎服，每日1剂，早晚分服。

【出处】王见义.王灵台从痰论治脂肪肝经验撷萃[J].辽宁中医杂志，2011，38（5）：832-833.

【方解】本方为全国老中医药专家学术经验继承工作指导老师王灵台教授治疗脂肪肝的经验方。脂肪肝病因多为感受湿热毒邪、过食肥甘厚味、情志失调、肥胖、久病体虚等，病机为肝失疏泄，脾失健运，肾精不足，痰瘀郁结，痹阻肝脏脉络而成，治以祛湿化痰，活血祛瘀，疏肝健脾。方中生黄芪补气升阳，为君药。炒白术、云茯苓健脾祛湿，为臣药。佐以郁金、莱菔子、枳壳共行疏肝理气，化痰助运；白芍滋阴养血，柔肝缓急；紫丹参、生山楂、决明子共行活血化瘀，通络止痛，其中紫丹参可减少肝脏脂类，特别是甘油三酯含量，并促进脂肪在肝内氧化，还可扩张血管，改善微循环，增加肝脏血流量，以及降低血液黏稠度，有效增减及逆转肝细胞及脂肪变性，促进病情改善和恢复；全瓜蒌润肠通便；泽泻泄热化浊降脂，使邪从前后阴分消；虎杖清热解毒，降酶消炎；石斛滋阴清热。全方刚柔互济，补泄兼施，共奏祛湿化痰，活血祛瘀，疏肝健脾之功。

治疗脂肪肝的经验方（六）

【药物组成】生黄芪30g，茯苓30g，汉防己10g，制苍术20g，泽泻20g，车前子（包煎）10g，干姜10g，细辛3g，五味子10g，绞股蓝30g，荷叶30g，冬瓜皮20g。

【功能主治】益气活血、化痰利湿。适用于脂肪肝。

【用量用法】水煎服，每日1剂，早晚分服。

【出处】李英帅，倪诚，王济，等.第二十三讲关于脂肪肝医案的讨论[J].中医药通报，2015，14（5）：3-7.

【方解】本方为第二届国医大师、全国老中医药专家学术经验继承工作指导老师王琦教授治疗脂肪肝的经验方。方中生黄芪益气健脾，为君药。臣以制苍术、茯苓共行健脾化湿。佐以汉防己、荷叶、冬瓜皮、泽泻、车前子共行利水渗湿；绞股蓝益气，安神，清热解毒，止咳祛痰，绞股蓝皂苷可以显著降低肝脏脂肪含量，可修复肝损伤，有预防和治疗高脂血症和动脉粥样硬化的作用，从而减少动脉粥样硬化的发生；干姜温肝阳，助利水；细辛散寒止痛，五味子收敛固涩。全方共奏益气活血，化痰利湿之功。

治疗脂肪肝的经验方（七）

【药物组成】党参15g，白术10g，茯苓10g，黄精10g，法半夏10g，陈皮6g，柴胡10g，香附10g，郁金10g，泽泻15g，山楂20g，荷叶20g，丹参20g，垂盆草50g，五味子6g。

【功能主治】疏肝解郁，健脾燥湿，化浊降脂，清热解毒。适用于脾虚肝郁，痰湿蕴积所致脂肪肝。

【用量用法】水煎服，每日1剂，早晚分服。

【出处】林朝亮，陈福来.陈福来治疗脂肪肝经验总结[J].中国中医药信息杂志，2015，22（12）：108-109.

【方解】本方为全国老中医药专家学术经验继承工作指导老师陈福来教授治疗脂肪肝的经验方。本病病位在肝，脾虚肝郁是其主要病机，脾虚尤为关键，痰、湿、瘀是其病理因素。从脾论治，治脾为先原则，以健脾疏肝、祛痰化湿为治疗大法，从而达到脾气健运、肝木得疏、痰湿化、积滞消的目的。本方适用于因饮食不节损伤脾胃，导致脾失健运，痰浊膏脂蕴结于肝而发为本病的患者，证属脾虚肝郁、痰湿内蕴，治以健脾疏肝、祛痰化湿。方中柴胡疏肝解郁，为君药。白术、茯苓、党参共行益气健脾燥湿，共为臣药。佐以法半夏、陈皮共行燥湿化痰；郁金、香附共行疏肝解郁；泽泻、山楂、荷叶共行消食化积，化浊降脂；黄精补脾益气，生津止渴；垂盆草清热解毒，利湿退黄；五味子收敛固涩，补肾生津；丹参显著降低模型大鼠血清和肝组织中总胆固醇、甘油三酯、游离脂肪酸、丙二醛的含量，降低血清丙氨酸氨基转移酶、天冬氨酸氨基转移酶的活性，增加肝组织超氧化物歧化酶活性，改善肝组织病理形态学，可通过促进脂质代谢、抗脂质过氧化等机制起到治疗非酒精性脂肪肝的作用。全方共奏疏肝解郁，健脾燥湿，化浊降脂，清热解毒之功。

治疗脂肪肝的经验方（八）

【药物组成】柴胡10g，白芍10g，郁金10g，茯苓15g，太子参30g，丹参10g，广木香10g，虎杖30g，荷叶10g，焦山楂30g，决明子15g，赤芍15g，大黄6g，何首乌10g，甘草6g。

【功能主治】疏肝解郁，健脾利湿，清热解毒，化浊降脂。适用于脾虚湿盛，痰瘀阻滞所致脂肪肝。

【用量用法】水煎服，每日1剂，早晚分服。

【出处】于丰彦，周小军，周福生.周福生教授治疗脂肪肝经验介绍[J].陕西中医学院学报，2008，31（6）：19-20.

【方解】本方为全国老中医药专家学术经验继承工作指导老师周福生教授治疗脂肪肝的经验方。适用于脾虚湿盛，痰瘀阻滞，治以化浊行血。方中太子参益气健脾利湿，为君药。焦山楂健脾消食，化浊降脂，为臣药。现代药理研究表明，山楂提取物可使动物模型胆固醇合成酶活性受到抑制，降低血清中总胆固醇和甘油三酯总量，提高血中卵磷脂的比例，降低胆固醇和脂质在器官上的沉积。佐以柴胡、郁金共行疏肝解郁；白芍养血柔肝；茯苓健脾渗湿；虎杖、荷叶、大黄共行清热解毒，泄热逐瘀；决明子通腑泄热，润肠通便；丹参、赤芍、广木香共行活血行气，凉血，散瘀止痛；何首乌补肝肾。甘草调和药性。全方共奏疏肝解郁，健脾利湿，清热解毒，化浊降脂之功。

治疗脂肪肝的经验方（九）

【药物组成】青黛 10g，明矾 3g，决明子 15g，生山楂 15g，醋柴胡 10g，郁金 10g，丹参 12g，泽兰 12g，六一散^{包煎} 15g。

【功能主治】疏肝解郁，活血散瘀，清热祛湿。适用于脂肪肝。

【用量用法】水煎服，每日 1 剂，早晚分服。

【出处】齐京，王新颖，徐春军.关幼波中医药防治脂肪肝学术思想及临床经验[J].北京中医药，2012，31（11）：824-825，847.

【方解】本方为全国老中医药专家学术经验继承工作指导老师关幼波教授治疗脂肪肝的经验方。湿痰内生是形成脂肪肝的病理基础。脂肪肝的形成是由于湿浊凝痰、痰阻血络，以从痰湿论治，确立化痰祛湿，疏肝利胆，活血化瘀，且以化痰为重点的基本治则。方中醋柴胡疏肝解郁，清热化浊，为君药。丹参、生山楂共行活血行气，散瘀止痛，为臣药，其中山楂中含有山楂总黄酮，可以调节脂质代谢紊乱，对由高脂饮食诱导的非酒精性脂肪性肝有较好的防治作用。佐以郁金、决明子共行清肝明目；青黛、泽兰、六一散、明矾共行清热消暑，利湿解毒。全方共奏疏肝解郁，活血散瘀，清热祛湿之功。

治疗脂肪肝的经验方（十）

【药物组成】茵陈 15g，苍术 12g，白术 12g，赤小豆 30g，天竺黄 9g，夏枯草 15g，小蓟 15g，决明子 15g，枸杞子 15g，牛膝 12g，宣木瓜 12g，胡黄连 9g。

【功能主治】清热利湿，凉血散结，健脾行气，补肾益精。适用于湿热蕴结型脂肪肝。

【用量用法】水煎服，每日 1 剂，早晚分服。

【出处】孙建光.尹常健治肝病验案四则[J].山东中医杂志，2001（7）：438-439.

【方解】本方为全国老中医药专家学术经验继承工作指导老师、山东省名中医尹常健教授治疗脂肪肝的经验方。本方适用于湿热蕴结，治以清热祛湿，化痰散结。方中茵陈清热利湿退黄，为君药。赤小豆、苍术、白术行气共行健脾祛湿，为臣药。佐以夏枯草、天竺黄、小蓟共行清热凉血，化痰散结；枸杞子滋补肝阴，补肾益精；决明子清热明目，润肠通便；牛膝滋补肝肾，引火下行；宣木瓜舒筋活络，和胃化湿；胡黄连清虚热。全方共奏清热利湿，凉血散结，健脾行气，补肾益精之功。

治疗脂肪肝的经验方（十一）

【药物组成】茵陈15g，决明子15g，山楂15g，枸杞子15g，瓜蒌15g，薏苡仁30g，苍术12g，小蓟15g，陈皮9g，佩兰9g，大黄3g，山豆根6g，丹参12g，生甘草3g。

【功能主治】清热燥湿退黄，化痰散结，化浊降脂，活血化瘀。适用于湿热痰瘀型脂肪肝。

【用量用法】水煎服，每日1剂，早晚分服。

【出处】李涤尘.尹常健肝病治验四则[J].山东中医杂志，2001（3）：176-177.

【方解】本方为全国老中医药专家学术经验继承工作指导老师、山东省名中医尹常健教授治疗脂肪肝的经验方。适用于湿热痰瘀，治以清热祛湿，化痰消瘀。方中茵陈清热燥湿退黄，为君药。薏苡仁、苍术共行健脾燥湿化痰，为臣药。佐以山豆根清热解毒；小蓟凉血消痈，陈皮理气化痰；大黄、决明子、瓜蒌共行祛湿解毒，润肠通便；佩兰健脾祛湿；山楂健脾消积，化浊降脂；丹参活血化瘀；枸杞子滋阴生津，具有影响外源性脂质代谢的功能，明显地降低大鼠血中血清总胆固醇、甘油三酯、低密度脂蛋白的含量。生甘草调和药性为使药。全方共奏清热燥湿退黄，化痰散结，化浊降脂，活血化瘀之功。

治疗脂肪肝的经验方（十二）

【药物组成】白参、黄芪、云茯苓、泽兰、赤芍、丹参、郁金、山楂、鳖甲^{先煎}、枳实、薏苡仁各15g，金花草30g，法半夏、杏仁各10g，甘草5g。

【功能主治】扶脾益气、清热利湿、理气化痰、活血化瘀散结。适用于湿热中阻，痰瘀互结所致脂肪肝。

【用量用法】水煎服，每日1剂，早晚分服。

【出处】杨建辉.林鹤和治脂肪肝的经验[J].江西中医药，2000（3）：1-2.

【方解】本方为全国老中医药专家学术经验继承工作指导老师林鹤和教授治疗脂肪肝的经验方。本证属湿热中阻止，痰瘀互结，治以扶脾益气、清热利湿、理气化痰、活血化瘀散结。方中白参、黄芪、云茯苓、薏苡仁共行健脾益气，淡渗利湿；金花草、山楂共行降血脂，清热解毒利湿；郁金、枳实、法半夏、杏仁共行理气化痰，泽兰、赤芍、丹参、鳖甲共行活血化瘀散结。甘草调和诸药。全方共奏扶脾益气、清热利湿、理气化痰、活血化瘀散结之功。

若证属肝胆湿热未尽，痰瘀互结，治以清热解毒利湿，祛瘀化痰，疏肝软坚散结。方中可加茯苓15g，薏苡仁18g，佩兰10g，泽兰15g，泽泻10g，健脾祛湿，化痰散结。佐以柴胡10g，疏肝解郁，茵陈15g，叶下珠15g，清热燥湿，利胆退黄，在体内外抗病毒实验中，茵陈对乙型肝炎病毒DNA、HBsAg、HBeAg有明显抑制作用，且有保肝降酶、改善肝脏病理变化、调节免疫功能等作用；枳实10g，理气散结，助柴胡疏肝理气。全方共奏疏肝解郁，健脾祛湿，化痰散结，消积散瘀之功。

治疗脂肪肝的经验方（十三）

【药物组成】路路通 10g，虎杖 30g，荷叶 10g，焦山楂 30g，决明子 15g，赤芍、白芍各 15g，酒大黄 6g，何首乌 10g，水蛭粉^{冲服}3g。

【功能主治】清热解毒，健脾消积，化浊降脂，逐瘀通络。适用于脂肪肝。

【用量用法】水煎服，每日 1 剂，早晚分服。

【出处】胡怀强，周永红，范玉芹.王新陆教授从浊论治脂肪肝经验撷菁[J].中华中医药学刊，2007（9）：1781-1782.

【方解】本方为首届全国名中医、全国老中医药专家学术经验继承工作指导老师王新陆教授治疗脂肪肝的经验方。本病病因包括饮食不节，过食肥腻酗酒、七情内伤、安逸少动等，病机为肝失疏泄，脾失健运，痰瘀积聚，治以化浊行血。方中虎杖清热解毒，焦山楂健脾消积，化浊降脂共为君药。酒大黄、决明子共行泄下通便，导痰浊从大便去，共为臣药，其中现代药理研究证明决明子可促进脂类物质的代谢和抑制体内脂类物质的吸收，减少脂类物质在肝内的沉积。佐以赤芍活血凉血散瘀；白芍养血柔肝；路路通利水通络；荷叶清暑化湿，升发清阳，凉血止血；水蛭粉破血通经，逐瘀消积；何首乌补肝肾。全方共奏清热解毒，健脾消积，化浊降脂，逐瘀通络之功。

治疗脂肪肝的经验方（十四）

【药物组成】制莪术、虎杖、制延胡索、蒲公英各 30g，黄芩、莱菔子、大腹皮、生大黄^{后下}各 15g，柴胡、厚朴、枳壳、王不留行、姜半夏各 12g，黄连 5g，吴茱萸 1g，郁金 9g。

【功能主治】疏肝解郁，理气散结，清热解毒，利湿退黄。适用于痰瘀交阻，痰浊偏盛所致脂肪肝。

【用量用法】水煎服，每日 1 剂，早晚分服。

【出处】潘智敏.杨继荪教授辨治脂肪肝的经验介绍[J].新中医，1999（9）：7-8.

【方解】本方为全国老中医药专家学术经验继承工作指导老师杨继荪教授治疗脂肪肝的经验方。本病由于过度饮酒，或嗜食肥甘厚味损伤脾胃导致形成痰浊，并影响气血运行从而气机郁滞，血脉瘀阻，形成气、血、痰、浊互相搏积聚于肝中而成，治以化浊行瘀，消积理气，创治疗脂肪肝基本方。方中柴胡疏肝解郁，为君药。制延胡索、制莪术共行活血行气，破血化瘀，为臣药。佐以厚朴、枳壳、莱菔子、郁金共行理气散结；虎杖、蒲公英、黄芩、黄连共行清热解毒，利湿退黄；生大黄可产生类肾上腺糖皮质激素样作用，以减轻肝细胞和毛细胆管壁细胞的水肿，疏通肝内毛细胆管，促进胆汁分泌和排泄；大腹皮利水消肿；姜半夏燥湿化痰；王不留行活血消肿，利尿通淋；吴茱萸散寒止痛，降逆止呕。全方共奏疏肝解郁，理气散结，清热解毒，利湿退黄之功。

治疗脂肪肝的经验方（十五）

【药物组成】决明子18g，丹参18g，水蛭6g，姜半夏12g，赤芍12g，神曲18g，生山楂15g，野菊花18g，葛根15g。

【功能主治】清肝化瘀，涤痰降脂。适用于肝热血瘀，痰浊交阻所致脂肪肝。

【用量用法】水煎服，每日1剂，早晚分服。

【出处】周琪，刘鉴，李军.李军教授从痰瘀论治脂肪肝临床经验探要[J].实用中医内科杂志，2008（1）：15-16.

【方解】本方为李军教授治疗脂肪肝的经验方。本病多因过度饮酒，饮食不节，劳逸失常等伤肝，导致肝失疏泄，气机郁滞，横逆犯脾，脾失健运，痰浊内生，痰凝气滞，血行不畅，日久成瘀，痰浊与血瘀相互交结沉积于肝脏而成。本方适用于肝热血瘀、痰浊交阻证，治以清肝化瘀，涤痰降脂。方中丹参活血化瘀，配水蛭搜剔络脉之瘀滞，为君药。现代药理研究表明，丹参改善微循环，有抗凝血，促进纤溶，抑制血小板聚集，降血脂，可抑制或减轻肝细胞变性、坏死及炎症反应，并有抗纤维化的作用。姜半夏燥湿化痰，消痞散结，为臣药。佐以决明子清肝明目，润肠通便；野菊花清热解毒，泻火平肝；赤芍活血化瘀；葛根通经活络；生山楂消食化积，行气散瘀；神曲助山楂消食和胃。诸药合用共奏散瘀化瘀，降脂消积之功。

治疗脂肪肝的经验方（十六）

【药物组成】丹参15g，干荷叶20g，法半夏10g，陈皮10g，生山楂30g，神曲10g，连翘10g，茯苓10g，莱菔子15g，炒白术10g，炒谷芽、炒麦芽各20g，枳壳15g，延胡索10g，川楝子10g，三七粉（分2次冲服）3g。

【功能主治】健脾理气化瘀，消脂降浊。适用于脂肪肝。

【用量用法】水煎服，每日1剂，早晚分服。

【出处】谢志斌，高生，李福生，张小萍.张小萍教授治疗单纯性脂肪肝经验[J].实用中西医结合临床，2016，16（10）：51-52，76.

【方解】本方为首届全国名中医、全国老中医药专家学术经验继承工作指导老师张小萍教授治疗脂肪肝的经验方。方中生山楂善消肉食油腻之积，神曲善消酒食陈腐之积，莱菔子辛甘下气，善消面食痰浊之积，三药共用，佐以炒谷芽、麦芽，以消食物之积，积滞即消，土壅则疏，则膏脂得消，浊气得降；法半夏、陈皮、枳壳理气化痰，行气除胀；炒白术、茯苓健脾化湿和中；连翘清热散结消壅；川楝子苦寒降泄、行气止痛，延胡索行血中气滞，气中血滞，专治一身上下诸痛，两药合用，共起行气疏肝、活血止痛之功；三七粉补血化瘀，补肝体以助肝用；干荷叶轻宣、升阳、散瘀，裨助脾胃而升发阳气、散瘀血；丹参生血、祛瘀、破宿血，生新血。方中荷叶、丹参配三七化痰祛瘀，通利血脉。诸药配伍，共奏健脾理气化瘀，消脂降浊之功。

治疗脂肪肝的经验方（十七）

【药物组成】金花草30g，白参、赤芍、鳖甲^{先煎}、山楂各15g，延胡索10g，甘草3g。
【功能主治】清热利湿，活血养血，理气散结，散瘀化浊。适用于脂肪肝。
【用量用法】水煎服，每日1剂，早晚分服。
【出处】杨建辉.林鹤和治脂肪肝的经验[J].江西中医药，2000（3）：1-2.
【方解】本方为全国老中医药专家学术经验继承工作指导老师林鹤和教授治疗脂肪肝的经验方。本病多由于肥胖、长期嗜酒、过食肥甘厚味，导致脾失健运，湿热内蕴，证属肝胆湿热、痰瘀互结。治以扶脾益气、清热利湿、理气化痰、活血化瘀散结为主。方中金花草清热利湿解毒，为君药。赤芍、延胡索共行活血养血，凉血散瘀，行气止痛，为臣药。鳖甲软件散结；白参补气升阳；山楂健脾消积，散瘀化浊，其所含脂肪酶可促进脂肪分解，有降血脂作用。甘草健脾和中，调和药性。全方共奏疏肝解郁，活血养血，理气散结，散瘀化浊之功。

若为肝胆湿热，痰浊瘀血搏结所致脂肪肝，方中可酌加赤芍15g，丹参15g共行活血养血，凉血散瘀，行气止痛；郁金15g疏肝解郁；白芍15g养血柔肝，改善微循环，增加肝血流量；枳实15g，木香9g共行理气散结，增强疏肝理气之功；黄芪15g增强白参补气升阳之功；泽兰15g祛湿止痛；葛根15g解肌退热，生津止渴，升阳止泻。

若证属脾虚湿热中阻，湿热与痰瘀搏结于肝胆，治以健脾温阳、清热利湿、化痰祛瘀。方中可加白头翁15g，秦皮12g，黄连5g，黄芩10g，白花蛇舌草30g共行清热利湿解毒；肉桂、附子各5g共行温中补虚。全方共奏养血柔肝，清热解毒，利湿退黄，散瘀化浊之功。

脂肪肝茶饮方

【药物组成】山楂20g，泽泻20g，大黄10g，黄芪50g。
【功能主治】益气健脾，利水消肿，活血化瘀。适用于脂肪肝。
【用量用法】每日1剂，代茶饮。
【出处】高红如，卢秉久.卢秉久教授配伍运用山楂与泽泻治疗脂肪肝经验[J].陕西中医药大学学报，2016，39（2）：23-24，102.
【方解】本方为全国老中医药专家学术经验继承工作指导老师卢秉久教授治疗脂肪肝茶饮方。适用于脂肪肝伴有实证便秘者。方中黄芪益气健脾行水，具有保肝，降酶，退黄的作用，为君药。大黄通腑泄热，利胆降浊，抗病毒，抗菌，促进胆汁分泌和排泄，有研究报道，大黄泄下作用可减弱或阻断胆红素的肠肝循环；山楂消食行滞，活血化瘀，共为臣药。佐以泽泻利水渗湿，泄肾浊。全方共奏益气健脾，利水消肿，活血化瘀之功。

消脂益肝汤

【药物组成】当归10g，柴胡10g，白芍10g，何首乌10g，茯苓15g，白术10g，陈皮10g，半夏10g，丹参15g，川芎10g，泽泻10g，佩兰10g，藿香10g。

【功能主治】益气健脾，燥湿化痰，活血散瘀。适用于痰湿内蕴型脂肪肝。

【用量用法】水煎服，每日1剂，早晚分服。

【出处】郭义然，杨小莲，胡子毅，叶菁.蒋小敏教授辨治非酒精性脂肪肝经验[J].河北中医，2015，37（12）：1768-1771.

【方解】本方为全国老中医药专家学术经验继承工作指导老师蒋小敏教授治疗非酒精性脂肪肝的经验方。非酒精性脂肪肝治以健脾化痰，利湿化浊，兼以活血，选用消脂益肝汤。方中半夏辛温性燥，善燥湿化痰，且又和胃降逆，为君药。陈皮为臣药，既可理气行滞，又燥湿化痰。君臣相配，相辅相成，增强燥湿化痰之力，体现治痰先理气，气顺则痰消之意。佐以白术、茯苓、泽泻共行健脾渗湿，渗湿以助化痰之力，健脾以杜生痰之源；柴胡疏肝解郁；白芍、何首乌共行养血柔肝，其中何首乌主要含磷脂、羟基蒽醌类、均二苯烯化合物，阻止胆固醇在肝内沉积，阻止类脂质在血清或动脉内膜滞留，促进肠蠕动，减少胆固醇在肠道内的吸收或再吸收，并显著降低大鼠血清中总胆固醇的水平；藿香、佩兰共行芳香化湿；川芎、丹参、当归共行活血行气，散瘀止痛。全方共奏益气健脾，燥湿化痰，活血散瘀之功。

导痰汤合血府逐瘀汤

【药物组成】半夏10g，橘红10g，茯苓15g，枳实10g，茵陈10g，胆南星10g，桃仁8g，红花10g，牛膝10g，川芎10g，赤芍10g，柴胡10g，鳖甲先煎10g，水蛭10g。

【功能主治】疏肝解郁，燥湿化痰，清热利湿，活血散瘀，软坚散结。适用于痰瘀互结型脂肪肝。

【用量用法】水煎服，每日1剂，早晚分服。

【出处】郭义然，杨小莲，胡子毅，叶菁.蒋小敏教授辨治非酒精性脂肪肝经验[J].河北中医，2015，37（12）：1768-1771.

【方解】本方为全国老中医药专家学术经验继承工作指导老师蒋小敏教授治疗脂肪肝的经验方。非酒精型脂肪肝治以化痰散结，活血化瘀，可选用导痰汤合血府逐瘀汤。方中半夏辛温性燥，善燥湿化痰，且又和胃降逆，为君药。橘红为臣药，既可理气行滞，又燥湿化痰。君臣相配，相辅相成，增强燥湿化痰之力，体现治痰先理气，气顺则痰消之意。佐以茯苓、胆南星共行燥湿化痰，理气散浊；枳实、柴胡共行行气散结，茵陈清热利湿，鳖甲软坚散结；川芎、赤芍、桃仁、红花共行活血行气，散瘀止痛；牛膝补肝肾，利尿通淋，祛瘀血，通血脉；水蛭化瘀通络，鳖甲软坚散结。全方共奏疏肝解郁，燥湿化痰，清热利湿，活血散瘀，软坚散结之功。

泽荷楂曲汤

【药物组成】泽泻 15g，荷叶 6g，山楂 20g，红曲 5g。

【功能主治】疏肝健脾，祛湿散瘀。适用于脾虚湿盛，痰瘀互结所致非酒精性脂肪肝。

【用量用法】每日 1 剂，代茶饮，早晚饭后温服。

【出处】李熠，卢秉久.卢秉久教授分期论治非酒精性脂肪肝经验撷萃[J].亚太传统医药，2018，14（11）：132-133.

【方解】本方为全国老中医药专家学术经验继承工作指导老师卢秉久教授治疗非酒精性脂肪肝茶饮方。适用于肝郁脾虚，痰瘀互结型非酒精性脂肪肝，治以疏肝健脾，祛湿散瘀。方中泽泻利水渗湿，化浊降脂，为君药。山楂、红曲共行活血行气，散瘀降脂，为臣药，其中红曲缓解大鼠高脂血症，提高机体抗氧化能力。荷叶清热凉血为佐药。全方共奏利水渗湿，化浊降脂，清热凉血之功。

温肾健脾消脂汤

【药物组成】茯苓 15g，白术 10g，白芍 10g，附子 10g，生姜 6 片，党参 20g，炙甘草 6g，黄芪 20g，仙茅根 15g，淫羊藿 15g，泽泻 15g，茵陈 15g。

【功能主治】温阳散寒，健脾祛湿，化浊降脂。适用于脾肾不足型脂肪肝。

【用量用法】水煎服，每日 1 剂，早晚分服。

【出处】郭义然，杨小莲，胡子毅，叶菁.蒋小敏教授辨治非酒精性脂肪肝经验[J].河北中医，2015，37（12）：1768-1771.

【方解】本方为全国老中医药专家学术经验继承工作指导老师蒋小敏教授治疗非酒精性脂肪肝的经验方。脾肾不足型非酒精性脂肪肝治以温补脾肾，化气利水，选用温肾健脾消脂汤。方中黄芪补气升阳，为君药。党参健脾益气，为臣药。佐以仙茅根、淫羊藿、附子共行温补肾阳；白术、茯苓共行补健脾祛湿，白芍养血柔肝；生姜辛温散寒；茵陈、泽泻共行清热利湿，化浊降脂，其中泽泻抑制外源性胆固醇、甘油三酯的吸收与内源性胆固醇、甘油三酯的合成，并影响血脂的分布、运转与清除。炙甘草健脾和中，调和药性。全方共奏温阳散寒，健脾祛湿，化浊降脂之功。

培中除湿汤

【药物组成】党参 10g，苍术、白术各 10g，云茯苓 20g，炙甘草 5g，淮山药 10g，广陈皮 10g，豆蔻 10g，薏苡仁 30g，粉甘葛根 10g。

【功能主治】益气健脾，化湿和胃。适用于脾虚湿聚型脂肪肝。

【用量用法】水煎服，每日 1 剂，早晚分服。

【出处】杜念龙，杨家耀，贾学平，段刚峰.杜建民从脾论治非酒精性脂肪性肝病经验举隅[J].湖北中医药大学学报，2017，19（1）：91-95.

【方解】本方为全国老中医药专家学术经验继承工作指导老师杜建民教授治疗脾虚湿聚型脂肪肝的经验方。方中党参、白术、云茯苓共行益气健脾渗湿，为君药。配伍淮山药助君药以健脾益气，兼止泻；并用苍术、薏苡仁助君药健脾渗湿，均为臣药。更用豆蔻醒脾和胃，行气化滞；广陈皮理气燥湿，粉甘葛根升阳止泻，是为佐药。炙甘草健脾和中，调和诸药为使药。全方共奏益气健脾，化湿和胃之功。

降脂理肝汤

【药物组成】泽泻10g，丹参10g，决明子30g，海藻30g，郁金10g，荷叶10g。

【功能主治】化痰降脂，活血散瘀。适用于非酒精性脂肪肝。

【用量用法】水煎服，每日1剂，早晚分服。

【出处】周韶虹.张云鹏辨治非酒精性脂肪性肝病经验[J].上海中医药杂志，2011，45（2）：4-5.

【方解】本方为全国老中医药专家学术经验继承工作指导老师张云鹏教授治疗脂肪肝的经验方。此病病机为痰瘀互结，脂浊积聚，故治以降脂理浊，活血化瘀，疏理肝络。方中泽泻化浊降脂，丹参活血化瘀，二药合用，为君药。海藻化痰软坚，利水清热；决明子清肝化浊通便，助君药降脂，共为臣药。佐以郁金活血化瘀，通络止痛，助丹参活血化瘀，消除胁痛。荷叶升清降浊，含有荷叶生物碱，有效分解体内的脂肪，有较好的降脂减肥作用，用以为使药。诸药合用共奏化痰降脂，活血散瘀之功。

痰瘀互结，肝络不和，热毒内蕴者，治以化痰活血，疏肝解毒，重用泽泻至15g，加垂盆草30g，六月雪30g，连翘30g，夏枯草15g，黄连6g，丝瓜络6g，莱菔子30g，生山楂30g，陈皮6g，茵陈15g，败酱草30g，合欢皮30g，茯神15g。方中重用泽泻加强化浊降脂之功，丹参活血化瘀，二药合用，为君药。决明子清肝化浊通便，助君药降脂，为臣药。佐以郁金活血化瘀，通络止痛，助丹参活血化瘀，消除胁痛；夏枯草、连翘共行清热解毒散结；六月雪、垂盆草、败酱草共行解毒降酶；黄连、茵陈共行清热利湿；陈皮、丝瓜络共行理气通络；生山楂、莱菔子共行消食降脂；合欢皮、茯神共行安神；荷叶升清降浊，用以为使药。诸药合用共奏活血祛瘀，化浊降脂，清利湿热，疏肝利胆之功。

小柴胡汤合温胆汤

【药物组成】柴胡、半夏、黄芩、川楝子、枳实、紫苏梗、桔梗、陈皮各15g，厚朴、赤芍、茯苓、竹茹、鸡内金各20g，炙甘草10g。

【功能主治】疏肝健脾，祛湿化痰。适用于肝郁脾虚，痰湿中阻所致非酒精性脂肪肝。

【用量用法】水煎服，每日1剂，早晚分服。

【出处】任鹏，卢秉久.卢秉久气血兼顾-阴阳同调辨治脂肪肝[J].实用中医内科杂志，2016，30（7）：3-4.

【方解】本方为全国老中医药专家学术经验继承工作指导老师卢秉久教授治疗脂肪肝的经验方。本方适用于辨证为肝郁脾虚，痰湿中阻所致非酒精性脂肪肝。治以疏肝健脾，祛湿化痰，使用小柴胡汤合温胆汤。小柴胡汤对 HBV-DNA 有抑制作用，研究发现小柴胡汤可抑制肝细胞坏死，维护肝细胞的功能，还可直接抑制肝纤维化的发生。方中柴胡苦平，入肝胆经，透解邪热，疏达经气；半夏辛温，燥湿化痰，和胃止呕，共为君药。臣以竹茹，取其甘而微寒，清热化痰，除烦止呕。半夏与竹茹相伍，一温一凉，化痰和胃，止呕除烦。佐以黄芩清泄邪热；炙甘草扶助正气，抵抗病邪；陈皮、厚朴辛苦温，共行理气行滞，燥湿化痰；枳实、桔梗共行辛苦微寒，降气导滞，消痰除痞；陈皮与枳实相合，亦为一温一凉，而理气化痰之力增；茯苓健脾渗湿，以杜生痰之源；赤芍、川楝子共行行气活血止痛，鸡内金健脾消食，紫苏梗祛痰。全方共奏疏肝理气，清热化痰之功。现代药理研究表明山楂可以降血脂，抗动脉粥样硬化，减轻脂类在器官的沉积，其主要是通过肝脏总胆固醇合成被抑制而发挥降脂作用。

若痰湿蕴脾者，治以行气健脾，利湿化痰。方中可加黄芪、桂枝温阳益气，助脾胃运化；红曲健脾化瘀，具有明确治疗脂肪肝的作用，对血清胆固醇降低作用显著，并有降低甘油三酯及低密度脂蛋白胆固醇并升高高密度脂蛋白胆固醇的作用。诸药合用痰湿渐去而脂肪肝得愈。

若湿热蕴结者，治以清热利湿，理气健脾。方中佐以红曲健脾化瘀，黄柏清热燥湿，车前子、蛇床子清热燥湿祛痰，蜂房祛风除湿。全方共奏健脾益气，化痰散结，清热燥湿之功。

若痰浊内阻导致重度脂肪肝者，方中可佐以丹参活血祛瘀，决明子清热利湿；郁金疏肝解郁，利胆退黄；黄芪益气助运，药物研究显示黄芪具有改善免疫及抗炎、抗氧化、抗纤维化等作用，因而可保护肝功能，此外还可降低血中胆固醇；火麻仁通腑降浊。诸药合用共达祛湿化痰，疏肝健脾之效。

治疗脂肪肝的经验方（十八）

【药物组成】醋柴胡，郁金，钩藤，夏枯草，僵蚕，延胡索，川楝子，白芍，甘草，太子参，茯苓，白术，生黄芪。（原方无剂量）

【功能主治】疏肝解郁，理气清热。适用于肝郁气滞型非酒精性脂肪肝。

【用量用法】水煎服，每日1剂，早晚分服。

【出处】刘蕊洁，王雅琪.危北海论治非酒精性脂肪肝经验[J].河北中医，2011，33（10）：1449-1450.

【方解】本方为全国老中医药专家学术经验继承工作指导老师危北海教授治疗脂肪肝的经验方。此案病机为脾气急躁，肝气郁结，侮其所不胜，遂及脾胃，则脾胃运化不及，则己所不胜侮而乘之，传为肝病。形成痰浊停聚，肝郁脾虚、痰瘀互结证。治以疏肝平肝、健脾和胃、活血化痰。方中醋柴胡疏肝解郁，为君药。延胡索、川楝子、郁金共行疏肝理气止痛，为臣药。佐以太子参、茯苓、白术、甘草、生黄芪共行健脾益气，扶土抑木；钩藤、僵蚕、夏枯草共行清热平肝；白芍柔肝止痛。诸药合用意在攻补相结合，补不碍邪，攻不伤正，共奏疏肝解郁，理气活血，清热解毒之功。

治疗脂肪肝的经验方（十九）

【药物组成】炙黄芪30g，柴胡、炙甘草各10g，赤芍、陈皮、紫苏梗、当归、丹参、半夏各15g，大腹皮、茯苓、泽泻、山楂、白术、厚朴、熟薏苡仁、鸡内金各20g。

【功能主治】健脾益气，燥湿化痰，消食化积。适用于非酒精性脂肪性肝。

【用量用法】水煎服，每日1剂，早晚分服。

【出处】李峻瑶，卢秉久.卢秉久疏肝健脾-祛湿活血-治本补虚三期论治非酒精性脂肪性肝病[J].实用中医内科杂志，2015，29（11）：80-82.

【方解】本方为全国老中医药专家学术经验继承工作指导老师卢秉久教授治疗非酒精性脂肪肝的经验方。适用于肝气犯脾，痰瘀互结，治以疏肝健脾，祛湿活血。方中大腹皮、陈皮、半夏、泽泻、紫苏梗、熟薏苡仁、茯苓、白术共行健脾益气，燥湿化痰，为君药。厚朴行气除满，燥湿化痰，为臣药。佐以山楂、鸡内金共行消食化积，同时山楂还可以行气活血散瘀，化浊降脂，保肝利尿；炙黄芪、当归共行补气养血，柴胡疏肝解郁；赤芍、丹参共行凉血止泻，散瘀止痛，具有保护肝细胞，有较强的抗凝血、防止血栓形成、改善肝脏微循环的作用。炙甘草补脾和中，调和药性为使药。全方共奏健脾益气，燥湿化痰，消食化积之功。

治疗脂肪肝的经验方（二十）

【药物组成】生黄芪30g，白芍20g，桂枝20g，白术20g，苍术20g，茯苓20g，豆蔻15g，生薏苡仁20g，泽泻20g，山楂20g，川芎20g，牛膝20g，车前子^{包煎}20g，陈皮15g，大腹皮15g，红曲1袋。

【功能主治】疏肝理气，祛湿化痰，活血化瘀，健脾补肾。适用于脾虚湿盛，痰瘀互结型非酒精性脂肪肝。

【用量用法】水煎服，每日1剂，早晚分服。

【出处】武彧竹.卢秉久教授从痰，气，血及肝脾肾三脏同调治疗非酒精性脂肪肝[J/OL].亚太传统医药，2019（3）：105-107.

【方解】本方为全国老中医药专家学术经验继承工作指导老师卢秉久教授治疗脂肪肝的经验方。脂肪肝是由于气滞、痰湿、血瘀互结，肝脾肾三脏亏虚所致，临床从气、痰、血入手，调护肝脾肾，标本兼顾，治法为疏肝理气，祛湿化痰，活血化瘀，健脾补肾。本方适用于素体肥胖，安逸少动，加上饮食过多的肥甘厚味，导致脾胃虚弱，运化失司，痰湿停滞体内，阻滞气机，痰瘀互结的患者。方中生黄芪、白芍、桂枝共行温阳益气止痛；苍术、白术、豆蔻、茯苓、泽泻、车前子、陈皮、大腹皮共行健脾理气，清热燥湿，化痰散结；生薏苡仁、山楂共行健脾和胃，具有扩张血管，降低胆固醇，增加胃液分泌，促进脂肪消化的作用；川芎、牛膝共行活血化瘀；红曲活血降脂。诸药合用共奏健脾祛湿，理气活血，化浊降脂之功。

治疗脂肪肝的经验方（二十一）

【药物组成】人参10g，生黄芪20g，当归15g，丹参15g，白术10g，苍术10g，茯苓20g，白芍20g，桂枝10g，豆蔻10g，陈皮15g，厚朴15g，柴胡10g，香附10g，海螵蛸30g，鸡内金15g，荷叶20g。

【功能主治】健脾益气，祛湿散瘀。适用于脾虚湿盛，痰瘀互结型非酒精性脂肪肝。

【用量用法】水煎服，每日1剂，早晚分服。

【出处】李熠，卢秉久.卢秉久教授分期论治非酒精性脂肪肝经验撷萃[J].亚太传统医药，2018，14（11）：132-133.

【方解】本方为全国老中医药专家学术经验继承工作指导老师卢秉久教授治疗治疗非酒精性脂肪肝的经验方。适用于脾虚湿盛，痰瘀互结型非酒精性脂肪肝，治以健脾益气，祛湿散瘀。方中生黄芪、白芍、桂枝共行温阳益气止痛，为君药。苍术、白术、豆蔻、陈皮、厚朴、茯苓、人参共行健脾理气，清热燥湿，化痰散结，共为臣药。佐以柴胡、香附共行疏肝解郁，鸡内金健脾和胃，消食化积；海螵蛸收敛止血，制酸止痛；当归、丹参共行活血补血，小剂量即具有明显的抗纤维化作用，降低门脉压力；荷叶化浊降脂。诸药合用达健脾祛湿，理气活血，化浊降脂之攻。

治疗脂肪肝的经验方（二十二）

【药物组成】陈皮、葶苈子、决明子各15g，大腹皮、车前子^{包煎}、泽泻、白术、茯苓各20g，枳椇子、楮实子各30g，红曲、山楂各10g。

【功能主治】燥湿健脾，利水祛湿。适用于水湿内停，脾失健运所致酒精性脂肪性肝。

【用量用法】水煎服，每日1剂，早晚分服。

【出处】黄松，卢秉久.卢秉久疏肝和络-行气解郁治疗脂肪性肝病[J].实用中医内科杂志，2015，29（7）：15-16.

【方解】本方为全国老中医药专家学术经验继承工作指导老师卢秉久教授治疗脂肪性肝病的经验方。本方适用于患者由于饮酒过量，导致脾胃受损，运化失司，水湿内蕴，本病证属水湿内停，脾失健运，治以燥湿健脾，利水祛湿。方中楮实子、枳椇子共行解酒醒脾，软肝坚，消癥积，为君药。白术、茯苓、陈皮、大腹皮共行行气利水祛湿，为臣药。佐以红曲、山楂共行健脾消食、活血化瘀，其中山楂通过抑制脂类沉积及降低血中胆固醇等作用而治疗脂肪肝；泽泻、决明子、车前子、葶苈子共行利水祛湿。诸药合用共奏软肝消癥，醒脾健脾，祛除湿利水之功。

治疗脂肪肝的经验方（二十三）

【药物组成】黄芪20g，苍术10g，香附10g，木香6g，茯苓10g，生山楂15g，神曲15g，荷叶15g，莪术15g，丹参15g，茵陈15g，败酱草15g，泽泻12g，生甘草6g。

【功能主治】补气健脾，清热燥湿，化浊降脂。适用于脾虚肝郁，湿热内蕴所致非酒精性脂肪肝。

【用量用法】水煎服，每日1剂，早晚分服。

【出处】顾立梅，夏军权.王德明教授非酒精性脂肪性肝病诊疗思想精要[J].南京中医药大学学报，2015，31（3）：288-290.

【方解】本方为全国老中医药专家学术经验继承工作指导老师王德明教授治疗脂肪肝的经验方。本方适用于脾虚肝郁，湿热内蕴，治以调肝运脾，理气化湿，活血通络。方中黄芪补气升阳健脾，为君药。苍术、茯苓共行健脾燥湿，为臣药。佐以生山楂、泽泻、荷叶共行化浊降脂，现代药理研究表明，泽泻、生山楂、荷叶的提取物具有降低肝脏中脂质含量，升高组织中过氧化物歧化酶活性等作用，可改善肝脏脂肪沉积，从而达到治疗脂肪肝的目的；香附疏肝解郁；木香理气散结；神曲健脾消食；莪术、丹参共行活血散瘀，现代药理研究表明丹参总酮等成分可通过促进脂质代谢和抗脂质过氧化等作用对脂肪肝起到一定的治疗作用；茵陈、败酱草共行清热燥湿。生甘草补气健脾，调和药性为使药。全方共奏补气健脾，清热燥湿，化浊降脂之功。

治疗脂肪肝的经验方（二十四）

【药物组成】柴胡8g，白芍30g，炒苍术16g，茯苓15g，神曲16g，焦山楂16g，荷叶20g，紫苏梗12g，莪术15g，茵陈15g，陈皮15g，生牡蛎^{先煎}30g，砂仁^{后下}6g，甘草6g。

【功能主治】疏肝解郁，健脾燥湿，化浊降脂，软坚散结。适用于肝郁脾虚，痰瘀交阻所致非酒精性脂肪肝。

【用量用法】水煎服，每日1剂，早晚分服。

【出处】魏兰福，王德明.王德明教授治疗脂肪肝经验[J].吉林中医药，2010，30（11）：936-937.

【方解】本方为全国老中医药专家学术经验继承工作指导老师王德明教授治疗非酒精性脂肪肝的经验方。适用于辨证为肝郁脾虚，痰瘀交阻，治以疏肝解郁，健脾理气，化痰行血。脂肪肝治疗的重点主要是针对木不条达、脾失健运以及由此所产生的痰浊瘀血的病理状况,采用疏肝健脾、消壅散滞、化痰行血等方法。方中柴胡疏肝解郁,为君药。炒苍术、陈皮共行健脾燥湿,为臣药。佐以白芍养阴柔肝,茯苓、砂仁共行健脾化湿;神曲、焦山楂、荷叶共行消食化积,化浊降脂;莪术破血散瘀,茵陈清热燥湿,生牡蛎软坚散结,紫苏梗行气和胃。甘草补气健脾,调和药性为使药。全方共奏疏肝解郁,健脾燥湿,化浊降脂,软坚散结之功。

治疗脂肪肝的经验方(二十五)

【药物组成】牡丹皮 15g,炒栀子 10g,醋柴胡 9g,炒枳壳 9g,炒白芍 15g,茯苓 15g,炒白术 15g,炒黄芩 10g,胆南星 10g,石菖蒲 15g,醋郁金 15g,虎杖 15g,生山楂 20g,丹参 30g,荷叶 15g,炒黄连 6g。

【功能主治】清热解毒,利湿化痰,活血化瘀,健脾和胃。适用于肝郁脾虚兼郁热型非酒精性脂肪肝。

【用量用法】水煎服,每日 1 剂,早晚分服。

【出处】崔健娇,赵文霞.赵文霞教授治疗非酒精性脂肪性肝病经验总结[J].中国中医药现代远程教育,2014,12(22):26-27.

【方解】本方为全国老中医药专家学术经验继承工作指导老师赵文霞教授治疗非酒精性脂肪肝的经验方。适用于辨证为肝郁脾虚兼郁热,治以疏肝解郁,益气健脾为主兼以清热化痰消脂。方中醋柴胡疏肝解郁,清肝胆郁热,为君药。炒白术健脾益气,为臣药。佐以醋郁金、炒枳壳共行理气散结,助柴胡行气;炒白芍养血柔肝;炒栀子、炒黄连、虎杖、炒黄芩共行清热解毒,泻火利湿;茯苓、荷叶共行益气健脾祛湿;丹参、牡丹皮、生山楂共行活血化瘀通络;胆南星清热化痰。全方共奏清热解毒,利湿化痰,活血化瘀,健脾和胃之功。

治疗脂肪肝的经验方(二十六)

【药物组成】醋柴胡 9g,陈皮 1g,白芍 15g,川芎 15g,香附 15g,清半夏 10g,枳壳 10g,炙甘草 6g。

【功能主治】疏肝解郁,养血柔肝,燥湿化痰。适用于肝气郁滞型非酒精性脂肪肝。

【用量用法】水煎服,每日 1 剂,早晚分服。

【出处】梁浩卫,赵文霞.赵文霞教授治疗非酒精性脂肪性肝病经验[J].光明中医,2014,29(1):157-158.

【方解】本方为全国老中医药专家学术经验继承工作指导老师赵文霞教授治疗非酒精性脂肪肝的经验方。适用于肝气郁滞证,治以疏肝健脾,理气化湿。方中醋柴胡疏肝解郁,为君药。陈皮、清半夏共行益气燥湿化痰,理气和胃,为臣药。佐以白芍养血柔肝，香附、川芎共行行血中之气；枳壳理气散结，助柴胡疏肝行气。炙甘草健脾和中，调和药性为使药。全方共奏疏肝解郁，养血柔肝，燥湿化痰之功。

治疗脂肪肝的经验方（二十七）

【药物组成】黄芪 10g，砂仁^{后下} 10g，豆蔻 10g，茯苓 20g，炒薏苡仁 15g，川楝子 15g，槟榔 10g，厚朴 10g，丹参 15g，姜黄 15g，鳖甲^{先煎} 10g，牡蛎^{先煎} 30g，全瓜蒌 15g。

【功能主治】软坚散结，行气化瘀。适用于气滞络瘀型中度脂肪肝。

【用量用法】水煎服，每日 1 剂，早晚分服。

【出处】张亚秋.姜树民教授从气血失调论治非酒精性脂肪性肝病经验[D].沈阳：辽宁中医药大学，2016.

【方解】本方为全国老中医药专家学术经验继承工作指导老师姜树民教授治疗脂肪肝的经验方。方中鳖甲、牡蛎共行软坚散结，为君药。丹参活血行气，凉血散瘀，为臣药。佐以黄芪、茯苓、薏苡仁共行益气健脾；砂仁、豆蔻共行化湿行气，川楝子疏肝泄热，姜黄清热燥湿，厚朴、槟榔共行行气利水；瓜蒌活血散瘀，通络散结止痛。全方共奏软坚散结，行气化瘀之功。

2.酒精性脂肪肝

二陈汤

【药物组成】陈皮 15g，半夏 15g，厚朴 20g，木香 15g，杏仁 20g，紫苏子 15g，白术 20g，茯苓 20g，车前子^{包煎} 20g，枳椇子 20g，鸡内金 20g，海螵蛸 30g，炙甘草 10g，荷叶 10g。

【功能主治】理气健脾，利湿化痰。适用于痰湿蕴脾，肝脾不调型酒精性脂肪肝。

【用量用法】每天一剂，水煎 450mL，分早，中，晚 3 次温服。

【出处】陈亚，男，卢秉久.卢秉久疏肝理脾辨治酒精性肝病经验[J].湖南中医杂志，2018，34（1）：27-29.

【方解】本方为全国老中医药专家学术经验继承工作指导老师卢秉久教授治疗痰湿蕴脾，肝脾不调型酒精性脂肪肝的经验方。酒精性肝病是因过度饮酒导致湿热毒邪内蕴于中焦，导致脾失健运，胃失受纳，清浊相混，气机逆乱而成。本方适用于患者因嗜酒过度，导致脾失健运，土壅木郁，肝脾不调而发病，治以理气健脾，利湿化痰。方中陈皮、半夏健脾祛湿，理气化痰，为君药。白术、茯苓共行健脾补益气，燥湿利水，为臣药。佐以木香、厚朴行气散结；车前子清热燥湿，利尿通淋，使湿热从小便出；枳椇子通利二便，平肝降逆；杏仁止咳平喘，降气润肠，紫苏子降气化痰，止咳平喘，两药合用宣肺通气，调理气机；海螵蛸清热凉血，制酸止痛，鸡内金消食健胃，两者配伍具有抑制胃酸分泌，保护胃黏膜的作用；荷叶清暑热，升脾阳。炙甘草甘平，调和诸药为使药。全方共奏理气健脾，利湿化痰之功。

消脂护肝片

【药物组成】郁金、赤芍、鸡内金、丹参各12g，桃仁10g，海藻、生麦芽各15g，生山楂、香附各9g，西红花0.5g。

【功能主治】疏肝通胆，健脾化湿。适用于酒精性脂肪肝。

【用量用法】水煎服，每日1剂，早晚分服。

【出处】胡西百合提，倪卡，金洪元.消脂护肝片治疗酒精性脂肪肝40例[J].新疆中医药，2005（4）：11.

【方解】本方为首届全国名中医、全国老中医药专家学术经验继承工作指导老师金洪元教授治疗酒精性脂肪肝的经验方。方中香附、郁金共行疏肝达郁、理气通胆汁，以复肝木条达之性，配用生麦芽、鸡内金、生山楂健脾化湿，治肝实脾；海藻化痰散结；再配赤芍、丹参、西红花、桃仁活血化瘀之品，促进肝内循环，对已经沉积的脂肪，有促进吸收和消除作用，特别是西红花扩张血管，改善微循环，促进肝细胞修复。消脂护肝片调节脂肪代谢，保护肝细胞，改善肝脏微循环，促进脂肪肝的吸收，达到恢复肝功能和消除脂肪的目的。

治疗酒精性脂肪肝的经验方（一）

【药物组成】党参30g，黄芪30g，茯苓15g，苍术10g，半夏10g，枳壳10g，郁金10g，丹参10g，赤芍10g，葛根10g，砂仁后下6g，九香虫10g，甘松6g。

【功能主治】疏肝行气，散结止痛，健脾利湿，活血散瘀。适用于肝郁脾虚，痰瘀互结所致酒精性脂肪肝。

【用量用法】水煎服，每日1剂，早晚分服。

【出处】张慧.赵文霞教授治疗酒精性脂肪肝经验[J].河南中医，2005（8）：17-18.

【方解】本方赵文霞教授治疗酒精性脂肪肝的经验方。适用于辨证属肝郁脾虚，痰瘀互结，治以健脾疏肝，化瘀消浊。方中党参、黄芪共行益气健脾，为君药。现代药理研究证明黄芪可直接减少内源性甘油三酯的形成，保护肝脏，抗肝细胞坏死，防止肝糖原减少。郁金、枳壳、九香虫、甘松共行疏肝行气，理气散结止痛，为臣药。佐以茯苓、苍术共行健脾利湿；赤芍、丹参共行凉血活血，散瘀止痛；砂仁行气和胃祛湿；半夏燥湿化痰；葛根升阳止泻，生津止渴。全方共奏疏肝行气，散结止痛，健脾利湿，活血散瘀之功。

治疗酒精性脂肪肝的经验方（二）

【药物组成】醋柴胡10g，炒枳壳10g，赤芍、白芍各12g，炒白术10g，茯苓15g，泽泻20g，猪苓15g，当归6g，桃仁10g，牡丹皮10g，丹参20g，制何首乌15g，枸杞子15g，焦山楂、焦谷芽、焦麦芽各10g。

【功能主治】疏肝理气，活血通络，健脾利湿。适用于酒精性脂肪肝。

【用量用法】水煎服，每日1剂，早晚分服。

【出处】金容炫，张浩，田德禄.田德禄教授治疗酒精性肝病的临床经验[J].中国中医基础医学杂志，2003（8）：66-67.

【方解】本方为首届全国名中医、全国老中医药专家学术经验继承工作指导老师田德禄教授治疗酒精性脂肪肝的经验方。方中醋柴胡疏肝理气，为君药。白芍养阴柔肝，为臣药。佐以赤芍、当归、桃仁、牡丹皮、丹参、炒枳壳共行活血化瘀，通络止痛，行气散结；炒白术、茯苓、泽泻、猪苓共行健脾利湿；制何首乌、枸杞子共行滋阴养血；焦山楂、焦谷芽、焦麦芽共行健脾消食。全方共奏疏肝理气，活血通络，健脾利湿之功。

3.脂肪肝合并高血压

五积方

【药物组成】钩藤、莱菔子、虎杖、山楂、土茯苓、薏苡仁各30g，蒺藜15g，天麻、枳壳、川厚朴、莪术、郁金、泽泻、王不留行、青皮、制半夏各12g，豆蔻(后下)9g。

【功能主治】疏肝解郁，清热解毒，燥湿化痰，行气散结。适用于脂肪肝合并高血压。

【用量用法】水煎服，每日1剂，早晚分服。

【出处】王进波，潘智敏.潘智敏教授应用新五积理论治疗脂肪肝合并高血压经验介绍[J].新中医，2013，45（9）：170-171.

【方解】本方为全国老中医药专家学术经验继承工作指导老师潘智敏教授治疗脂肪肝的经验方。脂肪肝合并高血压的病理基础是五积（气积、血积、痰积、食积、脂积）的形成，与肝脾有关。主要原因是心情抑郁，导致肝气郁滞久成气积；膏粱厚味损伤脾胃，运化失司，致饮食不化，产生食积；水液停聚痰湿，稠者成痰积；摄食过多脂膏，聚为脂质，积于脉管之中为脂积；气滞、脂质、痰浊聚于血液，导致血脉不畅，形成血积，故祛瘀化浊、消导行滞、疏理解郁的治疗原则，创立五积方。方中天麻、钩藤平肝息风，为君药。薏苡仁、豆蔻、泽泻共行健脾燥湿，为臣药。佐以郁金疏肝解郁；虎杖、土茯苓共行清热解毒，其中虎杖可以降低非酒精性脂肪肝大鼠模型肝组织和血清中血脂和血糖水平，能够改善肝细胞内脂类聚集和脂肪变性，改善胰岛素抵抗；制半夏燥湿化痰；川厚朴、枳壳、青皮、莱菔子行共行气散结；山楂消食化积，化瘀通络；蒺藜平肝解郁，活血祛风；莪术破血行气，祛瘀散结；王不留行活血通经，消肿止痛，利尿通淋。全方共奏疏肝解郁，清热解毒，燥湿化痰，行气散结之功。

4.肝炎后脂肪肝

治疗肝炎后脂肪肝的经验方（一）

【药物组成】厚朴、白芍、金钱草、蒲公英各15g，陈皮、苍术、虎杖各12g，柴胡、清半夏、枳壳各10g。

【功能主治】疏肝解郁，化湿祛痰，健脾益气，活血化积。适用于肝郁湿阻型肝炎后脂肪肝。

【用量用法】水煎服，每日1剂，早晚分服。

【出处】薛敬东.张瑞霞治疗肝炎后脂肪肝的经验[J].陕西中医，2000（6）：264-265.

【方解】本方为全国老中医药专家学术经验继承工作指导老师张瑞霞主任医师治疗肝炎后脂肪肝的经验方。本病多由于湿热蕴结肝脏，困遏脾胃，导致气血津液运行不畅，日久湿痰瘀积聚形成脂肪肝，治以标本兼顾，以疏肝解郁，化湿祛痰，健脾益气，活血化积为原则。本方适用于肝郁湿阻型，治以疏肝解郁，祛湿化痰。方中柴胡疏肝解郁，为君药。现代药理研究表明，柴胡具有解热、抗炎、保肝、抗菌、抗病毒、调节免疫等诸多作用。陈皮、清半夏、苍术共行燥湿祛痰，为臣药。佐以厚朴、枳壳共行行气宽中；白芍养血柔肝；金钱草、虎杖共行清热燥湿；蒲公英清热解毒。全方共奏疏肝解郁，健脾燥湿之功。

治疗肝炎后脂肪肝的经验方（二）

【药物组成】党参、白术、茯苓、金钱草各15g，清半夏、白芍各12g，生薏苡仁30g，柴胡、陈皮各10g。

【功能主治】疏肝健脾，化痰祛湿。适用于肝脾不调型肝炎后脂肪肝。

【用量用法】水煎服，每日1剂，早晚分服。

【出处】薛敬东.张瑞霞治疗肝炎后脂肪肝的经验[J].陕西中医，2000（6）：264-265.

【方解】本方为全国老中医药专家学术经验继承工作指导老师张瑞霞治疗肝炎后脂肪肝的经验方。适用于肝脾不调，治以疏肝健脾，化痰祛湿。方中柴胡疏肝解郁，为君药。清半夏、陈皮燥湿化痰，为臣药。佐以白术、茯苓、生薏苡仁共行益气健脾祛湿；党参补脾益气，生津养血，补脾养胃，健运中气，本与人参不甚相远，其尤可贵者，则健脾胃而不燥，滋胃阴而不湿；白芍养血柔肝，金钱草利湿退黄。全方共奏疏肝理脾，行气活血，燥湿化痰之功。

治疗肝炎后脂肪肝的经验方（三）

【药物组成】白术、黄芪各15g，赤芍、生地黄、当归各12g，川芎、桃仁、桂枝、红花各10g。

【功能主治】益气活血，化积止痛。适用于气虚血瘀型肝炎后脂肪肝。

【用量用法】水煎服，每日1剂，早晚分服。

【出处】薛敬东.张瑞霞治疗肝炎后脂肪肝的经验[J].陕西中医，2000（6）：264-265.

【方解】本方为全国老中医药专家学术经验继承工作指导老师张瑞霞治疗肝炎后脂肪肝的经验方。适用于气虚血瘀，治以益气活血，化积止痛。方中黄芪补气升阳，为君药。赤芍、川芎、桃仁、红花、桂枝共行活血凉血，散瘀止痛，为臣药，其中桂枝辛温则畅达肝气，而脾经受益，所以为补中益气者。佐以白术健脾燥湿，当归活血补血，生地黄清热养血生津。全方共奏补气养血，散瘀止痛之功。

治疗肝炎后脂肪肝的经验方（四）

【药物组成】白术、泽兰各15g，生地黄、当归各12g，桂枝、赤芍、桃仁各10g，红花6g，生黄芪30g。

【功能主治】补气养血，活血散瘀。适用于气虚血瘀型慢性乙型肝炎伴脂肪肝。

【用量用法】水煎服，每日1剂，早晚分服。

【出处】薛敬东.张瑞霞治疗肝炎后脂肪肝的经验[J].陕西中医，2000（6）：264-265.

【方解】本方为全国老中医药专家学术经验继承工作指导老师张瑞霞治疗慢性乙型肝炎伴脂肪肝的经验方。适用于气虚血瘀，治以益气活血，祛浊化积。方中生黄芪补气升阳，为君药。赤芍、桃仁、红花、泽兰、桂枝共行活血凉血，散瘀止痛，为臣药，《本草纲目》有言：泽兰气香而温，叶辛而散，阴中之阳，足太阴厥阴经药也。脾喜芳香，肝以辛散。脾气舒，则三焦通利而正气和。佐以白术健脾燥湿，当归活血补血，生地黄清热生津。全方共奏补气养血，活血散瘀之功。

5.急性黄疸型肝炎（恢复期）伴脂肪肝

治疗急性黄疸型肝炎（恢复期）伴脂肪肝的经验方

【药物组成】厚朴、蒲公英各15g，陈皮、郁金、苍术、虎杖各12g，柴胡、清半夏各10g。

【功能主治】疏肝解郁，清化湿浊。适用于肝郁湿阻，湿郁化热所致急性黄疸型肝炎（恢复期）伴脂肪肝。

【用量用法】水煎服，每日 1 剂，早晚分服。

【出处】薛敬东.张瑞霞治疗肝炎后脂肪肝的经验[J].陕西中医，2000（6）：264-265.

【方解】本方为全国老中医药专家学术经验继承工作指导老师张瑞霞治疗急性黄疸型肝炎（恢复期）伴脂肪肝的经验方。适用于肝郁湿阻、湿郁化热，治以标本兼顾，以疏肝解郁、化湿祛痰、健脾益气、活血化积为原则辨证施治。方中柴胡疏肝解郁，为君药。陈皮、清半夏理气燥湿化痰，为臣药。佐以苍术健脾燥湿，虎杖清热燥湿，厚朴、郁金共行理气散结，蒲公英清热解毒。全方共奏疏肝解郁，清热燥湿之功。

6.脂肪肝、胆囊炎

治疗脂肪肝、胆囊炎的经验方（一）

【药物组成】党参 15g，茯苓 30g，陈皮 15g，丹参 15g，金钱草 30g，郁金 15g，海金沙 15g，荷叶 15g，泽泻 30g，生山楂 15g，鸡内金 10g，薏苡仁 30g。

【功能主治】疏肝解郁，益气健脾，清热利湿，化浊降脂。适用于脾虚湿停，瘀热互结型脂肪肝，胆囊炎。

【用量用法】水煎服，每日 1 剂，早晚分服。

【出处】张永艳,董柳.赵文霞教授治疗脂肪肝合并胆囊炎的经验[J].四川中医，2004（6）：7-8.

【方解】本方为全国老中医药专家学术经验继承工作指导老师赵文霞教授治疗脂肪肝、胆囊炎的经验方。脂肪肝合并胆囊炎，是因进食肥甘厚味或嗜酒过度等，损伤脾胃，使脾胃运化失职，肝胆疏泄失常，导致痰湿、气滞、血瘀互结于肝胆而成。治腑为先，在利胆基础上再予降脂，因利胆可以促进胆汁排泄，若胆汁在胆囊内储留时间过长，会引起肝脏疏泄功能失调，故脂肪肝合并胆囊炎者，应先予利胆，使胆腑通降功能趋于正常，确立疏利肝胆，清热利湿，健脾和胃为基本治则。本方适用于脾虚湿停，瘀热互结，治以健脾利湿，活血清热。方中党参、茯苓、薏苡仁共行益气健脾，利水渗湿，为君药。金钱草、荷叶、泽泻、海金沙共行清热利湿，为臣药。佐以郁金疏肝解郁，利湿解热；丹参活血化瘀，陈皮理气化痰；生山楂、鸡内金共行消食化积，化浊降脂。全方共奏疏肝解郁，益气健脾，清热利湿，化浊降脂之功。

治疗脂肪肝、胆囊炎的经验方（二）

【药物组成】醋柴胡 10g，当归 15g，枳壳 15g，郁金 15g，青皮、陈皮各 12g，丹参 20g，代赭石 20g，炒麦芽 30g，焦山楂 10g，决明子 15g，甘草 3g。

【功能主治】疏肝解郁，活血化瘀，消食散积，化浊降脂。适用于气滞血瘀，肝胃不和型脂肪肝，胆囊炎。

【用量用法】水煎服，每日1剂，早晚分服。

【出处】张永艳，董柳.赵文霞教授治疗脂肪肝合并胆囊炎的经验[J].四川中医，2004（6）：7-8.

【方解】本方为全国老中医药专家学术经验继承工作指导老师赵文霞教授治疗脂肪肝、胆囊炎的经验方。适用于气滞血瘀，肝胃不和型，治以行气活血，降逆和胃。方中醋柴胡疏肝解郁，丹参活血化瘀，共为君药。代赭石平肝降逆，凉血止血，为臣药。佐以郁金、枳壳、青皮、陈皮共行行气散结，助柴胡疏肝行气；当归养血柔肝，决明子清肝通便；焦山楂、炒麦芽共行消食散积，化浊降脂。甘草调和药性为使药。全方共奏疏肝解郁，活血化瘀，消食散积，化浊降脂之功。

7.脂肪肝合并冠心病

治疗脂肪肝合并冠心病的经验方

【药物组成】大黄10g，枳实15g，柴胡15g，黄芩15g，半夏10g，白芍20g，丹参20g，茯苓20g，陈皮20g，甘草10g。

【功能主治】祛痰化瘀。适用于脂肪肝合并冠心病。

【用量用法】水煎服，每日1剂，早晚分服。

【出处】高敏，王凤荣.王凤荣教授防治冠心病合并脂肪肝经验[J].辽宁中医药大学学报，2013，15（3）：168-169.

【方解】本方为全国老中医药专家学术经验继承工作指导老师王凤荣教授治疗脂肪肝的经验方。脂肪肝合并冠心病（胸痹）为虚实夹杂之证，在气虚、脾虚的基础上产生痰浊瘀血，闭阻心脉则成胸痹，沉积于肝脏则成脂肪肝，主要病机为痰瘀互结，治以祛痰化瘀为主要治则，通心脉同时清肝浊、化肝瘀。方中大黄泄下攻积，清热泻火解毒，活血祛瘀，抑制胆固醇吸收，促进胆固醇的排泄，降低血清及肝脏胆固醇含量，此外还具有保肝、降酶、退黄的作用；枳实破气消积，化痰除痞，二药共为君药。半夏、陈皮共行益气健脾，祛痰化浊；柴胡、黄芩共行疏肝理气，共为臣药。佐以茯苓健脾益气，利水渗湿，与陈皮配伍，则脾湿得化，脾气得畅，运化有权，共绝生痰之源；丹参活血化瘀，白芍柔肝止痛。甘草为使药，健脾和中，又调和诸药。全方共奏祛痰化瘀之功。

肝纤维化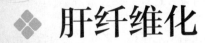

和肝汤

【药物组成】党参9g，当归12g，柴胡9g，白芍9g，紫苏梗9g，炙甘草6g，香附9g，薄荷（后下）3g，大枣4枚，郁金6g，陈皮6g，焦神曲6g，炒谷芽15g。

【功能主治】益气健脾，和肝养血。适用于肝纤维化。

【用量用法】水煎服，每日1剂，早晚分服。

【出处】孙维娜.方和谦和解法治疗肝纤维化的经验[J].北京中医，2004（3）：143-145.

【方解】本方为首届国医大师、全国老中医药专家学术经验继承工作指导老师方和谦教授治疗肝纤维化的经验方。方中当归、白芍，为君药，补血活血，养血柔肝，以阴柔之性涵其本。柴胡、薄荷、紫苏梗、香附、郁金为臣药，疏肝解郁，清肝胆热毒，调达上、中、下三焦之气。佐以陈皮、焦神曲、炒谷芽、党参共行健脾和胃，消化和中。大枣、炙甘草共行调和药性为使药。和肝汤是方和谦教授自拟的经验方，实为在逍遥散的基础上加党参、香附、紫苏梗、大枣而成。和肝汤加强了逍遥散方中的健脾行气之力，和为扶正，解为散邪。肝纤维化本身无急症，如单用活血化瘀之药，只使其气更虚。气为血帅，气行则血行。只有益气健脾，和肝养血，培土滋木，才使正气得充，祛邪（化瘀）有力，病情好转。

养血柔肝丸合一贯煎

【药物组成】当归、玉竹各12g，白芍18g，郁金10g，枸杞子、女贞子各15g，水红花子、生甘草各6g，沙参、槲寄生、叶下珠各20g，黄芪30g，莪术3g。

【功能主治】扶正养血，清热利湿，解毒化瘀。适用于肝纤维化。

【用量用法】水煎服，每日1剂，早晚分服。

【出处】杜宇琼，车念聪，张秋云，等.钱英教授养血柔肝法治疗肝纤维化经验初探[J].中西医结合肝病杂志，2012，22（6）：366-367.

【方解】本方为首届全国名中医、全国老中医药专家学术经验继承工作指导老师钱英教授治疗肝纤维化的经验方。其病因病机与湿、热、毒、瘀、虚有关，由肝脾肾三脏受损及气血津液代谢失常而致。本方适用于肝血不足，血不养心，治以养血柔肝，活血通络，使用养血柔肝丸合一贯煎。方中当归、玉竹共行养血滋阴，黄芪补气，枸杞子、女贞子、沙参共行滋阴；白芍、郁金共行柔肝止痛，清热化痰；莪术行气破血，消积止痛；叶下珠具有消炎、抑制肝炎病毒复制、恢复肝功能的作用；其药之妙在于水红花子，可以散血消癥，消积止痛，利水消肿；槲寄生祛风湿，补肝肾。甘草调和药性。全方以养血为主，寓消于补。

养宗养血柔肝丸

【药物组成】槲寄生、沙参、丹参、垂盆草各20g，生黄芪、金钱草各30g，当归、玉竹各12g，白芍18g，郁金、鸡内金各10g，水红花子6g，莪术3g。

【功能主治】补气健脾，养血柔肝，清热利湿。适用于病毒性肝炎、慢性乙型肝炎肝纤维化。

【用量用法】水煎服，每日1剂，早晚分服。

【出处】杜宇琼，车念聪，张秋云，等.钱英教授养血柔肝法治疗肝纤维化经验初探[J].中西医结合肝病杂志，2012，22（6）：366-367.

【方解】本方为首届全国名中医、全国老中医药专家学术经验继承工作指导老师钱英教授治疗肝纤维化的经验方。适用于肝血不足，血不养心，治以养血柔肝，活血通络，使用宗养血柔肝丸。方中生黄芪补气健脾，为君药。丹参配伍黄芪起到减轻肝损伤，减慢肝纤维化进程，提高机体免疫能力之作用；当归、白芍共行养血柔肝，缓急止痛，为臣药。佐以沙参滋阴，郁金柔肝止痛，玉竹清热化痰；金钱草、垂盆草、鸡内金共行清热利湿通淋，莪术、水红花子共行活血散瘀止痛；槲寄生祛风湿，补肝肾。全方共奏补气健脾，养血柔肝，清热利湿之功。

柴胡疏肝散

【药物组成】醋炒陈皮，柴胡，川芎，香附，麸炒枳壳，白芍，炙甘草。（原方无剂量）

【功能主治】疏肝行气、活血止痛。适用于肝气郁滞型肝纤维化。

【用量用法】水煎服，每日1剂，早晚分服。

【出处】杨倩，冯玉彦.姚希贤治疗慢性肝纤维化经验体会[J].辽宁中医杂志，2007（3）：276-277.

【方解】本方为首届全国名中医、全国老中医药专家学术经验继承工作指导老师姚希贤教授治疗肝纤维化的经验方。肝主疏泄，性喜条达，其经脉布胁肋循少腹，若情志不遂，木失条达，则致肝气郁结，经气不利，故见胁肋疼痛，胸闷，脘腹胀满；肝失疏泄，则情志抑郁易怒，善太息；脉弦为肝郁不疏之征；遵《黄帝内经》木郁达之之旨，治以疏肝理气之法。方中以柴胡功善疏肝解郁为君药。香附理气疏肝而止痛，川芎活血行气以止痛，二药相合，助柴胡以解肝经之郁滞，并增行气活血止痛之效，共为臣药。醋炒陈皮、麸炒枳壳共行理气行滞，白芍、炙甘草共行养血柔肝，缓急止痛，均为佐药。甘草调和诸药，为使药。诸药相合，共奏疏肝行气、活血止痛之功。

和肝通络汤

【药物组成】柴胡、白芍、枳实、鸡内金、茯苓、豆蔻各10g，炒薏苡仁15g，砂仁^{后下}6g，茜草、制鳖甲^{先煎}、桃仁各12g，大枣3枚。

【功能主治】疏肝健脾，清热燥湿，活血化瘀，软坚散结。适用于肝郁脾虚型肝纤维化。

【用量用法】水煎服，每日1剂，早晚分服。

【出处】郝建梅，陈香妮，袁超，李幸仓.杨震教授分型辨治慢性肝病肝纤维化的经验[J].中西医结合肝病杂志，2013，23（1）：52-54.

【方解】本方为首届全国名中医、全国老中医药专家学术经验继承工作指导老师杨震教授治疗肝纤维化的经验方。肝纤维化病机特点多为肝络瘀阻，虚实夹杂，以正气不足兼感受湿热疫毒之邪为常见，治以通为用，同时兼顾补虚扶正，自拟和肝通络汤治之。方中柴胡疏肝解郁，为君药。白芍敛阴养血，为臣药，柔肝止痛，与柴胡相配，以补养肝血，疏通肝气，可制柴胡升散而无耗伤阴血之弊。佐以茯苓、炒薏苡仁、砂仁、豆蔻共行健脾利湿；枳实理气散结；茜草、桃仁共行活血散瘀。在慢性乙型肝炎病程后期，切不可大肆攻逐，犯下虚虚之戒，伤及人体正气，而瘀滞于细小络脉的干血未必祛。故加用桃仁等具有辛香行气、油润滑爽的药物先溶释干血，从而有利于在气机的推动下祛除干血。制鳖甲滋阴降火，软坚散结；鸡内金健脾消食。大枣补气养血，调和药性为使药。全方共奏疏肝健脾，清热燥湿，活血化瘀，软坚散结之功。

和肝通络汤合青金丹香饮

【药物组成】柴胡、白芍、枳实、鸡内金、茯苓、豆蔻、郁金、青皮各10g，甘草、砂仁^{后下}各6g，炒薏苡仁、丹参、香橼各15g，制鳖甲^{先煎}12g。

【功能主治】疏肝健脾，理气化瘀通络。适用于肝郁脾虚，瘀滞肝络型肝纤维化。

【用量用法】水煎服，每日1剂，早晚分服。

【出处】郝建梅，陈香妮，袁超，李幸仓.杨震教授分型辨治慢性肝病肝纤维化的经验[J].中西医结合肝病杂志，2013，23（1）：52-54.

【方解】本方为首届全国名中医、全国老中医药专家学术经验继承工作指导老师杨震教授治疗肝纤维化的经验方。适用于证属肝郁脾虚，瘀滞肝络所致肝纤维化，治以疏肝健脾，理气化瘀通络。方中柴胡疏肝解郁，为君药。白芍敛阴养血，为臣药，柔肝止痛，与柴胡相配，以补养肝血，疏通肝气，可使柴胡升散而无耗伤阴血之弊。佐以炒薏苡仁、茯苓、砂仁、豆蔻、香橼共行健脾利湿；鸡内金消食运脾可激活保护胃黏膜相关因子，改善胃黏膜损伤引起的不适，调整胃肠功；枳实、青皮、郁金共行理气散结；丹参活血散瘀；制鳖甲滋阴降火，软坚散结。甘草健脾和中，调和药性为使药。全方共奏疏肝健脾，清热燥湿，活血化瘀，软坚散结之功。

桃红化浊汤

【药物组成】桃仁、香薷、藿香各10g，红花5g，佩兰叶、茵陈、白茅根、板蓝根、炒薏苡仁、茯苓、金钱草各15g，青皮、郁金、鸡内金、制鳖甲[先煎]各12g。

【功能主治】疏肝泄热，健脾化湿，活血散瘀，清热解毒，软坚散结。适用于肝胆湿热型肝纤维化。

【用量用法】水煎服，每日1剂，早晚分服。

【出处】郝建梅，陈香妮，袁超，李幸仓.杨震教授分型辨治慢性肝病肝纤维化的经验[J].中西医结合肝病杂志，2013，23（1）：52-54.

【方解】本方为首届全国名中医、全国老中医药专家学术经验继承工作指导老师杨震教授治疗肝胆湿热型肝纤维化的经验方。治疗肝胆湿热型肝炎，不以采用苦寒泻火法，需采用利湿不伤阴，清热不助湿之芳香化浊，辛开苦降之法。方中茵陈清热利湿退黄，为君药。金钱草、白茅根共行清热燥湿，利胆退黄，凉血解毒，为臣药。佐以炒薏苡仁、茯苓共行健脾渗湿；桃仁、红花共行活血散瘀，研究表明红花可以抑制肝纤维化，早期运用对肝纤维化有较好的预防作用，且不良反应较少；板蓝根清热解毒；青皮、郁金共行疏肝泄热，理气散结；制鳖甲滋阴降火，软坚散结；鸡内金健脾消食；佩兰、藿香共行芳香化湿；香薷利水消肿。全方共奏疏肝泄热，健脾化湿，活血散瘀，清热解毒，软坚散结之功。

益肝抗纤方

【药物组成】黄芪20g，当归10g，赤芍20g，丹参20g，牡丹皮10g，泽兰10g，茜草10g，白术10g，木香10g，大腹皮15g，白英10g，白花蛇舌草30g。

【功能主治】益气活血，健脾燥湿，清热解毒。适用于慢性乙型肝炎或早期肝硬化之肝纤维化。

【用量用法】水煎服，每日1剂，早晚分服。

【出处】俞荣青.益肝抗纤方[J].江苏中医药，2013，45（5）：11.

【方解】本方为全国老中医药专家学术经验继承工作指导老师俞荣青教授治疗肝纤维化的经验方，具有益气活血，清热解毒的功效。方中黄芪、当归补气养血，气行则血行，为君药。丹参、牡丹皮、赤芍、泽兰共行活血化瘀，为臣药。牡丹皮长于凉血散瘀，清透阴分伏火；丹参善活血化瘀，去瘀生新。二药配伍，凉血活血、祛瘀生新、清透邪热之力增强。佐以茜草活血凉血，白术益气健脾燥湿；木香、大腹皮共行理气散结，利水消肿；白英、白花蛇舌草共行清热解毒。诸药合用共奏益气活血，健脾燥湿，清热解毒之功。

灵甲胶囊

【药物组成】淫羊藿，炙鳖甲^{先煎}，黄芪，枸杞子，紫丹参，郁金，苦参片。（原方无剂量）

【功能主治】健脾益肾，软坚散结，化瘀解毒。适用于肝纤维化。

【用量用法】水煎服，每日1剂，早晚分服。

【出处】赵钢.从"灵甲胶囊"的研制思路及过程，论王灵台教授对肝纤维化病机学说及治疗的发展[J].实用肝脏病杂志，2010，13（1）：58-60.

【方解】本方为全国老中医药专家学术经验继承工作指导老师王灵台教授治疗肝纤维化的经验方。方中淫羊藿温养精血而通阳气，为君药。现代药理研究证明，淫羊藿具有增强细胞免疫，刺激集落刺激因子生成作用，可调节下丘脑—垂体—性腺轴的功能，促进代谢，抗衰老；还增加胸腺T细胞，使抗体提前形成；对肠道病毒亦有抑制作用。炙鳖甲软坚散结，活血化瘀，为臣药。佐以黄芪健脾益气，托毒排脓；枸杞子滋补肝肾之阴，且补而不腻；苦参片清热利湿解毒；紫丹参活血化瘀；郁金疏肝理气。诸药合用行健脾益肾，软坚散结，化瘀解毒之功。

滋肾养肝方

【药物组成】生地黄12g，牛膝9g，女贞子9g，枸杞子12g，菊花9g，苍术9g，制半夏9g，车前草30g，莱菔子30g，延胡索12g，当归9g。

【功能主治】滋养肾阴，清肝泻火，活血行气。适用于肝肾不足型肝纤维化。

【用量用法】每日1剂，清水500mL浸泡30min后，武火首煎20min取汁，文火二煎15min取汁，2次药汁混合取汁约200mL，分早、晚餐后服用。

【出处】薛建华，潘黎清，吴香香，等.陈建杰教授应用滋肾养肝法治疗慢性乙型病毒性肝炎肝纤维化临证经验[J].河北中医，2017（9）：1288-1290.

【方解】本方为陈建杰教授治疗肝纤维化的经验方。本病由感受湿热之邪所致，久病致虚，导致肝肾不足。因此治疗着重从肝肾论治，重在补益肝肾，也不忘续清余邪，创滋肾养肝方。方中牛膝、生地黄滋养肾阴，为君药。女贞子、枸杞子共行滋补肾阴，为臣药。菊花清肝泻火，苍术健脾利湿，莱菔子、延胡索活血行气止痛，当归养血活血，制半夏、车前草清热利湿，共为佐药。全方共奏滋养肾阴，清肝泻火，活血行气之功。

七味化纤汤

【药物组成】黄芪，赤芍，丹参，当归，醋鳖甲^{先煎}，柴胡，炙甘草。（原方无剂量）
【功能主治】扶正祛邪，补气升阳，活血化瘀，软件散结。适用于肝纤维化。
【用量用法】水煎服，每日1剂，早晚分服。
【出处】肖志鸿，吴丽，陈国良.陈国良教授以扶正祛邪法诊治肝纤维化的经验[J].光明中医，2018，33（7）：927-929.
【方解】本方为全国老中医药专家学术经验继承工作指导老师陈国良教授治疗肝纤维化的经验方。正虚血瘀是本病病机之一，所以标本兼治，扶正祛邪的基本治则。方中黄芪、当归共行益气养血，健脾柔肝，为君药。醋鳖甲活血化瘀，软肝散结，为臣药。佐以赤芍、丹参共行活血凉血，散瘀止痛；柴胡疏肝理气解郁。炙甘草健脾和中，调和药性为使药。据相关的中药药理研究文献资料显示，赤芍、丹参、当归等均具有改善肝脏微循环的作用，清除自由基，抑制细胞膜脂质过氧化，从而减轻肝细胞变性坏死的程度，此外还可以有一定增强胶原酶活性，促进胶原降解的功效，从而可阻止肝纤维化程度的进展。诸药合用共奏扶正祛邪，补气升阳，活血化瘀，软坚散结之功效。

甘露消毒丹

【药物组成】豆蔻10g，藿香3g，茵陈30g，滑石15g，通草10g，石菖蒲10g，黄芩10g，浙贝母15g，白术10g，炒谷芽、炒麦芽各15g，郁金15g，佛手10g，炙甘草5g。
【功能主治】疏肝解郁，健脾燥湿，清热化痰。适用于湿热中阻型肝纤维化。
【用量用法】水煎服，每日1剂，早晚分服。
【出处】刘翔.江一平治疗慢性肝炎肝纤维化经验[J].江西中医药，2007（4）：8-9.
【方解】本方为江一平教授治疗肝纤维化的经验方。本病由外来邪毒导致肝脾功能失调，肝失疏泄，脾失运化，致气血津液输布异常，气痰瘀停滞中焦，入于血络所致。临床应辨证论治。对于湿热中阻证，治以清热化湿，和中运脾，常选用甘露消毒丹。甘露消毒丹出自《医效秘传》，具有利湿化浊，清热解毒之功效，主治湿热并重证。研究证明甘露消毒丹方可用于抗肝纤维化的治疗。方中滑石利水渗湿，清热解暑，两擅其功；茵陈善清利湿热而退黄；黄芩清热燥湿，泻火解毒。三药相合，正合湿热并重之病机，共为君药，湿热留滞，易阻气机。臣以石菖蒲、藿香、豆蔻共行行气化湿，悦脾和中，令气畅湿行；通草清热利湿通淋，导湿热从小便而去，以益其清热利湿之力。佐以白术益气健脾燥湿；浙贝母清热化痰，开郁散结；佛手、郁金共行疏肝理气；炒谷芽、炒麦芽共行健脾消食。炙甘草健脾和中，调和药性为使药。全方共奏疏肝解郁，健脾燥湿，清热化痰之功。

柴芍六君汤

【药物组成】党参 15g，白术 10g，茯苓 15g，炙甘草 5g，柴胡 12g，白芍 15g，法半夏 10g，陈皮 10g，白花蛇舌草 15g，刺虎 15g，垂盆草 15g，赤芍 20g，土鳖虫 10g，丹参 15g，郁金 12g。

【功能主治】疏肝理气，健脾燥湿，活血散瘀，清热解毒。适用于肝郁脾虚型肝纤维化。

【用量用法】水煎服，每日 1 剂，早晚分服。

【出处】刘翔.江一平治疗慢性肝炎肝纤维化经验[J].江西中医药，2007（4）：8-9.

【方解】本方为江一平教授治疗肝纤维化的经验方。肝郁脾虚型肝纤维化，治以疏肝解郁，健脾和胃，常用柴芍六君汤。柴芍六君汤出自《医宗金鉴》，具有健脾平肝，化痰祛风之功效。方中党参、白术、茯苓、炙甘草组成四君子汤，重在健脾益气渗湿，为脾虚的基础方，共为君药。柴胡、白芍两者配伍一散一收，重在疏肝柔肝，敛阴和营，共为臣药。佐以陈皮、法半夏配伍共行降逆和胃理气，法半夏性辛散温燥，入脾胃经，取其和胃降逆，陈皮、郁金共行理气散结；丹参、赤芍、土鳖虫共行活血凉血，散瘀止痛，现代医学研究也认为土鳖虫具有较显著的抗肝纤维化、调节免疫功能；白花蛇舌草、垂盆草清热解毒；刺虎祛风利湿，活血消肿。全方共奏疏肝理气，健脾燥湿，活血散瘀，清热解毒之功。

柴胡疏肝散

【药物组成】柴胡 10g，枳壳 15g，白芍 15g，香附 15g，川芎 10g，陈皮 12g，延胡索 25g，木香 15g，旋覆花_{包煎} 20g，代赭石_{包煎} 6g，甘草 6g。

【功能主治】疏肝解郁，理气止痛，活血散瘀，降逆止呕之功。适用于肝气郁滞型肝纤维化。

【用量用法】水煎服，每日 1 剂，早晚分服。

【出处】张欣.李鲜教授辨证论治肝纤维化经验[J].中医研究，2017，30（5）：56-58.

【方解】本方为李鲜教授治疗肝纤维化的经验方。适用于肝气郁滞证，治以疏肝理气止痛，给予柴胡疏肝散柴胡疏肝散出自《医学统旨》，为疏肝理气的代表方，李鲜教授常用本方作为治肝病之第一方，临证多用于肝纤维化的早期证型。柴胡疏肝散有抗肝纤维化作用，其机制可与抑制 IL-1 和 TNF-α 释放有关。方中柴胡功善疏肝解郁，用以为君药。臣以香附理气疏肝而止痛；川芎、延胡索共行活血行气以止痛，二药相合，助柴胡以解肝经之郁滞，并增行气活血止痛之效。陈皮、枳壳、木香共行理气行滞；白芍养血柔肝，缓急止痛；旋覆花行气散结，代赭石降逆止呕，均为佐药。甘草调和诸药为使药。全方共奏疏肝解郁，理气止痛，活血散瘀，降逆止呕之功。

桂枝茯苓丸

【药物组成】桂枝 10g，茯苓 20g，桃仁 12g，炒白芍 15g，牡丹皮 12g，柴胡 10g，炒白术 20g，鳖甲^{先煎}20g，三棱 10g，莪术 10g，丹参 15g。

【功能主治】疏肝解郁，活血行气，散瘀止痛，软坚散结。适用于瘀血内阻型肝纤维化。

【用量用法】水煎服，每日 1 剂，早晚分服。

【出处】张欣.李鲜教授辨证论治肝纤维化经验[J].中医研究，2017，30（5）：56-58.

【方解】本方为李鲜教授治疗肝纤维化的经验方。适用于瘀血内阻型，治以活血祛瘀，软坚散结，给予桂枝茯苓丸。桂枝茯苓丸出自《金匮要略》。方中桂枝温通血脉，为君药。丹参、牡丹皮、桃仁共行活血凉血，散瘀止痛，为臣药。佐以柴胡疏肝解郁，炒白芍柔肝止痛，炒白术、茯苓共行益气健脾利湿；鳖甲滋阴降火，软坚散结；三棱、莪术共行破血消癥，理气散结。全方共奏疏肝解郁，活血行气，散瘀止痛，软坚散结之功。桂枝茯苓丸可有效降低血液黏度，改善机体病理状态，增强机体免疫能力，优化机体功能。

理冲汤

【药物组成】黄芪 30g，党参 15g，白术 20g，山药 20g，天花粉 15g，知母 12g，三棱 10g，莪术 10g，鳖甲^{先煎}20g，鸡内金 25g，当归 15g，生地黄 20g，牡丹皮 12g，丹参 15g。

【功能主治】补气养血，健脾益气，软坚散结，化石通淋，益气养阴。适用于正虚血瘀型肝纤维化。

【用量用法】水煎服，每日 1 剂，早晚分服。

【出处】张欣.李鲜教授辨证论治肝纤维化经验[J].中医研究，2017，30（5）：56-58.

【方解】本方为李鲜教授治疗肝纤维化的经验方。适用于正虚血瘀型，治以益气养阴，祛瘀软坚，给予理冲汤。理冲汤出自《医学衷中参西录》。方中黄芪、党参、当归共行补气养血，为君药。白术、山药共行健脾益气，为臣药。佐以三棱、莪术共行破血消癥，理气散结；鸡内金健脾消食，化石通淋；天花粉、知母、生地黄共行益气养阴，凉血生津；鳖甲软坚散结；丹参、牡丹皮活血化瘀。全方共奏补气养血，健脾益气，软坚散结，化石通淋，益气养阴之功。

保肝宁

【药物组成】柴胡，枳壳，白芍，黄芪，丹参，桃仁，鳖甲^{先煎}，黄芩，白背叶根。

（原方无剂量）

【功能主治】疏肝解郁，补气升阳，活血化瘀，清热解毒。适用于肝郁脾虚、血瘀兼湿热型肝纤维化。

【用量用法】水煎服，每日 1 剂，早晚分服。

【出处】贺松其，张绪富，蔡红兵.吕志平教授辨治慢性肝炎肝纤维化经验介绍[J].新中医，2005（3）：16-17.

【方解】本方为山西名医门九章教授治疗肝纤维化的经验方。慢性肝炎肝纤维化的病机是肝郁脾虚、血瘀兼湿热，疏肝解郁，益气健脾，活血化瘀，软坚散结兼清热利湿解毒的治法，门九章教授创保肝宁。方中黄芪补气升阳，为君药。鳖甲软坚散结，为臣药。佐以柴胡、枳壳共行疏肝解郁，白芍养血柔肝；丹参、桃仁共行活血化瘀，祛瘀生新，能够改善血液循环、增强血管通透性，保护肝细胞，促进炎症的消退及增生性病变的软化和吸收，改善机体免疫功能；黄芩、白背叶根共行清热解毒利湿。全方共奏疏肝解郁，补气升阳，活血化瘀，清热解毒之功。

雄芍汤

【药物组成】制附子，生白芍，人参，炒白术，干姜，茯苓。（原方无剂量）

【功能主治】温阳健脾，利水化湿。适用于肝纤维化。

【用量用法】水煎服，每日 1 剂，早晚分服。

【出处】麻莉，门九章.门九章温阳健脾法治疗肝纤维化经验[J].湖北中医杂志，2014，36（7）：23-24.

【方解】本方为山西名医门九章教授治疗肝纤维化的经验方。肝纤维化多为脾肾阳虚，水湿内停之证，温阳健脾法，创经验方"雄芍汤"。方中制附子，回阳救逆，补火助阳，散寒除湿，为君药。生白芍养血柔肝，同时制约制附子燥烈之性，为臣药。佐以人参、炒白术、茯苓共行益气健脾利湿，干姜温中散寒。全方共奏温阳健脾，利水化湿之功。药理实验研究表明温阳中药复方可改善肝脏微循环，增加肝脏及肠系膜静脉血流量，改善肝功能，减轻肝纤维化病变。

桑明合剂合四逆散

【药物组成】醋柴胡、葛根、怀牛膝、炒白术各 12g，白芍、生地黄、决明子各 15g，枳壳、丹参、桑叶、菊花各 10g，炙甘草 6 g。

【功能主治】疏肝泄热，消积化滞，活血通络。适用于肝经郁热兼脾虚型肝纤维化。

【用量用法】水煎服，每日 1 剂，早晚分服。

【出处】黄欣，王海洋，孙玉英，郝建梅.杨震教授应用清肝化郁法治疗非酒精性脂肪肝 2 则[J].陕西中医，2016，37（1）：119.

【方解】本方为首届全国名中医、全国老中医药专家学术经验继承工作指导老师杨震教授治疗肝纤维化的经验方。肝硬化的病机特点为肝经郁热，痰瘀阻络，在治疗上提倡清肝化郁法。自拟桑明合剂联合四逆散治疗，治以清肝泄热、理气解郁、柔肝消积。方中醋柴胡疏解肝郁，升清阳以使郁热外透，为君药。白芍敛阴养血，柔肝止痛，与柴胡相配，以补养肝血，疏通肝气，可使柴胡升散而无耗伤阴血之弊；桑叶、菊花共行疏散风热、平抑肝阳；决明子清肝泄浊，润肠通便，共为臣药。佐以怀牛膝补肝肾，逐瘀通经；炒白术益气健脾；生地黄清热生津；枳壳行气散结；丹参活血化瘀。炙甘草健脾和中，调和药性为使药。诸药相合，共奏疏肝泄热、消积化滞、活血通络之功。现代药理研究表明四逆散可通过降低肝纤维化大鼠肝组织中Ⅰ、Ⅲ、Ⅳ型胶原的含量，发挥治疗肝纤维化的作用。

治疗肝纤维化的经验方（一）

【药物组成】白花蛇舌草，半枝莲，苦丁茶，黄连，黄芩，蒲黄^{包煎}，五灵脂^{包煎}，丹参，威灵仙，百合，鳖甲^{先煎}，山茱萸，茯苓，当归，生地黄，白术，姜黄，枳实，陈皮，砂仁^{后下}，豆蔻，紫豆蔻，藿香，佩兰，茵陈，大腹皮，车前草，泽泻，芦荟，青皮，大黄，生石膏^{先煎}，知母，金银花。（原方无剂量）

【功能主治】解毒化浊、补益肝肾、活血化瘀。适用于肝纤维化。

【用量用法】水煎服，每日1剂，早晚分服。

【出处】贾苏杰，穆琳琳，郭立芳，等.国医大师李佃贵自拟清肝方治疗肝硬化撷要[J].江苏中医药，2020，52（1）：19-21.

【方解】本方为第三届国医大师、全国老中医药专家学术经验继承工作指导老师李佃贵教授治疗肝纤维化的经验方。浊邪内伏血分，肝肾阴虚，脉络瘀阻为乙型肝炎后肝纤维化的主要病机，而解毒化浊、补益肝肾、活血化瘀则为根本治疗方法。方药组成以白花蛇舌草、半枝莲、苦丁茶、黄连、黄芩、蒲黄、五灵脂、丹参、威灵仙共行解毒抗炎，活血通络化浊；百合、鳖甲、山茱萸、茯苓、当归、生地黄、白术、姜黄、枳实、陈皮共行补益肝肾，疏肝理气；砂仁、豆蔻、紫豆蔻共行理气化浊；藿香、佩兰、茵陈共行芳香化浊；大腹皮、车前草、泽泻共行利水化湿；芦荟、青皮、大黄共行通腑泄浊；生石膏、知母、金银花共行清热化浊。

治疗肝纤维化的经验方（二）

【药物组成】香橼皮，广郁金，炒延胡索，远志，木瓜，通草，佛手。（原方无剂量）

【功能主治】疏肝解郁、调畅气机。适用于肝郁气滞型肝纤维化。

【用量用法】水煎服，每日1剂，早晚分服。

【出处】晏军，王煦.王绵之教授治疗肝纤维化经验撷菁[J].中医药学刊，2001（5）：410-411.

【方解】本方为首届全国名中医、全国老中医药专家学术经验继承工作指导老师王绵之教授治疗肝纤维化的经验方。肝失疏泄，气机升降失常是肝纤维化的基本病机，治以疏肝理气通络，恢复肝条达之性为要。但肝为刚脏，喜柔润而恶辛燥，治疗重在疏肝，忌燥求润。疏肝理气药多辛散香燥，若用量过大过久，或配伍不当，易耗气伤血，不利肝体，甚至化火动风，加剧病情。因此以要注意肝脏的生理特性，尽量体用兼顾，解肝郁而不耗气伤血，使肝气条达，疏泄有权，既助气血运行，又助脾胃运化。方中香橼皮、广郁金、炒延胡索、佛手共行疏肝理气；木瓜、通草、远志共行舒筋活络，通络散结。诸药合用起到疏肝解郁、调畅气机的作用，使肝郁得解而不至横逆犯脾伤胃，气机调畅血运如常，不至于瘀积成症。

治疗肝纤维化的经验方（三）

【药物组成】醋鳖甲^{先煎}，生鸡内金，生牡蛎^{先煎}，昆布，三棱，莪术。（原方无剂量）

【功能主治】活血化瘀，软坚散结。适用于肝纤维化胁下痞块。

【用量用法】水煎服，每日1剂，早晚分服。

【出处】晏军，王煦.王绵之教授治疗肝纤维化经验撷菁[J].中医药学刊，2001（5）：410-411.

【方解】本方为首届全国名中医、全国老中医药专家学术经验继承工作指导老师王绵之教授治疗肝纤维化的经验方。肝纤维化迁延日久，正气日衰，气血运行不畅，寒热痰湿之邪与气血相搏，聚而成形，结于胁下，具有病势较缓、病程较长、虚实间杂的特点。仅用活血化瘀之品难以奏效，当在活血化瘀的同时，配伍软坚散结之品。在抗肝纤维化方剂中多配伍以软坚散结类药物。方中醋鳖甲，具有软坚散结、消癥化积的功效，对癥瘕痞块的软缩有一定的作用，古人喜用此药治疗胸胁积聚作痛，或久疟、疟母等证。生鸡内金、生牡蛎、昆布共行软坚散结，三棱、莪术共行破血消积。少用或不用虫类软坚逐瘀，主要出于下两方面的考虑：一是此类药攻逐之力强，有破血伤正之虞；二是当今的自然环境不同于昔日，有些品种或已经灭绝，或极少见而为珍稀物种，或人工饲养，其作用远不如前，如穿山甲之类，已列入国家法律保护之列，不可轻易使用。

治疗肝纤维化的经验方（四）

【药物组成】石韦，茵陈，炒栀子，黄连，龙胆，土贝母。（原方无剂量）

【功能主治】活血化瘀，软肝散结，兼清热利湿化痰。适用于肝胆湿热型肝纤维化。

【用量用法】水煎服，每日1剂，早晚分服。

【出处】晏军，王煦.王绵之教授治疗肝纤维化经验撷菁[J].中医药学刊，2001（5）：

410-411.

【方解】本方为首届全国名中医、全国老中医药专家学术经验继承工作指导老师王绵之教授治疗肝纤维化的经验方。肝纤维化的发生多因各种肝病在急性期治疗不彻底,或在恢复期调养失宜,以致湿热之邪未彻底清除,余邪留恋,蕴积于肝胆脾胃,即残毒余热未尽;或肝病日久,复感于邪;或脏腑功能失调,肝郁脾虚,肝木横逆犯脾,脾胃运化失职,痰湿内蕴,蕴久化热。所以在肝纤维化发展过程中,往往也表现出湿热的病理变化,且湿热之邪缠绵难解,有阻碍气机运行的特点,湿热蕴久,炼液为痰,导致痰热瘀血互结,这也是肝纤维化病证胶结难解的主要原因。临证时常适当配伍清热利湿化痰之品。方中石韦、茵陈、炒栀子、黄连、龙胆、土贝母共行清热利湿化痰,一则清除余邪;二则有利于气机的运行;三则促进痞块的软缩。

治疗肝纤维化的经验方(五)

【药物组成】柴胡,香附,青皮,陈皮,厚朴,桃仁,红花,三棱,莪术,当归,王不留行,丹参,益母草,虎杖,鳖甲^{先煎},茯苓,薏苡仁,陈皮,半夏,炒栀子,葛花,黄芩,黄连,黄芪,白术,冬虫夏草,茯苓,仙茅根,西洋参,党参,沙参。(原方无剂量)

【功能主治】疏肝理气,化痰祛瘀,扶正补虚。适用于肝纤维化。

【用量用法】水煎服,每日1剂,早晚分服。

【出处】李丰衣,孙劲晖,田德禄.田德禄教授治疗酒精性肝纤维化经验浅探[J].深圳中西医结合杂志,2007(1):32-33.

【方解】本方为首届全国名中医、全国老中医药专家学术经验继承工作指导老师田德禄教授治疗肝纤维化的经验方。肝纤维化发病的主要原因是酒食不节,嗜酒成性。其病理的关键是脾虚(滞)生痰,肝郁气滞,气滞成瘀,气血痰瘀互结而成瘀。方用柴胡、香附、青皮、陈皮、厚朴共行疏肝理气,桃仁、红花、三棱、莪术、当归、王不留行、丹参、益母草、虎杖、鳖甲共行活血化瘀,茯苓、薏苡仁、陈皮、半夏共行化痰散结,炒栀子、葛花、黄芩、黄连共行解酒毒,黄芪、白术、冬虫夏草、茯苓、仙茅根、西洋参、党参、沙参共行补虚扶正。全方攻补兼施,疏肝扶脾,化痰祛瘀,扶正补虚。

治疗肝纤维化的经验方(六)

【药物组成】茵陈、垂盆草各30g,金钱草25g,鸡骨草20g,猪苓、茯苓、白茅根各15g,泽兰、泽泻各2g,炙鸡内金、栀子各10g,熟大黄6g。

【功能主治】疏肝泄热,清热解毒,凉血利湿。适用于湿热瘀毒互结型肝纤维化。

【用量用法】水煎服,每日1剂,早晚分服。

【出处】王佳赢,范赟芝,叶放.周仲瑛教授辨治肝炎肝纤维化经验钩玄[J].陕西中医，2012，33（5）：581-582.

【方解】本方为首届国医大师、全国老中医药专家学术经验继承工作指导老师、国家级非物质文化遗产传统医药项目代表性传承人周仲瑛教授治疗肝纤维化的经验方。本病的基本病机特点是湿热瘀毒郁结，故以清热化湿、凉血解毒作为基本治法。对于湿热瘀毒郁结型，治以清热祛湿，凉血化瘀解毒。方中茵陈、金钱草、垂盆草、鸡骨草共行清热利湿退黄，清解肝胆湿热毒邪，共为君药。茯苓、猪苓、泽泻健脾利湿，同时茯苓还健脾益气，共为臣药。佐以白茅根清热凉血；泽兰行水利尿，疏肝解郁；栀子、熟大黄共行泄热祛毒；炙鸡内金健胃消食，利湿通淋。全方共奏疏肝泄热，清热解毒，凉血利湿之功。

治疗肝纤维化的经验方（七）

【药物组成】柴胡6g，郁金、白术各12g，赤芍、太子参（或党参）、香附、茯苓各10g，丹参、老鹳草、蒲公英各15g，茵陈20g。

【功能主治】疏肝健脾，清热解毒，活血化瘀。适用于肝脾两伤，湿热瘀毒郁结所致肝纤维化。

【用量用法】水煎服，每日1剂，早晚分服。

【出处】王佳赢，范赟芝，叶放.周仲瑛教授辨治肝炎肝纤维化经验钩玄[J].陕西中医，2012，33（5）：581-582.

【方解】本方为首届国医大师、全国老中医药专家学术经验继承工作指导老师、国家级非物质文化遗产传统医药项目代表性传承人周仲瑛教授治疗肝纤维化的经验方。肝纤维化的治以疏肝理脾，清化湿热瘀毒为主。方中柴胡疏肝解郁，为君药。太子参、白术、茯苓共行健脾益气，为臣药，其中太子参对淋巴细胞增殖有明显的刺激作用。佐以郁金、香附共行理气散结；赤芍、丹参、老鹳草共行活血化瘀，清理瘀血，祛风通络；茵陈、蒲公英共行清热解毒。丹参改善肝脏微循环，抑制肝纤维组织增，使肝内纤维组织软化，促进肝细胞修复和再生功能。诸药合用发挥疏肝健脾，清热解毒，活血化瘀的作用。

治疗肝纤维化的经验方（八）

【药物组成】炙鳖甲^{先煎}12g，茵陈、墨旱莲、生黄芪各15g，焦白术、炙女贞子、北沙参、茯苓、楮实子、太子参各10g，老鹳草20g。

【功能主治】滋阴补气，清热解毒。适用于气阴两伤，湿热瘀毒郁滞所致肝纤维化。

【用量用法】水煎服，每日1剂，早晚分服。

【出处】王佳赢，范赟芝，叶放.周仲瑛教授辨治肝炎肝纤维化经验钩玄[J].陕西中医，2012，33（5）：581-582.

【方解】本方为首届国医大师、全国老中医药专家学术经验继承工作指导老师、国家级非物质文化遗产传统医药项目代表性传承人周仲瑛教授治疗肝纤维化的经验方。气阴两伤，湿热瘀毒郁滞所致肝纤维化应治以滋养肝肾，清化湿热瘀毒并重。方中炙鳖甲滋阴降火，软坚散结，生黄芪补气升阳，共为君药。太子参、茯苓、焦白术共行益气健脾，为臣药。佐以北沙参、楮实子、墨旱莲、炙女贞子共行滋阴生津，茵陈清热利湿。老鹳草祛风通络，活血，清热利湿。楮实、北沙参等配伍使用改善肝肾阴虚用于治疗肝炎后肝硬化，治疗3个月，总有效率88%，HBsAg转阴率为67.7%。诸药合用起到滋阴补气，清热解毒之功。

治疗肝纤维化的经验方（九）

【药物组成】水牛角、生地黄各15g，赤芍、茵陈各12g，牡丹皮、炙女贞子、墨旱莲各10g，老鹳草、鸡骨草各20g。

【功能主治】清热利湿，活血化瘀，解毒退黄。适用于瘀热相搏，湿热未尽，肝肾阴伤所致肝纤维化。

【用量用法】水煎服，每日1剂，早晚分服。

【出处】王佳赢，范赟芝，叶放.周仲瑛教授辨治肝炎肝纤维化经验钩玄[J].陕西中医，2012，33（5）：581-582.

【方解】本方为首届国医大师、全国老中医药专家学术经验继承工作指导老师、国家级非物质文化遗产传统医药项目代表性传承人周仲瑛教授治疗肝纤维化的经验方。瘀热相搏，湿热未尽，肝肾阴伤所致肝纤维化应治以凉血清热，凉血化瘀。方中茵陈清热燥湿退黄，为君药。赤芍、牡丹皮共行活血化瘀，为臣药。佐以水牛角清热解毒；生地黄清热生津；炙女贞子、墨旱莲共行滋阴降火；老鹳草、鸡骨草利湿退黄，兼清热解毒。全方共奏清热利湿，活血化瘀，解毒退黄之功。

治疗肝纤维化的经验方（十）

【药物组成】茵陈20g，焦炒栀子15g，苍术15g，当归20g，郁金15g，丹参20g，香附15g，川楝子20g，川芎15g，牡蛎25g，鳖甲^{先煎}15g，甘草10g。

【功能主治】清热利湿解毒，活血化瘀，软坚散结。适用于肝纤维化。

【用量用法】水煎服，每日1剂，早晚分服。

【出处】夏永良，崔家鹏.李德新治疗肝纤维化经验[J].中医杂志，2003（5）：338.

【方解】本方为李德新教授治疗肝纤维化的经验方。本病由于湿热毒邪蕴结于肝，导致肝失疏泄，气滞血瘀，日久形成纤维化，以活血通络、化瘀软坚的治疗大法。方中茵陈清热利湿退黄，为君药。焦炒栀子，为臣药，清热泻火，导湿热从小便去。佐以苍术健脾祛湿，当归、丹参、川楝子、川芎、郁金共行活血化瘀，通络止痛，凉血，利胆退黄，其中丹参改善外周及脏器微循环，抑制凝血，激活纤溶系统，抑制血小板聚集和产生血栓素（A2）、PG类缩血管物质，增加肝血管流量，防止和减轻肝细胞坏死，促进肝细胞再生及抑制肝脏胶原增加，促进胶原降解和胶原再吸收，使闭合的肝窦重新开放；香附疏肝理气；牡蛎、鳖甲共行软坚散结。甘草补脾和中，调和药性。全方共奏清热利湿解毒，活血化瘀，软坚散结之功。

治疗肝纤维化的经验方（十一）

【药物组成】黄芪，白术，丹参，川芎，桃仁，鳖甲^{先煎}，生牡蛎^{先煎}，甘草。（原方无剂量）

【功能主治】健脾和中，清热解毒，活血化瘀，软坚散结。适用于肝纤维化。

【用量用法】水煎服，每日1剂，早晚分服。

【出处】李吉彦，段志军，张文辉.白长川浅谈益气软肝法治疗肝纤维化[J].中国中西医结合消化杂志，2003（6）：365.

【方解】本方为首届全国名中医、全国老中医药专家学术经验继承工作指导老师白长川教授治疗肝纤维化的经验方。本病多由湿热、虫毒等导致肝脏功能受损，血行不畅，肝络窒塞，形成的本虚标实之证，其本虚多为气血亏虚，其标实为久病而致气滞、血瘀、痰浊，益气软肝法治疗肝纤维化。其益气为益气养血健脾，软肝为行气活血化瘀、软坚散结。实验证实益气软肝法能降低免疫肝纤维化大鼠的病死率，降低免疫性肝纤维化的增生程度，降低成纤维细胞，Ⅰ、Ⅲ型胶原增生程度；减少肝纤维化大鼠增多的汇管区、纤维间隔以外肝细胞间梭形细胞数目，降低血清转氨酶，使免疫损伤的肝细胞减少，肝组织内浸润的炎性细胞减少。方中黄芪健脾益气，兼托毒排脓，抗菌保肝，为君药。白术健脾益气，为臣药。佐以丹参、川芎、桃仁共行活血化瘀，通络止痛；鳖甲、生牡蛎共行软坚散结。甘草健脾和中，清热解毒，调和药性。诸药合用，共奏健脾和中，清热解毒，活血化瘀，软坚散结之功。

治疗肝纤维化的经验方（十二）

【药物组成】炒白芍15g，醋柴胡15g，白术15g，茯苓10g，人参10g，黄芪10g，丹参15g，香橼10g，佛手15g，砂仁^{后下}15g，郁金10g，延胡索10g，薏苡仁15g，甘草10g。

【功能主治】疏肝解郁，健脾益气，柔肝止痛，活血散瘀。适用于肝郁脾虚血瘀型肝纤维化。

【用量用法】水煎服，每日1剂，早晚分服。

【出处】王炳予.谢晶日教授治疗肝纤维化的经验研究[D].哈尔滨：黑龙江中医药大学，2009.

【方解】本方为全国老中医药专家学术经验继承工作指导老师谢晶日教授治疗肝纤维化的经验方。本方适用于辨证为肝郁脾虚血瘀证，治以疏肝解郁，健脾益气，化瘀祛浊。方中醋柴胡疏肝解郁，为君药。白术、茯苓、人参、黄芪、薏苡仁共行健脾益气，利水祛湿，共为臣药，其中黄芪提取物可提高实验小鼠血浆环磷酸腺苷 CAMP 含量，从而起着调节免疫，加速淋巴细胞转化和增强 T 细胞功能，其成分 F3（LAF 脂质血管生长因子）可增强细胞免疫活性。佐以炒白芍、佛手、香橼、郁金共行疏肝解郁，柔肝止痛；砂仁化湿开胃；延胡索理气散结；丹参活血凉血，散瘀止痛。甘草补脾和中，调和药性。全方共奏疏肝解郁，健脾益气，柔肝止痛，活血散瘀之功。

治疗肝纤维化的经验方（十三）

【药物组成】牡丹皮 10g，炒栀子 15g，当归 10g，炒白芍 15g，郁金 10g，木香 10g，川楝子 10g，延胡索 10g，龙胆 10g，醋柴胡 15g，陈皮 15g，黄芩 10g，黄连 10g，藿香 10g，佩兰 10g，甘草 10g。

【功能主治】疏肝解郁，养血柔肝，补血活血，清热燥湿。适用于肝纤维化。

【用量用法】水煎服，肝郁脾虚，湿热血瘀型每日 1 剂，早晚分服。

【出处】王炳予.谢晶日教授治疗肝纤维化的经验研究[D].哈尔滨：黑龙江中医药大学，2009.

【方解】本方为全国老中医药专家学术经验继承工作指导老师谢晶日教授治疗肝硬化的经验方。适用于肝郁脾虚，湿热血瘀型，治以疏肝健脾，清热祛湿。方中醋柴胡疏肝解郁，理气止痛，为君药。当归、炒白芍共行养血柔肝，为臣药。佐以牡丹皮补血活血，有学者等运用牡丹皮提取物对四氯化碳诱导的肝损伤大鼠模型进行治疗，发现血清总胆红素浓度增加，抑制了炎症和肝细胞坏死，并增加炎性细胞浸润；郁金、陈皮、延胡索、木香、川楝子共行理气止痛；黄芩、黄连、炒栀子、龙胆共行清热燥湿，泻火解毒；藿香、佩兰共行芳香化湿，醒脾开胃。甘草补脾和中，调和药性。全方共奏疏肝解郁，养血柔肝，补血活血，清热燥湿之功。

治疗肝纤维化的经验方（十四）

【药物组成】茵陈 15g，板蓝根 15g，炒栀子 10g，大黄 10g，木通 10g，车前草 10g，金钱草 10g，茯苓 15g，泽泻 15g，猪苓 15g，白术 15g，藿香 10g，佩兰 10g，佛手 10g，砂仁[后下] 10g，甘草 10g。

【功能主治】利湿退黄，疏肝理气，芳香化湿。适用于肝郁脾虚，湿热血瘀型肝纤维化。

【用量用法】水煎服，每日 1 剂，早晚分服。

【出处】王炳予.谢晶日教授治疗肝纤维化的经验研究[D].哈尔滨：黑龙江中医药大

学，2009.

【方解】本方为全国老中医药专家学术经验继承工作指导老师谢晶日教授治疗肝纤维化的经验方。适用于肝郁脾虚，湿热血瘀证，治以疏肝健脾，清热祛湿。方中茵陈清热利湿退黄，为君药。炒栀子清热利湿，导湿热从小便去，为臣药，《本草备要》言其泄心肺三焦之火。佐以大黄、车前草、金钱草、木通共行泄热通便，利湿通淋，导湿热从二便去；茯苓、猪苓、白术、砂仁共行益气健脾祛湿；泽泻、佛手共行疏肝理气；佩兰、藿香共行芳香化湿，醒脾开胃；板蓝根清热解毒。甘草补脾和中，调和药性。全方共奏热利湿退黄，疏肝理气，芳香化湿之功。

治疗酒精性肝纤维化的经验方

【药物组成】丹参30g，鳖甲^{先煎}25g，生牡蛎^{先煎}40g，赤芍30g，当归20g，青皮20g，柴胡15g，白芍25g，厚朴15g，茵陈30g，黄芪50g，白术25g，茯苓25g，泽泻15g，女贞子30g，山药20g。

【功能主治】健脾益肾，理气散结，利湿泄浊，活血化瘀。适用于肝气郁结型酒精性肝纤维化。

【用量用法】水煎服，每日1剂，早晚分服。

【出处】杨沈秋，孙忠人，刘定，等.张金良主任医老治疗酒精性肝纤维化经验[J].世界最新医学信息文摘，2015，15（32）：252-253.

【方解】本方为全国老中医药专家学术经验继承工作指导老师张金良教授治疗肝纤维化的经验方。本病基本病因为过度饮酒，先天不足，基本病机为肝郁脾虚，痰瘀互结，以通络化瘀为治疗总则。本方适用于肝气郁结型，治以疏肝理气，健脾祛湿。方中黄芪、茯苓、白术共行益气健脾，燥湿利水，共为君药。赤芍、丹参、生牡蛎、鳖甲共行活血化瘀，软坚散结；当归补血活血；厚朴、茵陈共行理气化湿，共为臣药。佐以山药、泽泻共行补脾益肾，渗湿泄浊；女贞子滋补肝肾之阴；柴胡、白芍、青皮共行疏肝解郁，理气止痛。诸药合用共奏健脾益肾，理气散结，利湿泄浊，活血化瘀之功。

软肝散

【药物组成】生牡蛎40g，鳖甲^{先煎}25g，丹参30g，赤芍30g，柴胡15g，白芍25g，黄芪30g，白术25g，茯苓25g。

【功能主治】软坚散结，活血化瘀，柔肝止痛，健脾益气。适用于肝郁血瘀型肝纤维化。

【用量用法】水煎服，每日1剂，早晚分服。

【出处】刘定，杨沈秋，张禹，潘祥宾.张金良主任医师从络病辨治肝郁血瘀型酒精性肝纤维化临床疗效观察[J].世界最新医学信息文摘，2015，76：91-92.

【方解】本方为全国老中医药专家学术经验继承工作指导老师张金良教授治疗肝纤维化的经验方。张金良教授在对肝纤维化的治疗中使用益气活血，化瘀散结，解毒除湿，疏肝健脾为基本法则，在治疗中应以活血化瘀为主，兼以疏肝理气，健脾化痰，自创软肝散。方中生牡蛎、鳖甲共行软坚散结，共为君药。丹参、赤芍共行活血化瘀，为臣药。佐以柴胡、白芍共行疏肝解郁，柔肝止痛；黄芪、白术、茯苓共行健脾益气。全方共奏软坚散结，活血化瘀，柔肝止痛，健脾益气之功。

肝损伤

和肝汤

【药物组成】当归12g，白芍12g，白术9g，柴胡9g，茯苓9g，生姜3g，薄荷[后下]3g，炙甘草6g，党参9g，紫苏梗9g，香附9g，大枣4枚，北沙参10g，茵陈6g，焦神曲6g，陈皮6g，连翘10g，郁金6g，砂仁[后下]3g，生黄芪12g。

【功能主治】补血活血，健脾和胃，清热解毒，利胆退黄。适用于肝损伤。

【用量用法】水煎服，每日1剂，早晚分服。

【出处】李文泉，权红，高剑虹，等.方和谦创和肝汤的组方原则和临床应用[J].上海中医药杂志，2008（2）：1-3.

【方解】本方为首届国医大师、全国老中医药专家学术经验继承工作指导老师方和谦教授治疗肝损伤的经验方。和肝汤来源于逍遥散，为疏肝理脾的经验方剂，方和谦在本方的基础上加用党参、香附、紫苏梗、大枣四味，使其和中有补，补而不滞，既保留了逍遥散疏肝解郁，健脾和营之内涵，又加重了培补疏利之特色，从而拓宽了逍遥散的适应证。方中当归、白芍，为君药，补血活血，养血柔肝，肝为刚脏，当归、白芍以阴柔之性涵其本。薄荷、紫苏梗、柴胡、香附，为臣药，薄荷、柴胡具有疏肝解郁的功效，加入紫苏梗、香附可以降肝之逆，调畅三焦之气，四药合用，具有疏肝解郁，行气宽中的作用。党参、白术、茯苓、炙甘草、砂仁共行健脾和胃；茵陈、连翘、郁金共行清热解毒，利胆退黄；焦神曲行气消胀，北沙参滋阴生津，陈皮理气化痰；生黄芪补气升阳，均为佐药。生姜、大枣共行调和药性为使药。全方共奏补血活血，健脾和胃，清热解毒，利胆退黄之功。

戊己饮3号方

【药物组成】茵陈10g，茯苓15g，薏苡仁15g，佩兰10g，柴胡10g，郁金10g，连翘10g，生甘草10g。

【功能主治】健脾化湿，疏肝和胃，调理气机，清热解毒。适用于癌化疗肝损伤。

【用量用法】水煎服，每日1剂，早晚分服。

【出处】刘亚娴，王玉华，张莉.癌化疗肝损伤的中医治疗[J].河北中医，1997（4）：7-8.

【方解】本方为首届全国名中医、全国老中医药专家学术经验继承工作指导老师刘亚娴教授治疗肝损伤的经验方。肝损伤的基本病机是正气戕伤，肝脾（胃）同损，不单治肝，应肝脾（胃）同治，而调理脾胃应为主线。以健脾化湿兼疏肝和胃，调理气机，佐以解毒为基本治则，刘亚娴教授创戊己饮3号方。方中茯苓、佩兰、薏苡仁共行健脾化湿，共为君药。茵陈、柴胡、郁金共行疏肝解郁，共为臣药。连翘清热解毒为佐药。生甘草解毒和中，调和诸药为使药。诸药合用健脾化湿，疏肝和胃，调理气机，清热解毒。

柴胡疏肝散

【药物组成】柴胡18g，陈皮12g，川芎12g，枳壳12g，赤芍、白芍各15g，炙甘草10g，香附15g，茯苓12g，生地黄15g，升麻9g，黄芪30g，瓜蒌12g。

【功能主治】疏肝解郁，健脾祛湿，行气止痛，活血化瘀，清热解毒。适用于气肝郁脾虚型抗痨药后肝损害。

【用量用法】水煎服，每日1剂，早晚分服。

【出处】贾慧玲.王国三应用柴胡疏肝散治疗肝胆病症验案举隅[J].河北中医，2014，36（10）：1450-1451.

【方解】本方为全国老中医药专家学术经验继承工作指导老师王国三教授治疗抗痨药后肝损害的经验方。适用于气肝郁脾虚证，治以疏肝解郁，健脾益气，使用柴胡疏肝散。方中以柴胡功善疏肝解郁为君药。香附理气疏肝而止痛，川芎活血行气以止痛，二药相合，助柴胡以解肝经之郁滞，并增行气活血止痛之效，共为臣药。陈皮、枳壳理气行滞；白芍养血柔肝，缓急止痛；茯苓健脾利湿；赤芍活血凉血，行气止痛；升麻生举阳气，清热解毒；黄芪补气升阳，瓜蒌通腑泄热，使邪毒有所出路；生地黄清热养血生津，均为佐药。柴胡引少阳清气上行，升麻引阳明清气上升。炙甘草调和诸药为使药。全方共奏疏肝解郁，健脾祛湿，行气止痛，活血化瘀，清热解毒之功。

保肝益胃合剂

【药物组成】茵陈30g，虎杖20g，五味子15g，枸杞子20g，白芍10g，砂仁^{后下}10g，丹参15g，柴胡10g，藿香10g，甘草10g，牡蛎^{先煎}20g。

【功能主治】清热解毒，利湿退黄，软坚散结，活血化瘀。适用于急性肝损伤。

【用量用法】水煎服，每日1剂，早晚分服。

【出处】刘冰.姜树民教授治疗急性肝损伤的经验总结[D].沈阳：辽宁中医药大学，2009.

【方解】本方为全国老中医药专家学术经验继承工作指导老师姜树民教授治疗急性肝损伤的经验方。方中茵陈清热利湿，利胆退黄，为君药。《神农本草经》记载茵陈可以主风湿寒热邪气，热结黄疸，现代药理研究表明，茵陈具有显著的利胆作用，并有解热、保肝、抗肿瘤、降压等作用。白芍、柴胡共行疏肝解郁，柔肝止痛，为臣药。现代药理研究表明，白芍可使处于低下状态的细胞免疫功能恢复正常。佐以虎杖利湿退黄，砂仁、藿香共行化湿行气。砂仁水煎剂可明显增强胃的功能，促进消化液的分泌，可增强肠道运动，排出消化管内的积气，起到帮助消化的作用，并消除肠胀气的症状。枸杞子滋补肝阴，对免疫有促进作用，同时具有免疫调节、抗肿瘤、降血脂、保肝、抗脂肪肝、降血糖、降血压等作用。牡蛎软坚散结；丹参活血化瘀，凉血止痛；五味子收敛固涩，补脾生津，降血压、利胆、降低血清转氨酶，对肝细胞有保护作用，并抗氧化，对各种球菌、杆菌，甚至绿脓杆菌均有抑制作用。甘草补脾和中，调和药性，具有抗溃疡、抗胃酸分泌、抗心律失常、抗菌、抗病毒、抗炎、抗过敏、降脂、保肝等作用，为使药。全方共奏清热解毒，利湿退黄，软坚散结，活血化瘀之功。

肝胃合剂

【药物组成】 茵陈 30g，黄芪 10g，白及 15g，苦参 10g，紫苏梗 10g，蒲公英 15g，砂仁^{后下}10g，五味子 15g。

【功能主治】 平胃利肝。适用于急性肝损伤伴发胃黏膜损伤。

【用量用法】 水煎服，每日 1 剂，早晚分服。

【出处】 王晶.肝胃同治法在药物性肝损伤合并胃黏膜损伤中的应用[D].沈阳：辽宁中医药大学，2010.

【方解】 本方为全国老中医药专家学术经验继承工作指导老师姜树民教授治疗急性肝损伤伴发胃黏膜损伤的经验方。方中茵陈清热利湿退黄，为君药。黄芪补气升阳，消肿生肌，白及收敛止血，消肿生肌，共为臣药。佐以苦参清热燥湿，平胃利肝，苦参与黄芪相配，一升一降，寒热相制；紫苏梗理气宽中，调中焦气机，解郁利胃，现代药理研究表明，其水煎剂有缓和的解热作用，并促进消化液分泌，增进胃肠蠕动，对包括幽门螺旋杆菌、大肠埃希菌在内的诸多细菌有显著而持久的抑制作用。砂仁行气宽中，温脾止泻，砂仁与紫苏梗相配，共行宽中行气，调畅中焦气机；蒲公英清热解毒，消痈散结；五味子收敛固涩，益气生津又可防药物性偏之弊。诸药合用升降相因，寒热相制，刚柔相济，润燥相合，补泄兼施，敛散兼顾，平衡中焦阴阳。

参灵颐肝汤

【药物组成】 灵芝、鸡内金、佛手、虎杖、西洋参各 8g，五味子、茵陈、茜草、白芍各 10g，大黄 5g，板蓝根 6g。

【功能主治】 清热利湿，疏肝解郁，补气养阴，散瘀通络。适用于肝经血热，肝失疏泄，胆汁外溢所致小儿药物性肝损伤。

【用量用法】水煎服,每日 1 剂,早晚分服。

【出处】史艳平,王少波.杨震教授治疗小儿药物性肝损伤经验[J].中西医结合肝病杂志,2018(4):238-240.

【方解】本方为首届全国名中医、全国老中医药专家学术经验继承工作指导老师杨震教授治疗药物性肝损伤的经验方。本病由药毒伤及肝体肝阴,引起肝经血热,伤其阴津,导致气阴两虚,故病机为气阴两虚、肝经血热,其病理因素为虚、毒、热、瘀,确定益气养阴、凉血解毒为主要治疗方法,创立参灵颐肝汤。方中茵陈清热利湿退黄,为君药。佛手疏肝解郁,白芍养血柔肝,共为臣药。佐以虎杖、板蓝根、大黄共行清热解毒;西洋参补气养阴,清热生津;鸡内金健脾消食;五味子收敛固涩;茜草凉血活血,散瘀通络;灵芝补气安神,增强免疫力。全方共奏清热利湿,疏肝解郁,补气养阴,散瘀通络之功。

茵陈汤合平胃散

【药物组成】茵陈 30g,大黄 6g,炒栀子 10g,苍术 15g,陈皮 12g,厚朴 15g,生薏苡仁 30g,姜半夏 8g,佩兰 10g,莱菔子 15g。

【功能主治】清热燥湿,健脾燥湿,理气导。适用于脾胃湿热内阻型药物性肝损伤。

【用量用法】水煎服,每日 1 剂,早晚分服。

【出处】刘永刚,宋春荣,常占杰.常占杰教授益脾养肝法治疗药物性肝损伤经验[J].中医学报,2017,32(11):2111-2114.

【方解】本方为全国老中医药专家学术经验继承工作指导老师常占杰教授治疗药物性肝损伤的经验方。本病损伤肝脾,导致脾胃虚弱,因此在治疗中以脾胃虚弱为辨证中心,确立益脾养肝为治疗法则。本方适用于脾胃湿热内阻证,治以清热利湿,予茵陈汤合平胃散。方中茵陈清热利湿退黄,为君药。炒栀子泻火解毒,清热利湿,导湿热从小便去,为臣药。佐以大黄泄下逐瘀,导湿热从大便去;苍术、生薏苡仁、佩兰共行健脾燥湿;姜半夏、陈皮共行燥湿化痰;厚朴、莱菔子共行理气化积,消食除胀。全方共奏清热燥湿,健脾燥湿,理气导滞之功。

疏肝解郁方

【药物组成】北柴胡,黄芩,炒白芍,枳壳,郁金,丹参,枳椇子,茜草,垂盆草,甘草。(原方无剂量)

【功能主治】疏肝解郁,清热利湿退黄,活血凉血,利水消肿。适用于药物性肝损伤。

【用量用法】水煎服,每日 1 剂,早晚分服。

【出处】邓建平,周敏,李凫坚.李凫坚辨证治疗抗结核药物致药物性肝损害经验[J].

中医杂志，2014，55（1）：70-72.

【方解】本方为李凫坚教授疗药物性肝损伤的经验方。本病由药物损伤脾胃，导致脾失健运，肝气郁结，气机升降失畅，故治以疏肝利胆、表里两清。方中北柴胡。疏肝解郁，为君药。黄芩清热燥湿，泄肝胆火，可助柴胡行少阳经气；炒白芍养血柔肝，缓急止痛，制约柴胡的辛散，共为臣药。佐以枳壳理气散结，助柴胡疏肝解郁；丹参活血凉血，具有改善肝脏微循环和提高肝脏血流量的作用，能够抗肝纤维化；郁金行气解郁，利胆退黄、活血止痛，佐柴胡疏肝解郁，且清利肝胆湿热，所含姜黄素有促进胆汁分泌、利胆作用，还可对抗肝脏毒性病变、促进肝细胞损伤修复；茜草凉血止血，活血行血；垂盆草清热解毒，利湿退黄，具有良好的保肝降酶作用；枳椇子利水消肿，减轻自由基对细胞的损害，保护组织细胞。甘草健脾和中，调和诸药为使药。全方共奏疏肝解郁，清热解毒，利湿退黄之功。

龙胆泻肝汤

【药物组成】龙胆、黄连各6g，柴胡、菊花各12g，生地黄、玄参、茺蔚子、车前子^{包煎}各15g，黄芩、泽泻、木香、豆蔻、知母各9g，生甘草3g。

【功能主治】清热利湿，泻火解毒，凉血养阴，疏肝理气。适用于湿热互结型药物性肝损伤。

【用量用法】水煎服，每日1剂，早晚分服。

【出处】邵建珍，闫小燕.尹常健治疗药物性肝损伤经验举隅[J].山西中医，2014，30（7）：10-11.

【方解】本方为全国老中医药专家学术经验继承工作指导老师、山东省名中医尹常健教授治疗药物性肝损伤的经验方。本病基本病机为药毒损伤肝脾，导致湿热内蕴，气血阴阳失衡，脏腑功能受损，或先天禀赋不足，年老体虚无力抗邪侵袭所致，临床以扶正祛邪为原则，治以疏肝健脾，清热解毒，行气活血，利湿退黄，滋补肝肾之法。本方适用于湿热互结型，方选龙胆泻肝汤。方中龙胆，清热燥湿，泄肝胆火，为君药。黄芩、黄连、车前子、泽泻共行清热燥湿，泻火解毒共为臣药。佐以生地黄、知母、玄参共行清热凉血，养阴生津，使邪去而不伤阴；茺蔚子活血调经，清肝明目；柴胡、木香共行疏肝行气解郁，并引诸药入肝胆之经；菊花清热凉肝，对四氯化碳中毒所致小鼠肝细胞损伤有明显保护作用；豆蔻芳香化浊，醒脾开胃。生甘草健脾和中，清热解毒，调和药性，为使药。诸药合用共奏清热利湿，泻火解毒，凉血养阴，疏肝理气之功。

归芍四君子汤

【药物组成】太子参、白术、仙鹤草、垂盆草各30g，黄芪、全当归、茯苓、茵陈各20g，白芍、鸡内金、生谷芽、生麦芽各15g，阿胶珠、紫苏梗各12g，黄连、焦槟榔、炙甘草各10g。

【功能主治】健脾益气，养血柔肝，补血止血，清热解毒。适用于肝脾不调，气血亏虚所致药物性肝损伤。

【用量用法】水煎服，每日1剂，早晚分服。

【出处】刘明坤，吕文良，张婷婷，姚乃礼.姚乃礼主任用调和肝脾法治疗药物性肝损伤验案一则[J].中西医结合肝病杂志，2014，24（6）：360-361.

【方解】本方为全国老中医药专家学术经验继承工作指导老师姚乃礼教授治疗药物性肝损伤的经验方。本病由药毒损伤脾胃肝胆，影响肝胆的疏泄以及脾胃的运化而，以湿热毒邪搏结、肝脾功能失调为主要的病机特点。本方适用于肝脾不调、气血亏虚，治以治以调补肝脾、益气养血为法，使用归芍四君子汤。方中黄芪、太子参共行健脾益气，为君药。当归头补血而上行，当归身补血而中守，当归尾破血而下行，全当归补血活血运行周身；白芍养血柔肝；白术、茯苓共行益气健脾祛湿，共为臣药。佐以仙鹤草、阿胶珠共行补血止血；鸡内金、生麦芽、生谷芽共行健脾消食；紫苏梗、焦槟榔共行理气宽中止痛；茵陈、垂盆草、黄连共行清热解毒利湿，保肝降酶。炙甘草调和药性为使药。全方共奏健脾益气，养血柔肝，补血止血，清热解毒之功。

治疗肝损伤的经验方（一）

【药物组成】黄芪30g，茯苓15g，白术12g，党参15g，玄参15g，郁金10g，枸杞子12g，炒山药20g，炒薏苡仁15g，牛膝15g，猪苓15g，莱菔子15g。

【功能主治】补气养阴。适用于气阴不足型药物性肝损伤。

【用量用法】水煎服，每日1剂，早晚分服。

【出处】郭老，席奇，宁春茜，常占杰.常占杰从虚论治慢性乙型肝炎经验[J].湖南中医杂志，2013，29（9）：40-41.

【方解】本方为全国老中医药专家学术经验继承工作指导老师常占杰教授治疗药物性肝损伤的经验方。适用于气阴不足证，治以补气养阴。方中黄芪补气升阳，托毒排脓，为君药。党参、茯苓、白术共行健脾利湿，为臣药。佐以猪苓、炒山药、炒薏苡仁共行补脾益气，养血生津；枸杞子滋补肝阴；牛膝补肝肾，引血下行，具有显著保肝、清除自由基之功效；玄参清热凉血，滋阴降火，解毒散结；莱菔子、郁金疏肝行气，消积导滞。全方共奏滋补肝肾，清热凉血，解毒散结，养血生津，健脾燥湿之功。

治疗肝损伤的经验方（二）

【药物组成】党参15g，茯苓15g，白术20g，陈皮12g，牛膝15g，玄参15g，猪苓15g，大腹皮30g，炒薏苡仁30g，炒山药20g，川芎10g，半枝莲15g，莱菔子15g，炙鳖甲^{先煎}15g，灵芝20g。

【功能主治】滋补肝肾，活血散瘀，利尿消肿。适用于肝肾阴虚型药物性肝损伤。

【用量用法】水煎服，每日1剂，早晚分服。

【出处】郭老，席奇，宁春茜，常占杰.常占杰从虚论治慢性乙型肝炎经验[J].湖南中医杂志，2013，29（9）：40-41.

【方解】本方为全国老中医药专家学术经验继承工作指导老师常占杰教授治疗药物性肝损伤的经验方。适用于肝肾阴虚证，治以滋补肝肾。方中牛膝补肝肾，利尿通淋；炙鳖甲滋阴降火，软坚散结，共为君药。党参、茯苓、白术共行健脾利湿，为臣药。佐以炒薏苡仁、猪苓、炒山药共行补脾益气，养血生津；玄参清热凉血，滋阴降火，解毒散结；莱菔子、陈皮理气散结，消积导滞；川芎活血行气止痛；半枝莲清热解毒，活血散瘀，利尿消肿；大腹皮行水消肿；灵芝补中益气，养血安神。诸药合用共奏健脾利湿，滋补肝肾，活血散瘀，利尿消肿之功。

治疗肝损伤的经验方（三）

【药物组成】炒当归10g，炒白芍15g，醋五味子15g，垂盆草15g，茵陈15g，炒栀子10g，大黄5g，茯苓15g，山豆根9g，郁金15g，金钱草15g，醋柴胡6g，鸡内金10g，炒麦芽15g。

【功能主治】疏肝解郁，养血柔肝，清热解毒，利湿退黄，健脾和胃。适用于阳黄热重于湿型药物性肝损伤，黄疸。

【用量用法】水煎服，每日1剂，早晚分服。

【出处】耿睿韬.赵文霞教授治疗药物性肝损伤经验拾粹[J].中国卫生标准管理，2015，6（19）：150-151.

【方解】本方为全国老中医药专家学术经验继承工作指导老师赵文霞教授治疗肝损伤的经验方。肝损伤多由于药物导致肝阴不足所致，治以养血柔肝，养肝补虚，以柔克刚，扶正祛邪，则邪去正安，使肝气得疏，脾气健运。本方适用于辨证为阳黄热重于湿，治以清热利湿。方中茵陈清热利湿退黄，为君药。炒栀子泻火解毒，导湿热从小便去，为臣药。佐以大黄、垂盆草、金钱草、山豆根共行清热解毒，利湿退黄，导湿热从二便去；醋柴胡、郁金共行疏肝解郁；炒白芍、炒当归共行养血柔肝，缓急止痛；茯苓健脾利湿；鸡内金、炒麦芽共行健脾消食；醋五味子收敛固涩，益气生津。全方共奏疏肝解郁，养血柔肝，清热解毒，利湿退黄，健脾和胃之功。

治疗肝损伤的经验方（四）

【药物组成】生甘草3g，黄芩9g，白术15g，茵陈9g，淡竹叶9g，羚羊粉[冲服]1g，炒栀子9g，车前草15g，沙参15g，蒲公英15g，板蓝根15g，夏枯草15g，小蓟15g，砂仁[后下]6g，大枣5枚。

【功能主治】清热解毒，利湿退黄，凉血平肝，散结消肿。适用于湿热型药物性肝损伤。

【用量用法】水煎服，每日1剂，早晚分服。

【出处】殷晓轩，王伟芹.尹常健治疗非病毒性肝损害验案举隅[J].中医药管理杂志，2008（1）：68-69.

【方解】本方为全国老中医药专家学术经验继承工作指导老师、山东省名中医尹常健教授治疗药物性肝损伤的经验方。适用于湿热型，治以清热利湿，凉血解毒。方中茵陈清热解毒，利湿退黄，为君药。炒栀子泻火解毒，清热利湿，导湿热从小便去，为臣药。佐以车前草、黄芩共行清热利湿；淡竹叶、白术、砂仁共行健脾化湿；板蓝根、蒲公英、羚羊粉共行清热解毒，凉血平肝；夏枯草清肝泻火，散结消肿；小蓟凉血止血，祛瘀消肿；沙参滋补肝阴，益胃生津。大枣、生甘草共行补中益气，缓和药性为使药。诸药合用共奏清热解毒，利湿退黄，凉血平肝，散结消肿之功。

治疗严重药物性肝损伤经验方

【药物组成】茵陈30g，炒栀子3g，生大黄（后下）6g，泽兰10g，车前草15g，柴胡10g，枳壳10g，郁金15g，金钱草30g，垂盆草30g，百部20g，炒谷芽15g，炒麦芽15g。

【功能主治】清热利湿，利胆退黄，通腑泄浊，疏肝健脾，行气止痛。适用于湿热型严重药物性肝损伤。

【用量用法】水煎服，每日1剂，早晚分服。

【出处】李水芹，李平，王飞，等.李平教授中医辨治严重药物性肝损害验案举隅[J].中华中医药杂志，2010，25（8）：1236-1238.

【方解】本方为全国老中医药专家学术经验继承工作指导老师李平教授治疗药物性肝损伤的经验方。本病多为化学药物直接损伤肝脾，引起肝脏疏泄功能失常，脾失健运，湿热内生所致，治以通腑泄浊、利湿退黄、活血消肿、疏肝健脾。方中茵陈清热利湿退黄，为君药。炒栀子泻火解毒，清热利湿，导湿热从小便去，为臣药。佐以生大黄泄下逐瘀；金钱草、车前草、垂盆草、泽兰共行利湿通淋，导湿热从二便去；柴胡、郁金、枳壳共行疏肝解郁，理气散结；百部润肺下气，止咳杀虫；炒麦芽、炒谷芽共行健脾和中。诸药合用共奏清热利湿，利胆退黄，通腑泄浊，疏肝健脾，行气止痛之功。

肝囊肿

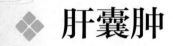
三鸡汤

【**药物组成**】鸡血藤 30g，鸡内金 15g，鸡骨草 24g。

【**功能主治**】调肝养血，健脾开胃，活血化瘀消癥。适用于肝囊肿。

【**用量用法**】水煎服，每日 1 剂，早晚分服。

【**出处**】刘学春，王光涛.余瀛鳌治疗肝囊肿学术经验[J].中华中医药杂志，2021，36（7）：214-216.

【**方解**】本方为首届全国名中医、全国老中医药专家学术经验继承工作指导老师余瀛鳌教授用于治疗肝囊肿的通治方（基本方）。因肝囊肿的产生与气血有关，病位在肝，基本病机在于脏腑气血亏虚，寒湿凝滞，饮食不化，情志郁结，气滞血瘀，所以调肝养血，健脾开胃，活血化瘀消癥为治疗肝囊肿的基本原则。余瀛鳌教授博览古今医书，尊其家学，按《黄帝内经》君一臣二之制，结合现代药理研究成果，选出鸡血藤、鸡骨草、鸡内金组成三鸡汤，可随证加减治疗肝囊肿，以达到调整阴阳，温化寒湿，健脾开胃，化瘀通络消癥积的作用。鸡血藤活血补血，调经止痛，舒筋活络，用于治疗月经不调、痛经、经闭、风湿痹痛、麻木瘫痪、血虚萎黄等。清代古籍始有鸡血藤的记载，多用胶膏剂，如《本草纲目拾遗》载有鸡血藤胶善生血、和血、补血、破血，又通七孔，走五脏，宣筋络；《归砚录》记载鸡血藤性热善走，专祛风湿而行瘀滞；《存粹医话》记载鸡血藤温补络中之血。对于鸡血藤的主治病证方面，清代医书亦有相关记载：《本草纲目拾遗》用其治血证、风湿痹痛、妇科月经病证，《类证治裁》用其疗噎嗝、吐血、积聚、崩漏，《重订通俗伤寒论》用其医燥病、夹痛伤寒，邵兰荪、张聿青、丁甘仁用其调月经，旌孝堂用其消血痕……余瀛鳌教授发挥古意，重视鸡血藤调肝补血、活血通络消癥瘕之功，用其治疗肝囊肿，为三鸡汤的君药。鸡骨草味甘、微苦，性凉，归肝、肾经，利湿退黄，清热解毒，疏肝止痛，用于湿热黄疸，胁肋不舒，胃脘胀痛，乳痈肿痛。现代药理研究表明，鸡骨草中的黄酮类化合物则具有治疗白血病、抗炎、镇痛、抗肿瘤、抗辐射等作用，且不良反应较少；鸡骨草调血脂并改变高脂血症引起的血液流变学变化，从而改变血液浓、黏、聚状态；还可以改善微循环，具有一定的活血化瘀作用。鸡骨草凝集素可会使人类肝癌细胞向正常细胞转化。鸡骨草作为臣药，可以加强君药鸡血藤活血化瘀、消癥瘕的作用，并可祛除胃脘不适、胁肋不舒、胁痛、黄疸等因肝囊肿引起的诸症。鸡内金健脾消食、固精止遗、通淋化石。主治食积不消，呕吐泻痢，小儿疳积，遗尿、遗精，石淋涩痛，胆胀胁痛。首见于《神农本草经》名肫胵裹黄皮主泄利。清代本草著作《本经逢原》曰鸡肫胵俗名鸡内金，治食积腹满，反胃泄利，及眼目障翳。《本草害利》鸡肶皮，一名鸡内金，一名胵胵（音皮鸥），甘平性涩，鸡之脾也。消水杀虫，除热止烦，通小肠膀胱，治泻痢，便数，遗溺，溺血，崩带，肠风，膈消，反胃，小儿食疟。《医学入门·妇人门》指出善治积聚癥瘕者，调其气而破其血，消其食而破其痰，衰其大半而止，不可猛攻峻施，以伤元气。宁扶脾胃正气，待其自化。《医学衷中参西录》有鸡内金治疗痃癖癥瘕的记载：不但消脾胃之积，无论脏腑何处有积，鸡内金皆消之。以上文献记载说明，脾胃气虚运化升降功能失调，水湿内停，湿阻脉道致气血运行不畅，气滞血瘀，痰湿水浊积聚于肝而成囊肿，可用鸡内金健脾消食破痰，扶正助运化湿，消癥积。

疏肝消囊汤

【药物组成】柴胡 15g，香附 20g，法半夏 10g，炒白术 10g，刘寄奴 10g，生牡蛎^{先煎} 15g，当归 10g，赤芍 10g，合欢花 15g，路路通 10g，娑罗子 10g，川楝子 6g，白芍 30g，龙胆 6g。

【功能主治】疏肝清热，活血利水。适用于肝热脾虚，血瘀水停型肝囊肿。

【用量用法】颗粒剂，水冲服，每日 1 剂，早晚分服。

【出处】王艳，陈誩，刘汶.王文友治疗肝囊肿临床经验[J].北京中医药，2015，34（3）：216-219.

【方解】本方为全国老中医药专家学术经验继承工作指导老师王文友教授治疗肝囊肿的经验方。本病虽在肝，但病源在脾，肝郁脾虚，血瘀水停是本病的基本病机，治疗当肝脾同调，标本兼顾。活血软坚，祛湿利水治其标，疏肝解郁、健脾助运治其本。适用于肝热脾虚，血瘀水停证，治以疏肝清热、活血利水。方中柴胡、香附共行疏肝解郁，调畅中焦之气；炒白术健脾益气，燥湿利水；刘寄奴破血止痛，四药共为君药。法半夏燥湿健脾，散结消痞；当归补血活血；赤芍清肝凉血，散瘀止痛；生牡蛎软坚散结，四药共为臣药。路路通活血行气利水，现代药理研究表明其提取物具有拮抗肝细胞毒性的作用。娑罗子和胃宽中下气，其主要活性成分七叶皂苷有抗炎、抗渗出和抗肿瘤作用。合欢花理气开胃解郁，其提取物可以清除自由基。川楝子、龙胆共行疏肝泄热；白芍滋养肝阴，柔肝止痛，上几味药共为佐药使。全方针对肝囊肿的病因病机肝脾同治，攻补兼施，起到良好的疗效。

逍遥散合五苓散

【药物组成】当归 10g，白芍 15g，柴胡 12g，茯苓 20g，猪苓 20g，白术 15g，泽泻 15g，炙甘草 6g，薄荷^{后下} 10g，生姜 10g，桂枝 10g，延胡索 15g，金铃子 10g。

【功能主治】疏肝解郁，益气健脾，祛湿利水。适用于肝郁脾虚型肝囊肿。

【用量用法】水煎服，每日 1 剂，早晚分服。

【出处】王培，丁瑞丛，韩冰，等.李鲜教授运用"健脾柔肝化饮"法治疗肝囊肿经验总结[J].中国中西医结合消化杂志，2020，28（6）：468-470.

【方解】本方为全国老中医药专家学术经验继承工作指导老师李鲜教授治疗肝囊肿的经验方。方中柴胡疏肝解郁，使肝气得以调达；泽泻甘淡，直达肾与膀胱，利水渗湿，共为君药；当归甘辛苦温，养血和血；白芍酸苦微寒，养血敛阴，柔肝缓急；茯苓、猪苓之淡渗，增强其利水渗湿之力，共为臣药。白术健脾去湿，使运化有权，气血有源；炙甘草益气补中，缓肝之急；桂枝温中化气；延胡索、金铃子共行利气散结，共为佐药。加入薄荷，疏散郁遏之气，透达肝经郁热；生姜温胃和中，共为使药。全方共奏疏肝解郁，益气健脾，祛湿利水之功。

治疗肝囊肿的经验方

【药物组成】白术15g，泽泻9g，茯苓15g，猪苓15g，皂角刺9g，鸡内金15g，蛤壳粉^{分2次冲服}15g，生牡蛎^{先煎}15g，浙贝母9g，青皮9g，半枝莲15g，孩儿茶6g。

【功能主治】益气健脾，利水渗湿，软坚散结，清热化痰。适用于脾虚痰湿型多发性肝囊肿。

【用量用法】水煎服，每日1剂，早晚分服。

【出处】李涤尘.尹常健肝病治验四则[J].山东中医杂志，2001（3）：176-177.

【方解】本方为全国老中医药专家学术经验继承工作指导老师、山东省名中医尹常健教授治疗肝囊肿的经验方。本病病因病机为脾气虚弱，脾失健运，水湿停聚而成痰饮，流注于肝脏而成囊肿。治疗以健脾渗湿为本，化痰散结为基本治法。方中白术、茯苓共行益气健脾，利水渗湿，为君药。浙贝母清热化痰，为臣药。佐以泽泻、猪苓共行利水渗湿；青皮疏肝破气，化痰散结；生牡蛎、蛤壳粉共行软坚散结；半枝莲、孩儿茶共行清热化痰，利尿消肿；皂角刺消痈散结；鸡内金健胃消食，护胃调中。全方共奏益气健脾，利水渗湿，软坚散结，清热化痰之功。

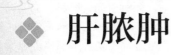

肝脓肿

大柴胡汤

【药物组成】柴胡 6g，枳壳 6g，炒栀子 10g，厚朴 6g，蒲公英 15g，白芍 10g，丹参 10g，金银花 12g，败酱草 15g，黄芩 10g，生薏苡仁 15g，生大黄(后下) 6g。

【功能主治】疏肝解郁，理气散结，活血散瘀，清热解毒。适用于湿热壅结少阳、厥阴之络，气滞血瘀，毒腐成脓，阳明热结所致小儿肝脓肿。

【用量用法】日二剂，水煎，早晚分服。

【出处】梁建卫，张玉振.汪受传治疗小儿肝脓肿经验[J].山东中医杂志，2013，32（6）：432.

【方解】本方为首届全国名中医、全国老中医药专家学术经验继承工作指导老师汪受传教授治疗小儿肝脓肿的经验方。本病基本病机为热毒壅塞、营卫瘀滞，湿热瘀毒是病机关键，以清热解毒、活血散痈为基本治法，佐以清利湿热，活血化瘀，化痰软坚散结等治法。本方适用于湿热壅结少阳、厥阴之络，气滞血瘀，毒腐成脓，阳明热结所致小儿肝脓肿，治以解毒消痈，活血化瘀，用大柴胡汤。大柴胡汤出自《伤寒论》，具有和解少阳，内泄热结之功效。方中柴胡，为君药。配臣药黄芩和解清热，以除少阳之邪。轻用生大黄泄阳明热结，炒栀子泻火解毒，亦为臣药。白芍柔肝缓急止痛，与大黄相配可治腹中实痛，与枳实、厚朴相伍可以理气和血，以除心下满痛；丹参活血凉血，散瘀止痛；蒲公英、金银花、败酱草共行清热解毒，化瘀散结；生薏苡仁健脾利湿，共为佐药。全方共奏疏肝解郁，理气散结，活血散瘀，清热解毒之功。

治疗肝脓肿的经验方（一）

【药物组成】银花、蒲公英各 20g，黄芩、连翘各 15g，柴胡 12g，龙胆、当归、青皮各 10g。

【功能主治】疏肝解郁，养血柔肝，清热解毒，消痈散结。适用于肝郁气滞，血瘀肝络所致肝脓肿。

【用量用法】水煎服，每日 1 剂，早晚分服。

【出处】赵永昌.中医药治愈肝脓肿 1 例报告[J].新中医，1994（6）：55.

【方解】本方为全国老中医药专家学术经验继承工作指导老师赵永昌教授治疗肝脓

肿的经验方。本病属于本虚标实之证，治疗时视其证候以祛邪为先，其治疗原则以清热泄毒为要，除致热之疮结则病证可望迅速缓解。本方适用于肝郁气滞，血瘀肝络证，治以疏肝理气，化瘀解毒。方中柴胡疏肝解郁，理气散结，同时引药入肝经，为君药。当归养血柔肝，缓急止痛，为臣药。佐以青皮理气散结；黄芩、龙胆共行清热燥湿，泄肝胆火；蒲公英、银花、连翘共行清热解毒，消痈散结。全方共奏疏肝解郁，养血柔肝，清热解毒，消痈散结之功。

治疗肝脓肿的经验方（二）

【药物组成】蒲公英、金银花各 20g，太子参、黄芪、熟地黄、黄芩各 15g，狗脊、白芍、皂角刺各 12g，茯苓 10g。

【功能主治】益气健脾，滋阴养血，清热解毒，滋补肝肾。适用于气虚血亏，脓毒渐衰所致肝脓肿。

【用量用法】水煎服，每日 1 剂，早晚分服。

【出处】赵永昌.中医药治愈肝脓肿 1 例报告[J].新中医，1994（6）：55.

【方解】本方为全国老中医药专家学术经验继承工作指导老师赵永昌教授治疗肝脓肿的经验方。适用于气虚血亏，脓毒渐衰证，治以益气养血，清热解毒。方中黄芪温分肉而实腠理，益元气而补三焦，内托阴证之疮疡，太子参益气健脾，利水消肿，共为君药。熟地黄、白芍共行滋阴养血，柔肝止痛，为臣药。佐以黄芩、金银花、蒲公英共行清热利湿解毒，皂角刺辛散温通，茯苓健脾利湿，狗脊滋补肝肾。全方共奏益气健脾，滋阴养血，清热解毒，滋补肝肾之功。

清营汤

【药物组成】生地黄 20g，粉牡丹皮 10g，黄连 10g，金银花 30g，连翘 15g，生薏苡仁 30g，生大黄_{后下} 10g，败酱草 30g，鱼腥草 30g。

【功能主治】清热养阴，凉血解毒。适用于外邪侵袭，肝气郁结，郁而化热，瘀热互蕴所致肝脓疡。

【用量用法】水煎服，每日 1 剂，早晚分服。

【出处】邓淑云，邓裔超.邓启源主任医师治肝病经验[J].福建中医药，1996（6）：7-8.

【方解】本方为全国老中医药专家学术经验继承工作指导老师邓启源主任医师治疗肝脓疡的经验方。本方适用于外邪侵袭，肝气郁结，郁而化热，瘀热互蕴所致肝脓疡，治以清热解毒，凉血活血，用清营汤。清营汤出自《温病条辨》，具有清营解毒，透热养阴的功效，主治热入营分证。方中生地黄凉血滋阴既清热养阴，又助清营凉血解毒，为君药。温邪初入营分，故用金银花、连翘、鱼腥草、败酱草共行清热解毒、营分之邪外达，此即透热转气的应用，其中鱼腥草具有较好的抗炎活作用，共为臣药。黄连、生大黄共行清心解毒，粉牡丹皮清热凉血，散瘀止痛，热可与血结；生薏苡仁健脾利湿，为佐药。全方共奏清热养阴，凉血解毒之功。

肝癌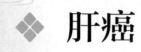

参桃软肝方

【药物组成】党参 30g,桃仁 15g,丹参 15g,大黄 6g,人工牛黄^{分2次冲服}1g,仙鹤草 15g,当归 15g,女贞子 15g。

【功能主治】健脾补肾,化瘀散结。适用于脾肾亏虚型肝癌。

【用量用法】水煎服,每日 1 剂,早晚分服。

【出处】刘展华.周岱翰教授治疗原发性肝癌验案 2 则[J].中医药信息,2015,32(5):35-37.

【方解】本方为第三届国医大师、全国老中医药专家学术经验继承工作指导老师周岱翰教授治疗肝癌的经验方。方中重用党参君药,健脾益气,养血生津。臣以当归、女贞子共行补血滋阴。佐以桃仁、丹参共行活血化瘀;大黄、仙鹤草共行攻毒;人工牛黄镇静,镇痛,解热,抗惊厥。全方共奏健脾补肾,化瘀散结之功。

茵陈蒿汤合小柴胡汤

【药物组成】茵陈 30g,溪黄草 15g,栀子 15g,大黄 10g,北柴胡 15g,白芍 15g,白术 15g,党参 30g,半枝莲 30g,桂枝 10g。

【功能主治】健脾补肾,化瘀散结。适用于肝癌。

【用量用法】水煎服,每日 1 剂,早晚分服。

【出处】邬晓东,姜丽娟.周岱翰治疗原发性肝癌经验[J].中医杂志,2015,56(8):648-650.

【方解】本方为第三届国医大师、全国老中医药专家学术经验继承工作指导老师周岱翰教授治疗肝癌的经验方。方中重用茵陈,为君药,苦泄下降,善清热利湿,为治黄疸要药。臣以栀子清热降火,通利三焦,助茵陈引湿热从小便而去。佐以大黄泄热逐瘀,通利大便,导瘀热从大便而下;北柴胡苦平,入肝胆经,透解邪热,疏达经气;白芍养阴柔肝;党参、白术共行健脾益气化湿;桂枝活血通络;半枝莲、溪黄草共行清热解毒,散瘀消肿。全方共奏健脾补肾,化瘀散结之功。

下瘀血汤（一）

【药物组成】土鳖虫6g，半枝莲、白花蛇舌草、溪黄草各30g，桃仁、八月札、栀子、茵陈、柴胡、黄芩、白芍各15g，莪术10g。

【功能主治】清热利湿，化瘀散结，解毒消肿。适用于肝热血瘀型肝癌。

【用量用法】水煎服，每日1剂，早晚分服。

【出处】周蓓，梁艳菊.周岱翰教授病证症结合辨治原发性肝癌经验简介[J].新中医，2011，43（8）：185-186.

【方解】本方为第三届国医大师、全国老中医药专家学术经验继承工作指导老师周岱翰教授治疗肝癌的经验方。方中茵陈，为君药，苦泄下降，善清热利湿，为治黄疸要药。臣以栀子清热降火，通利三焦，助茵陈引湿热从小便而去。佐以黄芩清热燥湿，泻火解毒，导湿热从大便而下；柴胡苦平，入肝胆经，透解邪热，疏达经气；白芍养阴柔肝；八月札、桃仁、土鳖虫、莪术共行活血化瘀，通络散结；半枝莲、溪黄草、白花蛇舌草共行清热解毒，散瘀消肿。全方共奏清热利湿，化瘀散结，解毒消肿之功。

临证加减：气血虚弱者，可加党参健脾益气，养血生津。

下瘀血汤（二）

【药物组成】茵陈24g，大黄12g，薏苡仁、仙鹤草、半枝莲、徐长卿、重楼各30g，栀子、白芍、丹参、山楂各15g，三七3g，土鳖虫10g，蜈蚣4条，人工牛黄^{冲服}2g。

【功能主治】清热利湿，化瘀散结，解毒消肿。适用于肝热血瘀型肝癌。

【用量用法】水煎服，每日1剂，早晚分服。

【出处】林丽珠.周岱翰教授治疗原发性肝癌经验撷要[J].新中医，2002（10）：12-13.

【方解】本方为第三届国医大师、全国老中医药专家学术经验继承工作指导老师周岱翰教授治疗肝癌的经验方。方中茵陈，为君药，苦泄下降，善清热利湿，为治黄疸要药。臣以栀子清热降火，通利三焦，助茵陈引湿热从小便而去。佐以大黄泄下攻毒，导瘀热从大便而下；仙鹤草、半枝莲、徐长卿、重楼、蜈蚣、土鳖虫共行清热解毒，通络散结；白芍养阴柔肝；三七、丹参、山楂共行活血化瘀，通络止痛；人工牛黄清心镇惊；薏苡仁健脾止泻，解毒散结。全方共奏清热利湿，化瘀散结，解毒消肿之功。

槲芪方

【药物组成】槲寄生，生黄芪，丹参，郁金，白花蛇舌草，莪术，水红花子，苦参。（原方无剂量）

【功能主治】调补肝脾肾，利湿解毒，活血通络，消癥。适用于原发性肝癌。

【用量用法】水煎服，每日 1 剂，早晚分服。

【出处】钱英.槲芪方治疗原发性肝癌的临证经验[J].中西医结合肝病杂志，2019，29（02）：106-108.

【方解】本方为首届全国名中医、全国老中医药专家学术经验继承工作指导老师钱英教授治疗肝癌的经验方之一。肝癌本质为本虚标实，论治肝癌的主要治则为扶正为主，祛邪为辅。方中槲寄生性平味苦，归肝、肾经，可以祛风湿，补肝肾，强筋骨，养血，研究表明槲寄生可抑制肝癌细胞的增殖，促进其凋亡，对肝癌的治疗有特异性，为治疗肝癌要药。生黄芪健脾益气解毒，共为君药。臣药以丹参和血养肝，郁金解郁化痰，都为疏利肝胆的常用药。佐以白花蛇舌草祛疫解毒，莪术化瘀消癥。使药用水红花子化瘀通络，苦参利湿解毒。全方以调补肝脾肾气血为主，利湿解毒，活血通络，消癥为辅。

参芪苓蛇汤

【药物组成】生晒参 6g，黄芪 30g，女贞子 15g，猪苓 30g，茯苓 30g，枸杞子 20g，猫人参 30g，白花蛇舌草 30g，干蟾皮 10g，焦麦芽、焦山楂、焦神曲各 10g，薏苡仁 60g，绞股蓝 20g。

【功能主治】补气健脾，利水渗湿，滋阴养血。适用于正虚邪实型原发性肝癌。

【用量用法】水煎服，每日 1 剂，早晚分服。

【出处】徐光星.何任治疗原发性肝癌学术思想探究[J].世界中医药，2008（6）：340-342.

【方解】本方为首届国医大师、全国老中医药专家学术经验继承工作指导老师何任教授治疗肝癌的经验方。癌症会不断耗伤人体正气，由于脾胃为后天之本，尤其容易被损伤。因此扶正治癌，益气健脾是治疗肝癌的首要之法，何任教授创参芪苓蛇汤。方中生晒参、猫人参、黄芪共行补气健脾，扶人体正气，为君药。茯苓、猪苓、薏苡仁、绞股蓝共行健脾益气，利水化湿，为臣药。佐以女贞子、枸杞子共行滋阴养血；白花蛇舌草、干蟾皮共行清热解毒消肿；焦山楂、焦谷芽、焦麦芽共行和胃消食。全方共奏补气健脾，利水渗湿，滋阴养血之功。

真武汤

【药物组成】茯苓，白芍，生姜，附子，白术。（原方无剂量）

【功能主治】温阳利水。适用于水液代谢失常所致肝癌。

【用量用法】水煎服，每日 1 剂，早晚分服。

【出处】林靖，周岱翰.周岱翰对肝癌病的辨治思路[J].辽宁中医杂志，2016，43（8）：1640-1642.

【方解】本方为第三届国医大师、全国老中医药专家学术经验继承工作指导老师本方为周岱翰教授治疗肝癌的经验方。水液代谢与肺、脾、肾三脏相关，久病、重病常累及肾，因此治以温肾化气为法，使用真武汤。真武汤出自《伤寒论》主治脾肾阳虚，水湿内停证。方中附子，为君药，辛甘性热，用之温肾助阳，以化气行水，兼暖脾土，以温运水湿。臣以茯苓利水渗湿，使水邪从小便去；白术健脾燥湿。佐以生姜之温散，既助附子温阳散寒，又合苓、术宣散水湿。白芍亦为佐药，其义有四：一者利小便以行水气，《本经》言其利小便，《名医别录》亦谓之去水气，利膀胱；二者柔肝缓急以止腹痛；三者敛阴舒筋以解筋肉瞤动；四者可防止附子燥热伤阴，以利于久服缓治。全方共奏温阳利水之功。

下瘀血汤（三）

【药物组成】土鳖虫，桃仁，莪术，蜈蚣，全蝎，大黄。（原方无剂量）

【功能主治】活血化瘀，破瘀散结。适用于肝癌（上腹肿块）。

【用量用法】水煎服，每日1剂，早晚分服。

【出处】陶志广.周岱翰教授治疗肝癌临证经验[J].天津中医药，2004（3）：182-184.

【方解】本方为第三届国医大师、全国老中医药专家学术经验继承工作指导老师周岱翰教授治疗肝癌的经验方。肿块属于瘀血，以下瘀血汤治疗。下瘀血汤出自《金匮要略》，方中大黄荡破血逐瘀，桃仁润燥活血化瘀，土鳖虫逐瘀破结，三药合用共奏活血化瘀、破瘀散结、推陈致新之功，共为君药。莪术破血行气消积，化除肿块，为臣药。现代药理研究证明活血化瘀药改善肝内微循环，促进脂肪等代谢，防止代谢废物过度堆积而刺激肝脏成纤维细胞增加，从而有效防止或逆转肝纤维化，阻止肝硬化。佐以全蝎、蜈蚣共行祛风通络，解毒止痛。全方共奏活血化瘀，破瘀散结，推陈致新之功。

若由气滞血瘀造成，使用下瘀血汤加田七、桃仁、徐长卿、延胡索、五灵脂、蒲黄。佐以延胡索、五灵脂、蒲黄共行活血化瘀止痛。全方共奏活血化瘀，破瘀散结，推陈致新之功。药理研究表明下瘀血汤具有抑制肝星状细胞HSC活化和明胶酶活性，保护功能性基底膜的完整性，阻抑内皮细胞的活化和迁移等，从而抑制肝纤维化的发展。

茵陈五苓散合下瘀血汤

【药物组成】茵陈，炒栀子，大黄，溪黄草，田基黄，蒲公英，车前草。（原方无剂量）

【功能主治】清热解毒，利湿退黄，健脾益气。适用于肝癌（黄疸）。

【用量用法】水煎服，每日1剂，早晚分服。

【出处】陶志广.周岱翰教授治疗肝癌临证经验[J].天津中医药，2004（3）：

182-184。

【方解】本方为第三届国医大师、全国老中医药专家学术经验继承工作指导老师周岱翰教授治疗肝癌黄疸的经验方。适用于肝胆湿热瘀毒内聚证，治以清热利湿，祛瘀解毒。方中茵陈清热利湿退黄，为君药。炒栀子清热燥湿解毒，为臣药。佐以大黄、车前草、溪黄草、田基黄共行清热利湿，泄肝胆热；蒲公英清热解毒，消痈散结。全方共奏清热解毒，利湿退黄，健脾益气之功。

龙胆泻肝汤合十灰散

【药物组成】仙鹤草，墨旱莲，大黄，炒栀子炭，棕榈炭，人参。（原方无剂量）

【功能主治】泄肝清胃、凉血止血。适用于肝癌（血型）。

【用量用法】水煎服，每日1剂，早晚分服。

【出处】陶志广.周岱翰教授治疗肝癌临证经验[J].天津中医药，2004（3）：182-184.

【方解】本方为第三届国医大师、全国老中医药专家学术经验继承工作指导老师周岱翰教授治疗肝癌的经验方。适用于肝火犯胃证，治以泄肝清胃、凉血止血，使用龙胆泻肝汤合十灰散。方中人参补气健脾，为君药。大黄、炒栀子炭共行泄热化瘀，为臣药。佐以仙鹤草行水解毒，墨旱莲草滋阴养血，棕榈炭凉血化瘀。全方共奏补气健脾，泄热化瘀，凉血滋阴之功。药理研究表明十灰散可以促进凝血酶原激活，加速凝血酶的利用，对凝血系统有明显的激活作用，从而达到缩短凝血时间的目的。

甘露消毒丹

【药物组成】豆蔻[后下]6g，藿香、茵陈、滑石[包煎]、黄芩、连翘、垂盆草、郁金、谷芽、麦芽、射干各10g，薄荷[后下]、石菖蒲各5g，川贝母、木通各3g。

【功能主治】补气养阴，清热利湿。适用于肝癌晚期。

【用量用法】水煎服，每日1剂，早晚分服。

【出处】郭建生.伍炳彩从病位辨治肝炎经验[J].实用中医药杂志，2001（8）：35.

【方解】本方为第三届国医大师、全国老中医药专家学术经验继承工作指导老师伍炳彩教授治疗肝癌的经验方。本方适用于湿热浊邪，弥漫三焦，湿热俱盛，热重于湿，治以祛湿化浊、清热解毒，方用甘露消毒丹。甘露消毒丹出自《续名医类案》，具有利湿化浊，清热解毒的功效。药理研究表明甘露消毒丹可有效缓解大鼠肝病变，降低肝组织HYP含量和血清总胆红素（TBiL）含量。方中滑石利水渗湿，清热解暑，两擅其功；茵陈善清利湿热而退黄；黄芩清热燥湿，泻火解毒。三药相合，正合湿热并重之病机，共为君药。湿热留滞，易阻气机，故臣以石菖蒲、藿香、豆蔻共行行气化湿，悦脾和中，令气畅湿行；木通清热利湿通淋，导湿热从小便而去，以益其清热利湿之力。热毒上攻，颐肿咽痛，故佐以薄荷、连翘、射干、川贝母、垂盆草共行清热解毒，散结消肿而利咽止痛；郁金活血行气；谷芽、麦芽共行健脾开胃，助脾胃运化。全方共奏补气养阴，清热利湿之功。

扶正化瘀解毒汤

【药物组成】党参15g，炒白术10g，茯苓15g，炙甘草6g，法半夏10g，陈皮10g，黄芪50g，当归10g，白花蛇舌草30g，半枝莲20g，丹参15g，莪术10g，炒枳壳15g，炒谷芽20g，炒麦芽20g，垂盆草20g。

【功能主治】健脾益气，利水渗湿，清热解毒，活血行气，化瘀散结。适用于肝癌术后，正虚瘀毒内结型肝硬化。

【用量用法】水煎服，每日1剂，早晚分服。

【出处】李龙华，何凌，张小萍.张小萍治疗肝胆病验案举隅[J].江苏中医药，2015，47（9）：49-51.

【方解】本方为首届全国名中医、全国老中医药专家学术经验继承工作指导老师张小萍教授治疗肝癌的经验方。本病多由湿热疫毒内侵，日久损伤正气，导致脾胃肝胆脏腑功能失调，湿、热、痰、瘀、毒等邪气内结，治以益气扶正，化瘀解毒，张小萍创"扶正化瘀解毒汤"。本方由柴芍六君子汤化裁而成，药理研究表明对肝脏有明显的保护作用，显著降低血清转氨酶，同时提高血清淀粉酶的活性，改善免疫功能，阻抑/减轻肝细胞的损伤性变化。方中党参、炒白术、茯苓、炙甘草健脾益气，利水渗湿，为君药。黄芪、当归共行补气养血；法半夏、陈皮燥湿化痰，共为臣药。佐以白花蛇舌草、半边莲、垂盆草共行清热解毒，抗癌；丹参、莪术共行活血行气，化瘀散结；炒枳壳理气散结；炒麦芽、炒谷芽共行健脾消食。诸药合用共奏健脾益气，利水渗湿，清热解毒，活血行气，化瘀散结之功。

甲乙煎

【药物组成】茵陈、茯苓、薏苡仁各30g，佩兰、泽泻、郁金、柴胡、连翘、生甘草、旋覆花^{包煎}、茜草、升麻各10g，鳖甲^{先煎}15g。

【功能主治】疏肝解郁，清热利湿，健脾益气。适用于肝郁脾虚湿阻所致肝癌。

【用量用法】水煎服，每日1剂，早晚分服。

【出处】范焕芳，李德辉，霍炳杰，等.刘亚娴教授辨证论治肝癌经验总结[J].环球中医药，2018，11（1）：88-90.

【方解】本方为首届全国名中医、全国老中医药专家学术经验继承工作指导老师刘亚娴教授治疗肝癌的经验方。本病多由毒邪损伤肝脾，肝脾功能失常，水湿不化，湿邪内盛，病久耗伤气血，故治以疏肝解郁，理气活血，健脾利湿，滋养肝肾。本方适用于肝郁脾虚湿阻证，治以疏肝健脾，化湿行气。方中柴胡疏肝解郁，为君药。茵陈清热利湿退黄，为臣药。佐以泽泻清热利湿；郁金疏肝解郁；茯苓、薏苡仁、佩兰共行健脾祛湿；连翘、升麻清热解毒；茜草凉血止血，活血通经，可降低肝损伤 ALT、AST 的活性，使肝组织中 IL-1、TNF-α 的含量明显下降，显著改善肝组织的病理学损伤；鳖甲软坚散结，旋覆花降气消痰行水。生甘草调和药性为使药。全方共奏疏肝解郁，清热利湿，健脾益气之功。

柴胡疏肝散合茵陈汤

【药物组成】柴胡 12g，川芎 10g，连翘 15g，生薏苡仁 15g，莱菔子 30g，厚朴 30g，枳壳 10g，焦山楂、焦谷芽、焦麦芽 30g，鸡内金 15g，白芍 30g，虎杖 15g，茵陈 30g，生栀子 12g，金钱草 15g，槟榔 15g，郁金 10g，香附 10g，乌药 10g。

【功能主治】疏肝解郁，清热解毒，利湿退黄，行气消积。适用于肝癌介入治疗后肝胆湿热，气滞血瘀型。

【用量用法】水煎服，每日 1 剂，早晚分服。

【出处】冯慧，贾英杰.肝癌介入治疗后的中医调治[J].云南中医中药杂志，2012，33（5）：22-23.

【方解】本方为全国老中医药专家学术经验继承工作指导老师贾英杰教授治疗肝癌介入治疗后的经验方。适用于肝胆湿热，气滞血瘀证，治以理气活血，利湿退黄，使用柴胡疏肝散合茵陈汤。方中柴胡疏肝解郁，茵陈清热利湿退黄，共为君药。香附、郁金共行理气疏肝而止痛，白芍柔肝止痛，川芎活血行气以止痛，四药相合，助柴胡以解肝经之郁滞，并增行气活血止痛之效；生栀子清热降火，通利三焦，助茵陈引湿热从小便而去，共为臣药。虎杖、金钱草共行清热解毒，利湿退黄，金钱草煎剂具有显著促进胆汁分泌和排泄的作用；生薏苡仁健脾祛湿，连翘清热解毒；莱菔子、枳壳、焦山楂、焦谷芽、焦麦芽、鸡内金、厚朴共行行气散结，健胃消积；乌药、槟榔共行行气止痛，温肾散寒，共为佐药。全方共奏疏肝解郁，清热解毒，利湿退黄，行气消积之功。

肝癌方

【药物组成】党参 12g，白术 12g，茯苓 15g，柴胡 10g，香附 10g，陈皮 10g，醋鳖甲^{先煎}15g，桃仁 10g，大黄 5g，三七^{冲服}3g，生牡蛎^{先煎}30g，土鳖虫 3g，全蝎^{研末冲服}3g，蚤休 20g，半枝莲 20g。

【功能主治】益气健脾，软坚散结，疏肝解郁，清热解毒。适用于肝癌。

【用量用法】水煎服，每日 1 剂，早晚分服。

【出处】潘博.潘敏求主任医老治疗肝癌经验[J].湖南中医杂志，2011，27（3）：46-48.

【方解】本方为首届全国名中医、全国老中医药专家学术经验继承工作指导老师潘敏求教授疗肝癌的经验方。瘀、毒、虚是肝癌的基本病机，以健脾理气、化瘀软坚、清热解毒为治疗原则，潘敏求教授创经验方"肝癌方"。方中党参健脾益气，醋鳖甲软坚散结；蚤休、全蝎共行清热解毒，消积止痛，共为君药。白术健脾燥湿，为臣药。佐以茯苓健脾利湿；三七、生牡蛎共行活血散结，软坚散结；土鳖虫、大黄、桃仁共行活血化瘀；半枝莲清热解毒；香附、陈皮共行疏肝理气。柴胡疏肝解郁，引药入肝经为使药。全方共奏益气健脾，软坚散结，疏肝解郁，清热解毒之功。

肝复乐

【药物组成】柴胡，香附，黄芪，人参，白术，鳖甲^{先煎}，土鳖虫，大黄，茯苓，半枝莲，白花蛇舌草。（原方无剂量）

【功能主治】益气健脾，软坚散结，疏肝解郁，清热解毒。适用于各型各期肝硬化及原发性肝癌。

【用量用法】水煎服，每日1剂，早晚分服。

【出处】潘博.潘敏求主任医老治疗肝癌经验[J].湖南中医杂志，2011，27（3）：46-48.

【方解】本方为首届全国名中医、全国老中医药专家学术经验继承工作指导老师潘敏求教授治疗各型各期肝硬化及原发性肝癌的经验方。潘敏求根据肝癌治法，结合肝脏的生理特性，研制出治疗肝病的专药"肝复乐"。肝复乐是由四君子汤加减而成，方由柴胡、香附、黄芪、人参、白术、鳖甲、土鳖虫、大黄、茯苓、半枝莲、白花蛇舌草等药物组成。方中人参甘温益气，健脾养胃，为君药。臣以白术健脾燥湿益气。佐以茯苓，健脾渗湿，苓术相配，则健脾祛湿之功益著；黄芪补中益气，助君药加强补气作用；柴胡、香附共行疏肝理气；鳖甲、土鳖虫、大黄、半枝莲、白花蛇舌草共行清热攻毒，通络化瘀，软坚散结，助肝硬化恢复。全方共奏益气健脾，软坚散结，疏肝解郁，清热解毒之功。现代药理研究表明，肝复乐提高吞噬细胞的吞噬功能，提高自然杀伤癌细胞活性，诱导干扰素作用尤其明显。抑制乙型肝炎病毒的复制，恢复肝功能，降低转氨酶，起到提高机体免疫功能和抑癌作用，显著改善症状，促进肝功能恢复，提高其机体负疫能力。

化肝解毒汤

【药物组成】水牛角片^{先煎}15g，赤芍12g，牡丹皮10g，太子参12g，生地黄15g，白术10g，茯苓10g，炙甘草3g，炙鳖甲^{先煎}15g，炙女贞子10g，墨旱莲10g，白花蛇舌草20g，土茯苓25g，茵陈15g，半枝莲20g，炙鸡内金10g，焦神曲、焦麦芽各10g，紫草、麦冬各10g，龙葵20g，垂盆草30g。

【功能主治】清热解毒，软坚散结，益气养阴。适用于肝癌。

【用量用法】水煎服，每日1剂，早晚分服。

【出处】方南元.周仲瑛教授治疗肝癌肝移植术后经验浅析[J].吉林中医药，2010，30（02）：103-104.

【方解】本方为首届国医大师、全国老中医药专家学术经验继承工作指导老师、国家级非物质文化遗产传统医药项目代表性传承人周仲瑛教授治疗肝癌的经验方。本方适用于湿热瘀毒蕴结，肝脾两伤证，治以清热祛湿，解毒化瘀，补益肝脾。方中太子参、白术、茯苓共行健脾益气，扶助正气，为君药。茵陈、土茯苓、半枝莲、白花蛇舌草、龙葵、垂盆草共行清热利湿，清热解毒，能够清残留癌毒，共为臣药。佐以牡丹皮、赤芍共行活血化瘀；炙鳖甲、炙鸡内金软坚散结；炙女贞子、墨旱莲、麦冬共行益气养阴；焦神曲、焦麦芽共行健脾消食，增强脾胃运化功能；紫草解毒，有效成分紫草萘醌类化合物对四氯化碳引起小鼠急性肝损伤有较好的防护作用；水牛角清热凉血，解毒，定惊。炙甘草健脾和中，清热解毒，调和药性为使药。全方共奏清热解毒，软坚散结，益气养阴之功效。

四君子汤

【药物组成】人参，白术，茯苓，甘草。（原方无剂量）

【功能主治】益气健脾，扶正抗癌。适用于正气亏虚型原发性肝癌。

【用量用法】水煎服，每日1剂，早晚分服。

【出处】陆原，刘沈林.刘沈林辨治原发性肝癌经验述要[J].江苏中医药，2011，43（4）：13-14.

【方解】本方为首届全国名中医、全国老中医药专家学术经验继承工作指导老师刘沈林教授治疗肝癌的经验方。方中人参，为君药，甘温益气，健脾养胃。臣以苦温之白术，健脾燥湿，加强益气助运之力；佐以甘淡茯苓，健脾渗湿，苓术相配，则健脾祛湿之功益著。使以甘草，益气和中，调和诸药。四药配伍，共奏益气健脾，扶正抗癌之功。

健脾解毒方

【药物组成】太子参、白术、鸡内金、三棱、莪术各10g，茯苓、白扁豆、薏苡仁、益智仁、山药、半枝莲、白花蛇舌草、石见穿各15g，土鳖虫、炙甘草各5g，神曲12g。

【功能主治】益气健脾，攻毒散结。适用于脾胃虚弱，癌毒内留型原发性肝癌。

【用量用法】水煎服，每日1剂，早晚分服。

【出处】陆原，刘沈林.刘沈林教授运用健脾解毒法治疗原发性肝癌经验介绍[J].新中医，2011，43（3）：159-160.

【方解】本方为首届全国名中医、全国老中医药专家学术经验继承工作指导老师刘沈林教授治疗肝癌的经验方，治以益气健脾，解毒清肝。方中太子参，为君药，甘温益气,健脾养胃。臣以苦温之白术,健脾燥湿,加强益气助运之力;佐以甘淡茯苓、白扁豆、薏苡仁、益智仁、山药、神曲共行健脾渗湿,苓术相配,则健脾祛湿之功益著;半枝莲、白花蛇舌草、石见穿共行清热解毒;土鳖虫、鸡内金、三棱、莪术共行活血通络,软坚散结。使以炙甘草,益气和中,调和诸药。全方共奏益气健脾,攻毒散结之功。

大柴胡汤

【药物组成】柴胡,半夏,黄芩,枳实,白芍,郁金,片姜黄,蜈蚣,石见穿,山慈菇,半枝莲,白花蛇舌草,八月札,甘草。(原方无剂量)

【功能主治】软肝散结,攻毒抗癌。适用于肝胃不和型肝癌。

【用量用法】水煎服,每日1剂,早晚分服。

【出处】郝淑兰,李以放,杨丽芳.王晞星教授"和法"治疗肝癌临证经验[J].光明中医,2016,31(22):3247-3249.

【方解】本方为首届全国名中医、全国老中医药专家学术经验继承工作指导老师王晞星教授治疗肝癌的经验方。方中重用柴胡,为君药。配臣药黄芩和解清热,以除少阳之邪。白芍柔肝缓急止痛,与枳实相伍可以理气和血,以除心下满痛;半夏和胃降逆,以治呕逆不止;郁金、八月札共行疏肝理气;蜈蚣、石见穿、山慈菇、半枝莲、白花蛇舌草、片姜黄共行清热解毒,攻毒散结,共为佐药。甘草调和药性为使药。诸药合用,可达到软肝散结,攻毒抗癌之功。

益气软肝方

【药物组成】黄芪30g,白术15g,丹参10g,川芎10g,桃仁10g,鳖甲[先煎]15g,生牡蛎[先煎]20g,甘草10g。

【功能主治】益气扶正,软肝散结,健脾护肝。适用于原发性肝癌。

【用量用法】水煎服,每日1剂,早晚分服。

【出处】孙晓平,白长川,彭德东.益气软肝方治疗原发性肝癌的临床疗效分析[J].中国实用药,2019,14(36):150-152.

【方解】本方为首届全国名中医、全国老中医药专家学术经验继承工作指导老师白长川教授治疗肝癌的经验方。方中黄芪具有益气扶正、调节免疫的功效,为君药。白术具有健脾和胃,祛燥,除湿,化浊,止痛的功效,为臣药。佐用丹参活血祛瘀,通经止痛,凉血消痈;川芎活血祛瘀,解郁,通络,止痛;桃仁活血祛瘀,润肠通便;鳖甲滋阴潜阳,退热除蒸,软坚散结;生牡蛎强肝解毒,净化瘀血。甘草补脾益气,清热解毒为使药。诸药合用,可达到益气扶正,软肝散结,健脾护肝之功。

治疗肝癌的经验方（一）

【药物组成】土鳖虫 6g，桃仁 15g，蜈蚣 3 条，茵陈 30g，溪黄草 15g，半枝莲 30g，八月札 30g，白芍 15g，栀子 15g，茯苓 20g，莪术 15g。

【功能主治】清肝利胆，化瘀散结。适用于肝热血瘀型肝癌。

【用量用法】水煎服，每日 1 剂，早晚分服。

【出处】刘展华.周岱翰教授治疗原发性肝癌验案 2 则[J].中医药信息，2015，32（5）：35-37.

【方解】本方为第三届国医大师、全国老中医药专家学术经验继承工作指导老师周岱翰教授治疗肝癌的经验方。方中重用茵陈，为君药，苦泄下降，善清热利湿，为治黄疸要药。臣以栀子清热降火，通利三焦，助茵陈引湿热从小便而去。佐以土鳖虫、桃仁、莪术共行活血消积；蜈蚣攻毒散结；溪黄草、半枝莲共行清热解毒，利湿退黄，散瘀消肿；白芍柔肝止痛；八月札疏肝理气。全方共奏清肝利胆，化瘀散结之功。

治疗肝癌的经验方（二）

【药物组成】枸杞子 15g，生地黄 15g，北沙参 15g，石斛 12g，茯苓 15g，山药 15g，炒黄芩 15g，青蒿 15g，白芍 15g，八月札 15g，木香 12g，三叶青 15g，猫人参 15g，砂仁后下 6g，鸡内金 12g，焦六曲 15g，炒谷芽 15g，炒麦芽 15g，甘草 10g。

【功能主治】清热养阴，利湿退黄，解毒散结，消食和胃。适用于肝阴亏虚，脾土不健所致肝癌。

【用量用法】水煎服，每日 1 剂，早晚分服。

【出处】王文成，王彬彬.吴良村应用肝体阴而用阳理论治疗原发性肝癌经验[J].辽宁中医杂志，2015，42（7）：1195-1197.

【方解】本方为吴良村教授治疗肝癌的经验方。肝癌属本虚标实之证，多由六淫、伤食、情志等导致肝失疏泄，郁而化火，化生湿热，瘀毒互结，日久而成积聚结块，治以滋养肝之阴血、疏肝理气、健脾培土。本病属肝阴亏虚，脾土不健证，治以养阴清热、疏肝健脾。方中生地黄、北沙参共行清热养阴，生津止渴，为君药。炒黄芩、青蒿、三叶青共行清热解毒，利湿退黄，共为臣药。佐以猫人参解毒散结；八月札疏肝理气；茯苓、山药共行健脾益气，利水渗湿；焦六曲、鸡内金、炒麦芽、炒谷芽共行消食和胃；木香、砂仁共行行气和胃，健脾燥湿；枸杞子、石斛共行滋补肝肾；白芍养阴柔肝，缓急止痛。甘草健脾和中，调和药性为使药。全方共奏清热养阴，利湿退黄，解毒散结，消食和胃之功。

治疗肝癌的经验方（三）

【药物组成】女贞子，生地黄，墨旱莲，山茱萸，白芍，西洋参。（原方无剂量）

【功能主治】清热凉血，养阴生津。适用于肝肾阴虚型肝癌。
【用量用法】水煎服，每日1剂，早晚分服。
【出处】林靖，周岱翰.周岱翰对肝癌病的辨治思路[J].辽宁中医杂志，2016，43（8）：1640-1642.
【方解】本方为第三届国医大师、全国老中医药专家学术经验继承工作指导老师周岱翰教授治疗肝癌的经验方。适用于肝肾阴虚型肝癌，治以补肝益肾，滋阴培本。方中生地黄清热凉血，生津养血，为君药。西洋参补气养阴，清热生津，为臣药，现代药理研究表明，西洋参可增强T淋巴细胞转化而增强免疫功能，可提高小鼠单核吞噬细胞的能力和迟发型超敏反应强度。佐以白芍补肝养阴，柔肝止痛；女贞子、墨旱莲、山茱萸共行补肝阴。全方共奏清热凉血，养阴生津之功。

治疗肝癌的经验方（四）

【药物组成】柴胡10g，当归30g，赤芍10g，枳实15g，白术、茯苓、厚朴、陈皮、党参、清半夏各10g，山药20g，鸡内金、生甘草各10g。
【功能主治】疏肝行气、活血止痛。适用于肝郁脾虚，胃失和降所致肝癌。
【用量用法】水煎服，每日1剂，早晚分服。
【出处】宋亚君，范焕芳，刘亚娴.刘亚娴教授治癌喜用之药对再议[J].河北中医药学报，2013，28（1）：28-29.
【方解】本方为首届全国名中医、全国老中医药专家学术经验继承工作指导老师刘亚娴教授治疗肝癌的经验方。适用于肝郁脾虚，胃失和降，治以健脾疏肝，和胃降逆。方中柴胡功善疏肝解郁，用以为君药。白术、茯苓、党参、山药共行健脾益气，共为臣药。佐以陈皮、枳实、厚朴共行理气行滞；清半夏燥湿化痰；鸡内金消食化积，《医学衷中参西录》中记载，其味酸而性微温，瓷、石、铜、铁皆消化，其善化瘀积可知……为消化瘀积之要药，更为健补脾胃之妙品；当归、赤芍共行活血通络。生甘草调和诸药，为使药。诸药相合，共奏疏肝行气、活血止痛之功。

治疗肝癌的经验方（五）

【药物组成】清半夏、陈皮各10g，茯苓30g，生甘草、当归、桔梗、浙贝母、紫菀各10g，山药30g，鸡内金、地龙各10g，全蝎6g，莪术、旋覆花^{包煎}、茜草、郁金各10g。
【功能主治】燥湿化痰，健脾益气，疏肝理气。适用于痰湿阻肺，肝郁气滞所致肝癌。
【用量用法】水煎服，每日1剂，早晚分服。
【出处】宋亚君，范焕芳，刘亚娴.刘亚娴教授治癌喜用之药对再议[J].河北中医药学报，2013，28（1）：28-29.

【方解】本方为首届全国名中医、全国老中医药专家学术经验继承工作指导老师刘亚娴教授治疗肝癌的经验方。适用于痰湿阻肺，肝郁气滞证，治以化痰宣肺，疏肝理气，行血通络。方中清半夏辛温性燥，善燥湿化痰，且又和胃降逆，为君药。《药性赋》言其除湿化痰涎，大和脾胃气。陈皮为臣药，既可理气行滞，又燥湿化痰。君臣相配，寓意有二：一为等量合用，不仅相辅相成，增强燥湿化痰之力，而且体现治痰先理气，气顺则痰消之意；二为半夏、陈皮皆以陈久者良，而无过燥之弊。佐以茯苓健脾渗湿，渗湿以助化痰之力，健脾以杜生痰之源；桔梗、浙贝母、紫菀共行宣肺化痰；旋覆花、郁金、茜草、莪术、当归共行疏肝理气，行血散结，旋覆花配茜草疏肝通络，以通肝脏气血郁滞；山药、鸡内金共行健脾开胃；地龙、全蝎共行祛风通络止痛。以生甘草为使药，健脾和中，调和诸药。全方共奏燥湿化痰，健脾益气，疏肝理气之功。

治疗肝癌的经验方（六）

【药物组成】淮山药、石见穿、白花蛇舌草各30g，八月札、菟丝子、红藤各15g，太子参、补骨脂、鸡内金各12g，炒白术、茯苓、陈皮、半夏、煨木香、枳实、焦山楂、焦神曲各9g。

【功能主治】健脾理气，清热解毒，消食和胃。适用于脾虚气滞，邪毒内结型肝癌。

【用量用法】水煎服，每日1剂，早晚分服。

【出处】高虹.刘嘉湘教授辨治肝癌经验[J].辽宁中医杂志，1997（6）：8-9.

【方解】本方为第三届国医大师、全国老中医药专家学术经验继承工作指导老师刘嘉湘教授治疗肝癌的经验方，治以健脾理气解毒法。方中太子参、炒白术、茯苓、淮山药共行益气补脾；八月札、陈皮、煨木香、枳实共行疏肝理气；红藤、石见穿、白花蛇舌草共行清热解毒；菟丝子、补骨脂共行补肝肾；焦山楂、焦神曲、鸡内金共行消食和胃。诸药相合，切中病机，健脾理气，清热解毒，消食和胃，既祛邪，又不伤正气，故邪去正安，疗效明显。

治疗肝癌的经验方（七）

【药物组成】生地黄、北沙参各30g，麦冬9g，生鳖甲^{先煎}12g，八月札、川郁金各15g，川楝子12g，莪术15g，赤芍、白芍各12g，延胡索15g，漏芦、半枝莲、白花蛇舌草各30g，夏枯草12g，生牡蛎^{先煎}30g，西洋参^{代茶}9g。

【功能主治】滋阴柔肝，理气化瘀，清热解毒，软坚散结。适用于肝肾阴虚，气血瘀滞型肝癌。

【用量用法】水煎服，每日1剂，早晚分服。

【出处】高虹.刘嘉湘教授辨治肝癌经验[J].辽宁中医杂志，1997（6）：8-9.

【方解】本方为第三届国医大师、全国老中医药专家学术经验继承工作指导老师本方为刘嘉湘教授治疗肝癌的经验方,治以滋阴柔肝为主,佐以理气化瘀,清热解毒。方中生地黄、北沙参滋补肝肾之阴,为君药。漏芦、半枝莲、白花蛇舌草共行清热解毒,消肿散结,为臣药。佐以麦冬、生鳖甲共行滋阴降火散结;八月札、川郁金、川楝子、延胡索共行疏肝理气,活血通络止痛;莪术、赤芍共行活血通络;夏枯草、生牡蛎共行软坚散结;西洋参补气养阴;白芍养阴柔肝。全方共奏滋阴柔肝,理气化瘀,清热解毒,软坚散结之功。

治疗肝癌的经验方(八)

【药物组成】柴胡10g,黄芩10g,半夏12g,红参10g,炙黄芪30g,当归10g,熟地黄20g,山药20g,杜仲12g,山楂12g,甘草6g。

【功能主治】疏肝健脾,补气养血,化瘀通络。适用于脾肾两虚,气血瘀滞型肝癌。

【用量用法】水煎服,每日1剂,早晚分服。

【出处】王三虎.王三虎治疗肝癌验案2则[J].四川中医,2016,34(2):115-116.

【方解】本方为王三虎教授治疗肝癌的经验方。方中柴胡苦平,入肝胆经,透解邪热,疏达经气,为君药。黄芩清泄邪热;半夏和胃降逆,共为臣药。佐以红参、甘草共行扶助正气,抵抗病邪;山药、炙黄芪助人参益气健脾;熟地黄、当归共行补血滋阴,活血通络;杜仲补肾阳;山楂健脾消食,化瘀通经。全方共奏疏肝健脾,补气养血,化瘀通络之功。

治疗肝癌的经验方(九)

【药物组成】米炒党参15g,麸炒白术10g,炒山药15g,炒薏苡仁30g,茯苓12g,炒山楂、炒神曲各12g,半枝莲15g,白花蛇舌草15g,垂盆草15g,马鞭草15g,白芍20g。

【功能主治】补气健脾,开胃消食,清热解毒。适用于脾虚不运,湿热内蕴型肝癌。

【用量用法】水煎服,每日1剂,早晚分服。

【出处】时乐,李孝次,孙玲玲.单兆伟治疗小肝癌验案1例[J].中国民间疗法,2019,27(4):98.

【方解】本方为首届全国名中医、全国老中医药专家学术经验继承工作指导老师单兆伟教授治疗肝癌的经验方之一。方中米炒党参补气健脾,为君药。麸炒白术、炒山药、茯苓、炒薏苡仁共行健脾益气,化湿和胃,为臣药。佐以炒山楂、炒神曲共行健脾消食;白芍养血柔肝;半枝莲、白花蛇舌草、垂盆草、马鞭草共行清热解毒。全方共奏补气健脾,开胃消食,清热解毒之功。

治疗肝癌的经验方（十）

【药物组成】山慈菇，蜀羊泉，白花蛇舌草，半枝莲，虎杖，藿香，泽泻，猪苓，车前子^{包煎}，三棱，莪术，桃仁，赤芍，川芎，蜈蚣，土鳖虫，水蛭。（原方无剂量）

【功能主治】清热解毒，祛痰化瘀，散结通络。适用于原发性肝癌癌毒较重者。

【用量用法】水煎服，每日1剂，早晚分服。

【出处】陆原，刘沈林.刘沈林辨治原发性肝癌经验述要[J].江苏中医药，2011，43（4）：13-14.

【方解】本方为首届全国名中医、全国老中医药专家学术经验继承工作指导老师刘沈林教授治疗肝癌的经验方。刘沈林教授注重祛邪解毒法的应用。方中山慈菇、蜀羊泉、白花蛇舌草、半枝莲等清热解毒，虎杖、藿香、泽泻、猪苓、车前子等祛湿利水，三棱、莪术、桃仁、赤芍、川芎等理气活血，蜈蚣、土鳖虫、水蛭等散瘀消癥。全方共奏清热解毒，祛痰化瘀，散结通络之功。

治疗肝癌的经验方（十一）

【药物组成】徐长卿20g，生白术15g，郁金15g，丹参30g，茵陈30g，炒枳实15g，半枝莲15g，白英30g，瓜蒌皮15g，川厚朴15g，生黄芪40g，鸡内金15g，炒麦芽、炒谷芽15g，焦山楂15g，泽兰15g，猪苓15g，金钱草20g，酸枣仁20g，甘草10g。

【功能主治】清热解毒，活血散瘀，利水消肿，化痰散结。适用于邪毒久蕴，肝郁脾虚，气滞血瘀所致肝癌。

【用量用法】水煎服，每日1剂，早晚分服。

【出处】詹磊.沈忠源理肝抗癌方治疗肝癌的经验[J].湖北中医杂志，2016，38（3）：30-31.

【方解】本方为全国老中医药专家学术经验继承工作指导老师沈忠源教授治疗肝癌的经验方。本方适用于邪毒久蕴，肝郁脾虚，气滞血瘀，治以解毒祛瘀，理肝健脾，化痰散结。方中生黄芪补气升阳，托毒消肿，为君药。生白术、猪苓共行健脾益气；丹参活血化瘀，对已沉着的免疫复合物有促进吸收和清除的作用，共为臣药。佐以徐长卿、半枝莲、白英、泽兰共行清热解毒，活血散瘀，利水消肿；炒枳实、川厚朴共行行气散结；茵陈、郁金共行疏肝解郁，利胆退黄；瓜蒌皮清热化痰，宽胸散结；金钱草利湿退黄；鸡内金、炒麦芽、炒谷芽、焦山楂共行健脾消食，化瘀散积；酸枣仁养肝生津。甘草调和药性。诸药合用共奏清热解毒，活血散瘀，利水消肿，化痰散结之功。

妊娠期肝病

治疗妊娠期肝病的经验方

【药物组成】赤小豆30g，白术15g，黄芩9g，竹茹12g，淡竹叶9g，砂仁^后下 6g，大枣5枚。

【功能主治】利水消肿，健脾化湿，清热化痰。适用于湿热型妊娠期肝病。

【用量用法】水煎服，每日1剂，早晚分服。

【出处】殷晓轩，王伟芹.尹常健治疗非病毒性肝损害验案举隅[J].中医药管理杂志，2008（1）：68-69.

【方解】本方为全国老中医药专家学术经验继承工作指导老师、山东省名中医尹常健教授治疗妊娠期肝病的经验方。本病多为妊娠期代谢增加，导致肝脏负担加重，体内酶系统病变而发，治以清热利湿为主。方中黄芩清热燥湿，为君药。竹茹、淡竹叶共行清热利湿，化痰散结，为臣药。佐以赤小豆利水消肿，解毒排脓；白术、砂仁共行健脾化湿。大枣补脾和中，调和药性为使药。药少味轻而达湿去胎安之效。全方共奏利水消肿，健脾化湿，清热化痰之功。

妊娠期肝内胆汁淤积症

生地黄四物汤

【药物组成】生地黄15g，当归15g，白芍12g，桑叶10g，银花10g，防风10g，茵陈15g，蒲公英15g，枳实10g，桔梗10g，淮山药15g，淡竹叶10g，牡丹皮12g，甘草6g。

【功能主治】滋阴养血，清热解毒，疏风止痒，利湿退黄。适用于妊娠期肝内胆汁淤积症。

【用量用法】水煎服，每日1剂，每日1剂，早晚分服。

【出处】王志梅，周晓娜，陈林兴.张良英教授辨证治疗妊娠期肝内胆汁淤积症经验介绍[J].云南中医中药杂志，2014，35（5）：6-8.

【方解】本方为全国老中医药专家学术经验继承工作指导老师张良英教授治疗妊娠期肝内胆汁淤积症的经验方。本病的病机关键是湿热瘀阻和血虚风燥，治疗时要充分考虑孕期特殊生理状态，以注重肝脾肾，扶正祛邪，安胎护母为原则，把握病机，内外并治。内服方药采用清热利湿祛瘀，养血益精固胎之法，用生地黄四物汤，外用方清热祛风止痒。方中生地黄、当归、白芍共行滋阴养血，柔肝止痛，共为君药。四物汤对大鼠肝脏CYP1A2具有诱导作用，对CYP2B6具有抑制作用。茵陈、银花、蒲公英、桑叶共行清热解毒，疏风止痒；淮山药补脾益气，益胃生津，固肾益精，共为臣药。防风祛风止痒；牡丹皮活血凉血，散瘀止痛；淡竹叶淡渗养阴利湿，导湿从小便而出；桔梗、枳实一升一降，共行宣畅气机，使气机调达，共为佐药。甘草健脾益气，清热解毒，调和药性为使药。全方共奏滋阴养血，清热解毒，疏风止痒，利湿退黄之功。

外洗方

【药物组成】黄柏10g，苦参15g，蛇床子15g，地肤子15g，白鲜皮15g，防风15g，茵陈20g。

【功能主治】清热解毒，疏风止痒。适用于妊娠期肝内胆汁淤积症。

【用量用法】水煎去渣，药汤温洗瘙痒处，每日1次，每次20min。

【出处】王志梅，周晓娜，陈林兴.张良英教授辨证治疗妊娠期肝内胆汁淤积症经验介绍[J].云南中医中药杂志，2014，35（5）：6-8.

【**方解**】本方为全国老中医药专家学术经验继承工作指导老师张良英教授治疗妊娠期肝内胆汁淤积症的外洗方。本病的病机关键是湿热瘀阻和血虚风燥。方中黄柏清利下焦湿热，苦参清热燥湿止痒，蛇床子祛湿解毒止痒，地肤子清热利湿止痒。白鲜皮气寒善行，祛风燥湿。《神农本草经》记载，白鲜皮主要用来治疗"女子阴中肿痛"。防风祛风解表、抗菌、止痒。茵陈清热祛风止痒。诸药共奏清热解毒，祛风利湿止痒之功。

慢性肝病合并瘤及瘤样增生

治疗慢性肝病合并瘤及瘤样增生的经验方

【药物组成】柴胡10g，当归10g，白术10g，白芍10g，茯苓10g，川芎10g，夏枯草30g，鸡血藤30g，王不留行10g。

【功能主治】疏肝解郁，健脾利湿，活血行气，利尿消肿。适用于慢性肝炎合并甲状腺肿、乳腺增生、囊性乳腺病、各部位的息肉。

【用量用法】水煎服，每日1剂，早晚分服。

【出处】齐贺彬，徐慧媛.史济招教授治疗慢性肝病合并瘤及瘤样增生经验[J].中国医刊，2001（1）：53-54.

【方解】本方为全国老中医药专家学术经验继承工作指导老师叶景华教授治疗慢性肝炎合并瘤的经验方。瘤的形成原因为气血运行不畅，肝脾二经郁结、凝滞、壅塞蕴结，治以疏肝理气，健脾化痰，活血化瘀，软坚散结，注重使用扶土抑木之法调和肝脾，补益气血，使其正气得以恢复，使邪去正自安。方中柴胡疏肝解郁，为君药。夏枯草清肝泻火，散结消肿，为臣药。佐以当归、白芍共行养血柔肝；白术、茯苓共行益气健脾利湿；川芎、鸡血藤共行活血行气，散瘀止痛；王不留行活血通经，利尿消肿。全方共奏疏肝解郁，健脾利湿，活血行气，利尿消肿之功。

慢性肝炎合并卵巢囊肿基本方

【药物组成】当归尾10～15g，丹参10g，五灵脂[包煎]10g，川续断10g，三棱6～10g，莪术6～10g，乳香6g，没药6g，桃仁10g，红花10g，赤芍10g，鳖甲[先煎]10g。

【功能主治】补血活血，行气散瘀，软坚散结。适用于慢性肝炎合并卵巢囊肿。

【用量用法】水煎服，每日1剂，早晚分服。

【出处】齐贺彬，徐慧媛.史济招教授治疗慢性肝病合并瘤及瘤样增生经验[J].中国医刊，2001（1）：53-54.

【方解】本方为全国老中医药专家学术经验继承工作指导老师叶景华教授治疗慢性肝炎合并卵巢囊肿的经验方。方中当归尾补血活血，为君药。鳖甲软坚散结，为臣药。佐以丹参、五灵脂、三棱、莪术、乳香、没药、桃仁、红花、赤芍共行活血行气，散瘀止痛；川续断补肝肾，通络散瘀，《本草备要》言其苦温补肾，辛温补肝，宣通血脉而理筋骨，主伤中，补不足。全方共奏补血活血，行气散瘀，软坚散结之功。

肝豆状核变性

大黄黄连泻心汤

【药物组成】生大黄[后下]12g，苦黄连5g，制半夏10g，制天南星10g，半枝莲30g，炙远志10g，陈皮10g，甘草3g。

【功能主治】清热燥湿，泻火解毒，理气化痰。适用于肝豆状核变性。

【用量用法】一剂，同时服黄连粉1g，1日3次，另生大黄粉20g加温水保留灌肠。

【出处】瞿伟黎.肝豆状核变性1例治验[J].江西中医药，1991（2）：34-35.

【方解】本方为全国老中医药专家学术经验继承工作指导老师叶景华教授治疗肝豆状核变性的经验方。肝豆状核变性是一种常染色体隐性遗传性铜代谢障碍性疾病，主要是胆管排铜缺陷和铜蓝蛋白合成障碍，使过量的游离铜沉积于组织中经尿排出，临床症状以四肢不自主震颤为主。本方适用于病机为风热痰火相合，促进铜的排泄和抑制铜在肠道内吸收是治疗本病的关键，治以清热解毒，泻火通腑。方中苦黄连、生大黄、半枝莲共行清热燥湿，泻火解毒，导浊从大便去，为君药。制半夏、陈皮共行理气燥湿化痰，为臣药。佐以制天南星化痰散结，炙远志安神益智，祛痰消肿。甘草调和药性为使药。全方共奏清热燥湿，泻火解毒，理气化痰之功。

治疗肝豆状核变性的经验方（一）

【药物组成】威灵仙，郁金，姜黄，大黄，黄连，金钱草，虎杖，白芍，甘草。（原方无剂量）

【功能主治】疏利肝胆，解毒排铜。适用于肝豆状核变性.

【用量用法】水煎服，每日1剂，早晚分服。

【出处】董其谦，郑国庆.肝豆状核变性从胆腑论治——张志远学术经验系列（九）[J].中华中医药学刊，2008（7）：1391-1393.

【方解】本方为第三届国医大师、全国老中医药专家学术经验继承工作指导老师张志远教授治疗肝豆状核变性的经验方。治疗当遵循六腑以通为用的理念，治以疏利肝胆，解毒排浊。方中大黄、威灵仙，为君药，大黄通腑解毒，利胆排浊；威灵仙，气温，味微辛咸，辛泄气，咸泄水，通十二经脉，有利胆除湿，软坚消痰，通经络之功，排全身皮里膜外之铜毒。郁金行气解郁，利胆退黄；姜黄行气活血，通经止痛；黄连清热燥湿，泻火解毒；金钱草清热利湿，通淋消肿；虎杖祛风利湿，清热解毒，活血通经，共为臣药，加强君药疏利肝胆，解毒利湿作用。白芍养血柔肝，缓中敛阴；甘草缓急解毒，调和诸药，合用又有解痉之功，共为佐使药。全方共奏疏肝利胆，解毒排浊之功。

治疗肝豆状核变性的经验方（二）

【药物组成】黄芪 30g，生地黄 15g，熟地黄 15g，天冬 15g，麦冬 15g，山药 15g，山茱萸 10g，法半夏 10g，白芍 15g，丹参 15g，瓜蒌皮 15g，瓜蒌仁 15g，当归 10g，天麻 10g，钩藤 15g，蒺藜 15g，姜黄 10g，怀牛膝 10g，地龙 10g，胆南星 5g，茯神 15g。

【功能主治】补血养阴，活血化瘀，清热化痰，通络平肝。适用于肝肾亏虚，痰瘀阻络所致肝豆状核变性。

【用量用法】水煎服，每日 1 剂，早晚分服。

【出处】杨艳萍，刘建和，王行宽.王行宽教授治疗肝豆状核变性验案 1 则[J].中医药导报，2018，24（2）：120-121.

【方解】本方为首届全国名中医、全国老中医药专家学术经验继承工作指导老师王行宽教授治疗肝豆状核变性的经验方。方中熟地黄补血养阴，填精益髓，为君药。山茱萸补益肝肾，收敛固涩；山药健脾固肾，补后天以充先天；麦冬、天冬、生地黄共行清热滋阴润燥，生津止渴；黄芪补气升阳，配当归活血和血，化瘀不伤血；地龙、姜黄共行通经活络；怀牛膝补肝肾，强筋骨，引火下行，利尿通淋，亦可引诸药下行直达病所，共为臣药。佐以法半夏燥湿化痰；胆南星清热化痰，息风定惊；丹参活血散瘀，对沉积的免疫复合物有促进吸收和清除的作用；钩藤、天麻、蒺藜共行平肝息风；瓜蒌仁、瓜蒌皮共行润肠通便；茯神宁心安神，白芍柔肝止痛。全方共奏补血养阴，活血化瘀，清热化痰，通络平肝之功。

治疗肝豆状核变性的经验方（三）

【药物组成】当归，川芎，白芍，木瓜，黄芪，白术，茯苓，萆薢，珍珠母，全蝎，甘草。（原方无剂量）

【功能主治】活血通络，软坚散结，健脾益气。适用于肝豆状核变性。

【用量用法】水煎服，每日 1 剂，早晚分服。

【出处】白长川.柔肝健脾法治疗肝豆状核变性[J].中国医药学报，1998（2）：77.

【方解】本方为首届全国名中医、全国老中医药专家学术经验继承工作指导老师白长川教授治疗肝豆状核变性的经验方。方中当归活血通络，为君药。川芎活血祛风，白芍柔肝止痛，共为臣药。佐以木瓜舒筋活络，黄芪、白术、茯苓、萆薢共行健脾益气化湿，珍珠母平肝软坚化痰，全蝎解毒散结，通络止痛。甘草调和药性，清热解毒为使药。全方共奏活血通络，软坚散结，健脾益气之功。

甲亢合并肝损害

治疗甲亢合并肝损害的经验方

【药物组成】黄芩10g,黄连5g,炒栀子10g,生地黄15g,赤芍15g,牡丹皮15g,苦参15g,鸡血藤2g,生黄芪24g,瓦楞子^{先煎}15g,茜草10g,生甘草6g。

【功能主治】清热燥湿,解毒散结,活血化瘀。适用于甲亢合并肝损害。

【用量用法】水煎服,每日1剂,早晚分服。

【出处】闵晓俊,厉晶萍,华川,陈如泉.陈如泉教授治疗甲亢合并肝损害经验述议[J].中西医结合肝病杂志,2011,21(1):43-44.

【方解】本方为全国老中医药专家学术经验继承工作指导老师陈如泉教授治疗甲亢合并肝损害的经验方。治疗甲亢合并肝损害的关键在于控制甲亢,同时辅以保肝。方中黄芩、黄连、炒栀子、生地黄共行清热燥湿生津,泻火解毒,为君药。赤芍、牡丹皮、茜草共行活血凉血,散瘀止痛,加鸡血藤增强活血散瘀之功,共为臣药。佐以瓦楞子消痰化瘀,软坚散结,制酸止痛;生黄芪补气升阳;苦参利水消肿,托毒排脓。生甘草健脾和中,清热解毒,调和药性为使药。全方共奏清热燥湿,解毒散结,活血化瘀之功。

肝衰竭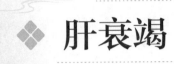

蔓荽合剂

【药物组成】蔓荽 100g，赤芍 60g，虎杖 30g，大黄 10g，甘草 10g。

【功能主治】清热利湿，解毒散结，活血化瘀。适用于肝衰竭。

【用量用法】煎药机煎制取汁 150mL，保留灌肠，使中药在结肠内保留＞1h，每天 2 次。

【出处】肖志鸿，吴丽，陈国良.陈国良教授清热解毒凉血法治疗肝衰竭的经验[J].光明中医，2017，32（4）：484-486.

【方解】本方为全国老中医药专家学术经验继承工作指导老师陈国良教授治疗肝衰竭的经验方。我国肝衰竭的主要病因是慢性乙型肝炎，肝衰竭发展迅速、病情重、并发症多、临床疗效差、病死率高，是肝病治疗的重点及难点。此病病机为热毒炽盛，毒漫三焦，故采用清热解毒凉血法，使用陈国良教授自创的蔓荽合剂保留灌肠，多途径给药，既保证了大剂量药物的应用吸收，又避免苦寒伤胃，诸法合用，顿挫病势，截断疫毒内陷。方中蔓荽祛湿解毒，通利小便，为君药。赤芍活血凉血，散瘀止痛，为臣药。佐以虎杖清热利湿，活血散瘀解毒，大黄泄下逐瘀。甘草补脾和中，调和药性为使药。全方共奏清热利湿，解毒散结，活血化瘀之功。临床研究证明，蔓荽合剂具有较好的减轻肠道内毒素、降低血氨水平、防治肝性脑病的作用。

至宝牛黄合清宫汤

【药物组成】石菖蒲 6g，郁金 10g，元参 15g，莲子心 10g，鲜竹心 15g，金银花 15g，连翘 15g，水牛角 30g，麦冬 15g，茵陈 30g，炒栀子根 60g，至宝丹或牛黄丸 1 粒。

【功能主治】清心泻火，凉血解毒，开窍醒神。适用于毒陷心包型肝衰竭。

【用量用法】清水 1000mL，先煎水牛角，再入诸药浸泡 10min，先用武火煎沸，后用文火煎存 200mL；第二煎用清水 400mL，先武火后文火煎存 100mL，将两次煎煮药液混合。每日 1 剂。分两次温服，每次配一粒至宝丹或牛黄丸。

【出处】章亭.康良石教授论治重型肝炎（肝衰竭）[A].中华中医药学会名医学术思想研究分会.全国名医学术思想研究分会年会资料汇编[C].中华中医药学会名医学术思想研究分会：中华中医药学会，2014：4.

【方解】本方为全国老中医药专家学术经验继承工作指导老师康良石教授治疗肝衰竭的经验方。方中牛黄丸清心泻火，凉血解毒，开窍醒神，为君药。牛黄具有镇静，解热镇痛，催眠，抗惊厥，抗脑损伤和保护脑血管作用。炒栀子根、茵陈清热利水，解毒退黄，为臣药。佐以石菖蒲、郁金共行芳香宣窍；金银花、连翘、水牛角共行清热解毒，凉血定惊；麦冬养阴生津，莲子心健脾宁心，鲜竹心清心利尿；元参清热凉血，滋阴降火，解毒散结。全方共奏清心泻火，凉血解毒，开窍醒神之功。

清化逐水汤

【药物组成】半边莲30g，猫须草20g，黄郁金10g，葶苈子12g，玉米须30g，地龙胆30g，茯苓皮30g，大腹皮10g，荠菜20g，薏苡仁30g，猪苓15g，泽泻15g，川厚朴6g，莱菔子10g，三七粉2g，琥珀粉2g，北茵陈30g。

【功能主治】清热泻火，行气散瘀，利水消肿。适用于毒陷脾肾型肝衰竭。

【用量用法】制法：田七、琥珀粉除外，用清水1000mL浸泡30min，先用武火煎沸，后用文火煎存200mL；第二煎用清水400mL，先武火后文火煎存100mL，将2次煎煮药液混合。服法：每日1剂，分2次将三七、琥珀粉温服。

【出处】章亭.康良石教授论治重型肝炎（肝衰竭）[A].中华中医药学会名医学术思想研究分会.全国名医学术思想研究分会年会资料汇编[C].中华中医药学会名医学术思想研究分会：中华中医药学会，2014：4.

【方解】本方为全国老中医药专家学术经验继承工作指导老师康良石教授疗肝衰竭的经验方。方中泽泻利水渗湿，为君药。《药品正义》记载泽泻为利水第一良品。茯苓皮、大腹皮共行利水消肿，为臣药。佐以半边莲泻火解毒，化瘀逐水；北茵陈、黄郁金、猫须草、三七粉、琥珀粉、玉米须共行清热化湿，利胆退黄，化瘀逐水；薏苡仁、猪苓、荠菜、地龙胆、葶苈子共行利水渗湿，逐水退肿；川厚朴、莱菔子共行行气除胀。诸药合用，共奏清热泻火，行气散瘀，利水消肿之功。

茵陈术附汤（一）

【药物组成】茵陈^{先煎}30g，白术40g，制附子^{先煎}6g，苍术20g，枳实12g，厚朴6g，全瓜蒌30g，生薏苡仁20g，焦神曲20g，焦麦芽10g。

【功能主治】清热退黄，健脾祛湿，行气消积。适用于寒湿困脾型肝衰竭。

【用量用法】水煎服，每日1剂，早晚分服。

【出处】时海艳，赵洁，贾建伟.贾建伟运用治肝理脾三步法治疗肝衰竭经验[J].河南中医，2014，34（7）：1294-1295.

【方解】本方为全国老中医药专家学术经验继承工作指导老师贾建伟教授治疗肝衰竭的经验方。方中制附子回阳救逆，补火助阳，散寒止痛；茵陈清热利湿退黄，二药合用互制其性，使温化寒湿而不过燥，利湿退黄而不伤阳，共为君药。苍术、白术、生薏苡仁共行健脾利湿，为臣药，其中白术具有保护肝脏，防止肝糖原减少的作用。佐以全瓜蒌燥湿化痰，润肠通便；枳实、厚朴共行行气消积，与白术同用，消补兼施，健脾导滞；焦神曲、焦麦芽共行健脾和胃。全方共奏清热退黄，健脾祛湿，行气消积之功。

增液承气汤

【药物组成】茵陈^{先煎}30g，白术40g，制附子^{先煎}6g，苍术20g，枳实12g，厚朴6g，全瓜蒌30g，生薏苡仁20g，焦神曲20g，焦麦芽10g，生大黄^{后下}6g，芒硝^{冲服}3g，延胡索30g，玄参30g。

【功能主治】清热退黄，健脾祛湿，泄热解毒，行气消积。适用于热结伤阴型肝衰竭。

【用量用法】水煎服，每日1剂，早晚分服。

【出处】时海艳，赵洁，贾建伟.贾建伟运用治肝理脾三步法治疗肝衰竭经验[J].河南中医，2014，34（7）：1294-1295.

【方解】本方为全国老中医药专家学术经验继承工作指导老师贾建伟教授治疗肝衰竭的经验方。增液承气汤出自《温病条辨》，具有滋阴增液，泄热通便的功效，主治热结阴亏证。方中制附子回阳救逆，补火助阳，散寒止痛；茵陈清热利湿退黄，二药合用互制其性，使温化寒湿而不过燥，利湿退黄而不伤阳，共为君药。苍术、白术、生薏苡仁共行健脾利湿，共为臣药。佐以全瓜蒌燥湿化痰，润肠通便；枳实、厚朴共行行气消积，与白术同用，消补兼施，健脾导滞；焦神曲、焦麦芽共行健脾和胃，生大黄、芒硝共行泄热逐瘀，延胡索活血行气；玄参清热凉血，滋阴解毒。全方共奏清热退黄，健脾祛湿，泄热解毒，行气消积之功。

茵陈术附汤（二）

【药物组成】茵陈^{先煎}30g，白术40g，制附子^{先煎}6g，苍术20g，枳实12g，厚朴6g，全瓜蒌30g，生薏苡仁20g，焦神曲20g，焦麦芽10g，延胡索30g，玄参30g，炒栀子10g，生黄芪20g，当归10g，火麻仁20g。

【功能主治】清热退黄，健脾祛湿，泄热解毒，补气养血。适用于寒伤中阳型肝衰竭。

【用量用法】水煎服，每日1剂，早晚分服。

【出处】时海艳，赵洁，贾建伟.贾建伟运用治肝理脾三步法治疗肝衰竭经验[J].河南中医，2014，34（7）：1294-1295.

【方解】本方为全国老中医药专家学术经验继承工作指导老师贾建伟教授治疗肝衰竭的经验方。方中制附子回阳救逆，补火助阳，散寒止痛；茵陈清热利湿退黄，二药合用互制其性，使温化寒湿而不过燥，利湿退黄而不伤阳，共为君药。苍术、白术、生薏苡仁共行健脾利湿，炒栀子泻火解毒，共为臣药。佐以全瓜蒌燥湿化痰，润肠通便；枳实、厚朴共行行气消积，与白术同用，消补兼施，健脾导滞；焦神曲、焦麦芽共行健脾和胃；延胡索活血行气；玄参清热凉血，滋阴解毒；生黄芪、当归共行补益气血；火麻仁润肠通便。全方共奏清热退黄，健脾祛湿，泄热解毒，补气养血之功。药理研究表明，茵陈术附汤在治疗慢性肝衰竭中，通过多靶点、多种机制对减少肝损伤、促进肝恢复具有显著作用。

茵虎颗粒

【药物组成】茵陈，虎杖，赤芍，板蓝根，大黄，车前子[包煎]，茯苓，猪苓，炒栀子，西洋参，三七，玉米须。（原方无剂量）

【功能主治】清热解毒，利湿退黄，活血凉血，利水消肿，补气养阴。适用于热毒蕴结所致重型肝炎肝衰竭。

【用量用法】水冲服，一日三次，早中晚分服。

【出处】党志博，范苗苗，韩暄.党中勤治疗重型肝炎肝衰竭经验[J].河南中医，2014，34（11）：2094-2095.

【方解】本方为全国老中医药专家学术经验继承工作指导老师党中勤教授治疗肝衰竭的经验方。党中勤治疗此病遵从诸病黄家当利其小便之法，六腑以通为用，强调保持二便通畅，使邪有出路，则湿热瘀毒易除。方中茵陈、虎杖共行清热解毒，利湿退黄，为君药。炒栀子清热解毒，利湿退黄，导湿热从小便去，为臣药。佐以大黄泄热逐瘀；车前子利湿通淋，导湿热从二便去；赤芍、三七共行活血凉血，散瘀止痛；板蓝根清热解毒，茯苓、猪苓、玉米须共行利水消肿；西洋参补气养阴，清热生津。全方共奏清热解毒，利湿退黄，活血凉血，利水消肿，补气养阴之功。

退黄灌肠液

【药物组成】茵陈，金钱草，大黄，枳实，厚朴，黄连，乌梅。（原方无剂量）

【功能主治】清热解毒，利湿退黄，疏肝理气，涩肠止泻。适用于热毒蕴结型肝炎肝衰竭。

【用量用法】水煎，灌肠。

【出处】党志博，范苗苗，韩暄.党中勤治疗重型肝炎肝衰竭经验[J].河南中医，2014，34（11）：2094-2095.

【方解】本方为全国老中医药专家学术经验继承工作指导老师党中勤教授疗肝衰竭的经验方。方中茵陈清热利湿退黄，为君药。金钱草、大黄、黄连共行清热解毒，利湿退黄，导湿热从二便去，为臣药。佐以枳实、厚朴共行疏肝理气，乌梅涩肠止泻。全方共奏清热解毒，利湿退黄，疏肝理气，涩肠止泻之功。退黄灌肠液高位保留灌肠具有独特疗效，灌入结肠后即可在局部发挥通腑排毒作用，又可经结肠黏膜吸收，通过直肠上静脉、肠系膜下静脉进入门静脉，不经胃酸及消化酶破坏，直达肝脏并进入体循环发挥全身治疗作用。

治疗肝衰竭的经验方（一）

【药物组成】黄连10g，黄芩10g，龙胆10g，重楼6g，败酱草20g，板蓝根20g，蒲公英30g，炒栀子根60g，茵陈30g，郁金10g，白花蛇舌草30g，玄参15g，水牛角30g，生地黄30g，甘草5g。

【功能主治】清热利湿，解毒散结，活血化瘀、滋阴生津。适用于热毒炽盛型肝衰竭。

【用量用法】水煎服，每日1剂，早晚分服；浓煎取汁150mL，保留灌肠（>1h），每天2次。

【出处】肖志鸿，吴丽，陈国良.陈国良教授清热解毒凉血法治疗肝衰竭的经验[J].光明中医，2017，32（4）：484-486.

【方解】本方为全国老中医药专家学术经验继承工作指导老师陈国良教授治疗肝衰竭的经验方。适用于热毒炽盛证，治以清热解毒，凉血活血，利湿退黄。方中茵陈清热利湿，利胆退黄，为君药。炒栀子根清热燥湿，泻火解毒，导湿热从小便去，为臣药。佐以黄连、黄芩、龙胆、重楼共行清热解毒，消肿止痛，凉肝定惊；板蓝根、蒲公英、白花蛇舌草、败酱草共行清热解毒，消痈散结；玄参清热凉血，滋阴降火，解毒散结；郁金疏肝理气；水牛角清热凉血，解毒定惊；生地黄清热养阴生津。甘草补脾和中，调和药性为使药。全方共奏清热利湿，解毒散结，活血化瘀、滋阴生津之功。

治疗肝衰竭的经验方（二）

【药物组成】大黄9g，麸炒枳实10g，芒硝6g，黄连6g，赤芍30g，黄芩10g，石菖蒲5g，茵陈30g。

【功能主治】清热泻火，活血散瘀，破气消积。适用于热毒炽盛，胃气上逆所致肝衰竭。

【用量用法】水煎取汁300mL，分2次服，高位保留灌肠，每日1次。

【出处】阮清发，康旻睿，康素琼.康良石教授治疗亚急性肝衰竭经验总结及应用[J].中国中医急症，2014，23（3）：458-459，472.

【方解】本方为全国老中医药专家学术经验继承工作指导老师康良石教授治疗肝衰竭的经验方。适用于热毒炽盛，胃气上逆证，用苦寒通下法清热毒以防内陷，予中药汤剂高位灌肠。方中茵陈清热利湿退黄，为君药。黄连、黄芩共行清热燥湿，泻火解毒，为臣药。佐以芒硝、大黄共行泄下逐瘀,使热毒从大便去;赤芍活血凉血,散瘀止痛;麸炒枳实破气消积,化痰散痞;石菖蒲化湿开胃,开窍豁痰。全方共奏清热泻火,活血散瘀,破气消积之功。

肝吸虫病

肝吸虫一号方

【药物组成】党参（或太子参）22g，茯苓12g，白术10g，白扁豆12g，淮山药15g，郁金10g，槟榔25g，使君子25g，甘草5g。

【功能主治】补气健脾，杀虫行气，清热解毒。适用于肝吸虫病。

【用量用法】水煎服，每日1剂，早晚分服。

【出处】邓中炎，周海平.邓铁涛老中医治疗肝吸虫病经验介绍[J].中医杂志，1981（1）：22-23.

【方解】本方为首届国医大师、全国老中医药专家学术经验继承工作指导老师邓铁涛教授治疗肝吸虫病的经验方。本病为本虚标实证，虫积肝郁为本，脾虚为标。根据病机特点，四季脾旺不受邪，只要脾健旺，气血生化之源充足，则正气内盛，正盛可致邪却，又有虫积肝中，治以扶正祛邪。以健脾益气，加驱虫为治疗原则。方中党参、白术、茯苓、甘草共行补气健脾，为君药。槟榔、使君子共行杀虫，为杀虫效药，共为臣药。佐以白扁豆、淮山药共行固护脾胃，保护脾胃免受杀虫药的损伤；郁金疏肝解郁，清肝胆热毒。全方共奏补气健脾，杀虫行气，清热解毒之功。

肝吸虫二号方

【药物组成】郁金10g，苦楝根白皮15g，槟榔25g，炒榧子肉25g。

【功能主治】清肝胆湿热，杀虫。适用于肝吸虫病。

【用量用法】水煎服，每日1剂，早晚分服。

【出处】邓中炎，周海平.邓铁涛老中医治疗肝吸虫病经验介绍[J].中医杂志，1981（1）：22-23.

【方解】本方为首届国医大师、全国老中医药专家学术经验继承工作指导老师邓铁涛教授治疗肝吸虫病的经验方。方中郁金疏肝，清肝胆湿热；槟榔泄有形之积滞；炒榧子肉杀虫，止血。苦楝根白皮驱虫，鲜者最大量可用100g。全方共奏清肝胆湿热，杀虫之功。

肝阳虚

乌梅丸

【药物组成】乌梅12g，细辛6g，党参12g，黄柏6g，干姜8g，当归12g，肉桂7g，花椒8g，炮附子12g，黄连12g，吴茱萸3g。

【功能主治】回阳救逆，辛温肝阳，清热养血。适用于厥气犯胃所致肝阳虚证。

【用量用法】水煎服，每日1剂，早晚分服。

【出处】李玉昌，扈有芹，李朋涛.国医大师李士懋教授论肝阳虚[J].环球中医药，2016，9（12）：1509-1512.

【方解】本方为第二届国医大师、全国老中医药专家学术经验继承工作指导老师李士懋教授治疗肝阳虚证的经验方。厥阴病的本质是肝阳虚导致的寒热错杂证，治疗亦应在温肝的基础上调其寒热，寒热并用，燮理阴阳。以乌梅丸治之。方中炮附子回阳救逆，为君药。干姜、花椒、肉桂、细辛、吴茱萸共行温肝阳，为臣药。佐以党参补肝气，乌梅、当归共行补肝血，黄连、黄柏共行清肝胆热，形成了在补肝的基础上，寒热并调之方。全方共奏回阳救逆，辛温补肝阳，清热养血之功。

温肝汤

【药物组成】吴茱萸30g，肉桂15g，附子15g，肉苁蓉15g，沙苑子15g，黄芪15g，细辛10g，生姜30g，大枣12枚。

【功能主治】温补肝肾，和血通脉，补中益气。适用于肝阳虚证。

【用量用法】水煎服，每日1剂，早晚分服。

【出处】杜丽英.赵学印教授治疗肝病经验[J].中国中医药现代远程教育，2015，13（17）：30-31.

【方解】本方为全国老中医药专家学术经验继承工作指导老师赵学印教授治疗肝阳虚证的经验方。方中吴茱萸温阳补肝，为君药。附子、肉桂共温补肝肾阳气，且肉桂和血通脉，附子温经通络，通十二经以助肝阳畅通。肉苁蓉、沙苑子共补肝阳，益肾精，四药共为臣药。黄芪补气升阳，具有增强T细胞功能，提高补体水平，诱生干扰素，抑制乙型肝炎病毒繁殖的作用；细辛、生姜共祛温阳散寒，共为佐药。大枣补中益气，缓和药性为使药。全方共奏温补肝肾，和血通脉，补中益气之功。

肝气虚

黄芪补肝汤

【药物组成】黄芪60g，人参30g，山茱萸30g，川芎15g，细辛15g，大枣12枚，柴胡10g。

【功能主治】大补肝气，活血散瘀。适用于肝气虚证。

【用量用法】水煎服，每日1剂，早晚分服。

【出处】杜丽英.赵学印教授治疗肝病经验[J].中国中医药现代远程教育，2015，13（17）：30-31.

【方解】本方为全国老中医药专家学术经验继承工作指导老师赵学印教授治疗肝气虚证的经验方。方中黄芪大补肝气，为君药。人参助黄芪补气，人参非此则不补，故为补中益气之要药也；山茱萸补肝肾，固虚脱，助黄芪补肝气；大枣补中益气，共为臣药。川芎活血行气，通络止痛；细辛温散，温助黄芪补肝气，散防黄芪之呆滞，共为佐药。柴胡疏肝理气，助黄芪升肝气，同时引诸药入肝经，为使药。诸药合用共奏大补肝气，活血散瘀之功。

肝肾虚寒

治疗肝肾虚寒的经验方

【药物组成】荔枝核15g，橘核15g，吴茱萸6g，巴戟天20g，肉苁蓉15g，川楝子6g，木香9g，香附15g，小茴香10g，枳壳10g，白芍20g，肉桂6g，枸杞子15g，当归15g，淫羊藿15g。

【功能主治】温中散寒，通络散结，行气止痛。适用于肝肾虚寒证。

【用量用法】水煎服，每日1剂，早晚分服。

【出处】戚团结，危北海.危北海"治肝八法"浅析[J].北京中医药，2012，31（3）：179-182.

【方解】本方为全国老中医药专家学术经验继承工作指导老师危北海教授治疗肝肾虚寒证的经验方，治以温补肝肾、疏肝之法。方中荔枝核、橘核、吴茱萸、枳壳温中散结；巴戟天、肉苁蓉、小茴香、肉桂、淫羊藿共行温补肾阳；枸杞子滋补肝肾；当归活血通络；香附、木香、川楝子共行疏肝理气止痛；白芍滋阴养血，柔肝止痛。全方共奏温中散寒，通络散结，行气止痛之功。

肝性血卟啉病

茵虎汤

【药物组成】茵陈30g，虎杖25g，茯苓25g，猪苓15g，车前子（包煎）30g，大腹皮20g，石菖蒲15g，郁金15g，桂枝10g，生白术15g，绞股蓝15g，制附子6g，生薏苡仁30g，白茅根30g，红景天15g，鸡内金15g，炒莱菔子18g，焦山楂、焦谷芽、焦麦芽各15g。

【功能主治】清热解毒，利湿退黄，利水消肿，活血化瘀。适用于肝脾血瘀，湿毒内蕴所致肝性血卟啉病，黄疸，肝硬化腹水。

【用量用法】采用机器煎药，每次150mL，每日2次；同时配合中药退黄灌肠液保留灌肠。

【出处】谢莉，党中勤.党中勤教授治疗肝性血卟啉病验案赏析[J].中国中医药现代远程教育，2016，14（13）：71-72.

【方解】本方为全国老中医药专家学术经验继承工作指导老师党中勤教授治疗肝性血卟啉病的经验方。本病的总病机为湿阻中焦，气机升降运化功能失常，而致经脉不通，血液凝滞，胆汁外溢，湿阻血瘀为根本的病因，治以利湿退黄，活血祛瘀为主，佐以健脾理气。本方茵陈清热利湿退黄，为君药。虎杖清热解毒，利湿退黄，为臣药。车前子、茯苓、猪苓共行利水渗湿；大腹皮行气宽中，利水消肿；白茅根凉血利尿；生白术、生薏苡仁、石菖蒲共行健脾祛湿；郁金、绞股蓝、红景天共行益气健脾，活血化瘀，利湿通络；制附子、桂枝共行温阳利水；炒莱菔子、鸡内金、焦山楂、焦谷芽、焦麦芽共行健脾消食。全方共奏清热解毒，利湿退黄，利水消肿，活血化瘀之功。

肝硬化低蛋白血症

治疗肝硬化低蛋白血症的经验方

【药物组成】党参、茯苓、鳖甲^{先煎}各15g，白术、白芍、焦山楂、大腹皮各10g，醋柴胡、川芎、木香、厚朴、鸡内金各6g，丹参、薏苡仁、车前子^{包煎}、茵陈各30g。

【功能主治】疏肝健脾，清热燥湿，活血行气，化浊消积。适用于脾气虚弱，肝络瘀滞，湿阻气滞，水湿停而不化所致的肝硬化低蛋白血症。

【用量用法】水煎服，每日1剂，早晚分服。

【出处】陈宏宽，陈福来.陈福来辨治肝硬变低蛋白血症经验[J].河南中医，2015，35（12）：2962-2964.

【方解】本方为全国老中医药专家学术经验继承工作指导老师陈福来教授治疗肝硬化低蛋白血症的经验方。肝硬化低蛋白血症多为本虚标实，虚实夹杂之证。本虚主要为肝、脾、肾亏虚，标实乃气滞、血瘀、水湿内停。肝硬化病位在肝，多由肝病日久，肝络瘀滞，气滞血瘀而成。肝病传脾，日久导致脾气虚弱、水谷精微难以化，造成低蛋白血症。基于此，临床多以益气健脾、活血养肝为主作为治疗的基本法则。方中醋柴胡疏肝解郁，为君药。茯苓、白术、薏苡仁共行健脾祛湿，为臣药。佐以白芍养血柔肝；茵陈、车前子共行清热燥湿；大腹皮利水消肿；鳖甲滋阴潜阳，软坚散结；党参健脾益肺，养血生津；川芎、丹参归活血行气，散瘀止痛；木香、厚朴共行行气散结；焦山楂、鸡内金共行健脾消食，化浊消积。全方共奏疏肝健脾，清热燥湿，活血行气，化浊消积之功。

肝血管瘤

红花十二味丸

【药物组成】红花35g，西红花15g，五灵脂^{包煎}30g，广木香25g，川楝子15g，黑片（野猪粪炭）25g，山楂30g，酸李干20g，刺玫瑰花10g，人工牛黄20g，炒栀子10g，麝香1g，石榴10g，诃子10g。

【功能主治】健胃消食，调畅气血。适用于肝血管瘤。

【用量用法】水煎服，每日1剂，早晚分服。

【出处】白凤鸣，白金龙.蒙药治疗肝血管瘤两例报告[J].内蒙古民族老院学报（自然科学版），1994（1）：87.

【方解】本方为首届全国名中医、全国老中医药专家学术经验继承工作指导老师白凤鸣教授治疗肝血管瘤的经验方。适用于脾胃湿滞，气血瘀阻证，治以燥湿健脾消食，行气活血化瘀，兼清血热，以自拟"红花十二味丸"治疗。方中西红花活血化瘀生新，为君药。红花入心养血，与五灵脂活血化瘀，为臣药。佐以川楝子、广木香共行疏肝行气，诃子涩肠止泻，山楂、黑片、酸李干共行健胃消食，炒栀子、刺玫瑰花、人工牛黄共行清热解毒；麝香芳香开窍，引药入经。诸药合用共奏健胃消食，调畅气血之功。

肝结石

治疗肝结石的经验方

【药物组成】炙柴胡6g，炒枳壳10g，白芍15g，炙甘草5g，制大黄10g，茵陈20g，金钱草30g，鸡内金10g，青皮6g，陈皮6g，法半夏6g，三棱10g，莪术10g，王不留行10g，皂角刺10g，羌螂虫6g。

【功能主治】肝理气，清热散结，通淋化石。适用于肝结石。

【用量用法】水煎服，每日1剂，早晚分服。

【出处】邵铭.徐景藩教授诊治肝内结石经验[J].南京中医药大学学报，1998（5）：51-52.

【方解】本方为首届国医大师、全国老中医药专家学术经验继承工作指导老师徐景藩教授治疗肝结石的经验方。结石的形成多由肝之疏泄、胆汁之通降，脾胃之升降失司所致，故而治则首以疏利肝胆为要，以清化通利为治则。方中炙柴胡疏肝解郁，为君药。皂角刺软坚散结，消石化积，为臣药。佐以炒枳壳、白芍共行疏肝解郁，理气止痛；三棱、莪术、制大黄共行行气活血，消积止痛；王不留行、羌螂虫共行通络止痛；茵陈、金钱草共行清热利湿通淋，增强除热利胆的作用；陈皮、青皮共行行气散结止痛；鸡内金化石；法半夏散结。炙甘草调和药性为使药。诸药合用共奏疏肝理气，清热散结，通淋化石的功效。

乳儿肝炎综合征

治疗乳儿肝炎综合征的经验方

【药物组成】生麦芽9g，茵陈12g，金钱草9g，通草3g，黄柏3g，丹参9g，泽兰9g，青黛0.3g，血竭0.3g，明矾0.3g，琥珀^{分2次冲服}0.3g。

【功能主治】清热解毒，利湿退黄，益气健脾。适用于乳儿肝炎综合征。

【用量用法】水煎服，每日1剂，早晚分服。

【出处】幺远，胡艳.裴学义从肝论治儿科疾病[J].北京中医药，2011，30（10）：740-743.

【方解】本方为全国老中医药专家学术经验继承工作指导老师裴学义教授治疗乳儿肝炎综合征的经验方。本病多为当湿热之邪，熏蒸肝胆，致肝失疏泄，胆汁外溢肌肤而成。乳儿肝炎综合征为儿科常见病，以面、目、身肤俱黄为主症。黄疸的主要病机在于时气毒邪，湿热内侵致肝胆脾胃功能失调，本病为湿热蕴蒸，气机郁滞的肝胆湿热证，治以清肝利胆，健脾和胃。方中茵陈清热燥湿，既发汗使湿热从汗排出，又利水使湿热从小便而去，为君药。金钱草清热利湿，祛瘀散结，为臣药。茵陈、金钱草共行都有促进胆汁分泌的利胆作用。佐以黄柏清热燥湿，泻火解毒，与通草配伍利导湿热之功更卓；青黛清热解毒，凉血消斑，泻火定惊；生麦芽益气健脾，消食和中，疏肝理气。泽兰、血竭、琥珀、丹参共行活血化瘀，明矾解毒生肌敛疮。全方共奏清热解毒，利湿退黄，益气健脾之功。

小儿肝母细胞瘤

升血汤(一)

【药物组成】橘皮10g,竹茹10g,姜黄10g,八月札10g,鸡血藤12g,山茱萸15g,补骨脂6g,当归10g,重楼10g,白花蛇舌草15g,枸杞子10g,黄芪15g,太子参15g,焦山楂、焦谷芽、焦麦芽各30g,鸡内金10g,砂仁(后下)10g,菟丝子10g,女贞子15g,淫羊藿10g。

【功能主治】补气和血,滋补肾阴,益气健脾。适用于脾肾两虚,痰毒内结所致小儿肝母细胞瘤。

【用量用法】水煎服,每日1剂,早晚分服。

【出处】陈柯羽,李娜,张青.郁仁存从脾肾论治小儿肝母细胞瘤经验[J].中国中医药信息杂志,2016,23(10):110-112.

【方解】本方为郁仁存教授治疗小儿肝母细胞瘤的经验方。肝母细胞瘤属中医学癥积范畴,多见于婴幼儿,病因多为感受外邪,日久气血瘀滞积而成瘤,或者胎毒侵袭胎儿,出生后毒邪与气血搏结,聚而成瘤。脾肾两虚是基本病机,病位在肝,且多与脾、肾相关。本方适用于脾肾两虚,痰毒内结证,治以健脾益肾、化痰解毒。方中黄芪、当归共行补气升阳,补血活血,共为君药。太子参、补骨脂、山茱萸、菟丝子、女贞子、枸杞子、淫羊藿共行滋补肾阴,固涩精气,为臣药。其中淫羊藿味甘气香,性温不寒,益精气、温肾阳、补真阳。佐以鸡血藤、重楼、八月札、白花蛇舌草共行清热解毒,起到抗癌作用;焦山楂、焦谷芽、焦麦芽、砂仁、鸡内金共行健脾益气,开胃消食;橘皮、竹茹共行降逆止呕,增进食欲;姜黄破血行气,通经止痛。全方共奏补气和血,滋补肾阴,益气健脾之功。

升血汤(二)

【药物组成】白术10g,茯苓10g,陈皮10g,法半夏6g,鸡血藤30g,山茱萸10g,姜黄10g,柴胡10g,炙甘草6g,焦山楂、焦谷芽、焦麦芽各30g,鸡内金10g,砂仁(后下)10g,延胡索10g。

【功能主治】健脾益气,补肾养阴,燥湿化痰,解毒散结。适用于脾虚湿盛,气滞毒结所致小儿肝母细胞瘤。

【用量用法】水煎服，每日 1 剂，早晚分服。

【出处】陈柯羽，李娜，张青.郁仁存从脾肾论治小儿肝母细胞瘤经验[J].中国中医药信息杂志，2016，23（10）：110-112.

【方解】本方为郁仁存教授治疗小儿肝母细胞瘤的经验方。适用于脾虚湿盛，气滞毒结证，治以健脾化湿、行气解毒。方中白术、茯苓共行健脾益气，化湿和胃，为君药。山茱萸、鸡血藤共行补肾养阴，为臣药。佐以陈皮、法半夏、柴胡、延胡索共行活血行气导滞，消痞散结；焦山楂、焦谷芽、焦麦芽、鸡内金、砂仁共行健脾化湿，开胃消食；姜黄通络止痛。炙甘草调和药性为使药。全方共奏健脾益气，补肾养阴，燥湿化痰，解毒散结之功。

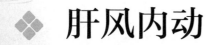

肝风内动

治疗肝风内动的经验方（一）

【药物组成】全蝎12g，地龙15g，僵蚕15g，炙甘草6g，白芍40g，黄芩15g，生地黄20g，仙鹤草30g，延胡索15g。

【功能主治】柔肝疏肝，清热活血，通络散结。适用于肝失藏血夹瘀滞所致肝风内动。

【用量用法】水煎服，每日1剂，早中晚分服。

【出处】刘杨.郭子光对几种肝风内动治验[J].中医杂志，2004（10）：739-740，783.

【方解】本方为首届国医大师、全国老中医药专家学术经验继承工作指导老师郭子光教授治疗肝风内动的经验方。本方适用于肝疏泄太过引动肝风，继而动血，使肝失藏血导致出血，出血过多导致瘀滞，治以平肝息风，活血化瘀。方中白芍酸微寒，养血敛阴，柔肝止痛；炙甘草甘温，健脾益气，缓急止痛。二药相伍，酸甘化阴，调和肝脾，有柔筋止痛之效。全蝎、僵蚕、地龙共行平肝息风，解痉通络。黄芩清肝泄热，生地黄、仙鹤草凉血止血，延胡索活血行气。诸药合用共奏柔肝疏肝，清热活血，通络散结的功效。

治疗肝风内动的经验方（二）

【药物组成】生龙骨先煎、生牡蛎先煎、龟甲先煎、炙鳖甲先煎、地龙、夏枯草各15g，怀牛膝、生石决明、代赭石先煎18g，蜈蚣、全蝎、水蛭、姜黄各10g，胆南星、石菖蒲、枳实各9g，半夏、天竺黄、桃仁、红花、赤芍、炒栀子、黄芩各12g。

【功能主治】滋补肝肾、软坚散结、息风通络。适用于肝肾不足，痰热化风所致肝风内动。

【用量用法】水煎服，每日1剂，早晚分服。

【出处】陈金鹏.李士懋重用蜈蚣平肝息风经验介绍[J].中医杂志，2008（1）：15.

【方解】本方为第二届国医大师、全国老中医药专家学术经验继承工作指导老师李士懋教授治疗肝风内动的经验方。本方适用于肝肾不足，肝阳过亢化风证，治以滋补肝肾，涤痰息风。方中生龙骨、生牡蛎、龟甲、炙鳖甲、怀牛膝、生石决明共行潜降平肝息风；蜈蚣、水蛭、全蝎、地龙共行息风通络；胆南星、半夏、天竺黄、石菖蒲、黄芩、夏枯草、炒栀子共行涤痰清热；枳实行气散结；桃仁、红花、赤芍、姜黄共行活血化瘀，通络止痛。诸药合用共奏滋补肝肾，软坚散结，息风通络之功。

治疗肝风内动的经验方（三）

【药物组成】水牛角^{先煎}30g，僵蚕 15g，蝉蜕 4g，全蝎 10g，蜈蚣 30g，怀牛膝 15g，牡丹皮 12g，生地黄 15g，赤芍 12g，白芍 15g，钩藤^{后下}15g，石决明^{先煎}30g，生龙骨^{先煎}、生牡蛎^{先煎}各 30g，鸡内金 15g，焦山楂、焦谷芽、焦麦芽各 15g，川楝子 9g。

【功能主治】清热平肝息风。适用于肝热生风所致肝风内动。

【用量用法】水煎服，每日 1 剂，早晚分服。

【出处】陈金鹏.李士懋重用蜈蚣平肝息风经验介绍[J].中医杂志，2008（1）：15.

【方解】本方为第二届国医大师、全国老中医药专家学术经验继承工作指导老师李士懋教授治疗肝风内动的经验方。适用于肝经郁热，热盛生风证，治以清热平肝息风。方中水牛角、牡丹皮、生地黄、赤芍共行清肝泻火，凉血解毒；全蝎、蜈蚣、僵蚕、蝉蜕共行平肝息风；怀牛膝滋补肝肾；白芍柔肝敛阴；石决明、生龙骨、生牡蛎、钩藤共行清热平肝，镇静安神；川楝子疏肝行气；鸡内金、焦山楂、焦谷芽、焦麦芽共行健胃消食助运化以养后天。诸药合用共奏清热平肝息风之功。

胁痛

治疗胁痛的经验方

【药物组成】党参15g，白术12g，茯苓15g，柴胡15g，炒枳壳15g，炒白芍10g，炒薏苡仁30g，炒山药20g，莱菔子15g。

【功能主治】疏肝解郁，健脾利湿，理气散结。适用于肝郁脾虚型胁痛。

【用量用法】水煎服，每日1剂，早晚分服。

【出处】南然，宋春荣.常占杰教授用益脾养肝法治肝病经验谈[J].光明中医，2012，27（12）：2408-2409.

【方解】本方为全国老中医药专家学术经验继承工作指导老师常占杰教授治疗胁痛的经验方。胁痛证属肝郁脾虚证，治以疏肝健脾。本方以四君子汤为基础方，益气养脾，化湿健脾，活血缩脾的同时疏肝养肝以维护支持肝脏功能正常运转。方中柴胡疏肝解郁，为君药。党参、白术、茯苓、炒薏苡仁健共行脾燥湿，为臣药。佐以炒白芍养血柔肝；炒山药补脾益气，养血生津；莱菔子、炒枳壳共行理气散结，消积导滞。全方共奏疏肝解郁，健脾利湿，理气散结之功。

黄疸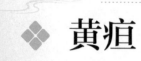

茵陈汤（一）

【药物组成】茵陈 120g，白术 15g，苍术 15g，陈皮 15g，金银花 20g，连翘 20g，赤芍 20g，牡丹皮 20g，大黄 5g，水牛角 15g，滑石 30g，通草 15g，生甘草 10g。

【功能主治】清热解毒，利湿退黄。适用于湿热型黄疸。

【用量用法】水煎服，每日 1 剂，早晚分服。

【出处】赵毅飞，卢秉久.卢秉久教授治疗黄疸型肝炎经验总结[J].中医临床研究，2015，7（36）：1-2.

【方解】本方为全国老中医药专家学术经验继承工作指导老师卢秉久教授治疗黄疸型肝炎的经验方。本病主要病因为湿热疫毒侵犯中焦脾胃，损伤肝胆，致胆汁不循常道，外溢肌肤而致，采取祛湿、清热、活血的治疗原则。现代药理研究表明，茵陈汤对 DMN 诱导的肝纤维化模型大鼠有显著疗效，明显改善大鼠肝功能及肝组织病理，降低肝组织 HYP 含量。方中茵陈为清热退黄之要药，为君药。白术、苍术共行健脾益气，燥湿利水，为臣药。佐以陈皮行气健脾燥湿；赤芍、牡丹皮共行凉血散瘀；金银花、连翘共行清热解毒；大黄、水牛角共行清热解毒定惊；通草、滑石共行清热利尿通淋，引热下行。生甘草健脾和中，清热解毒，调和药性。全方共奏清热解毒，利湿退黄之功。

茵陈汤（二）

【药物组成】茵陈 30g，炒栀子 10g，大黄 3g，柴胡 10g，白芍 15g，莪术 9g，鳖甲^{先煎} 15g，牡蛎^{先煎} 30g，藿香 10g，厚朴 10g，苍术 15g，枳实 10g，半夏 10g，甘草 10g。

【功能主治】疏肝解郁，清热解毒，利湿退黄，软坚散结。适用于湿热蕴结型黄疸。

【用量用法】水煎服，每日 1 剂，早晚分服。

【出处】宋竖旗，李灿，冯兴华.瘠证治肝八法[J].中医学报，2018，33（2）：254-257.

【方解】本方为冯兴华教授治疗黄疸的经验方。适用于湿热蕴结型黄疸。治以清热利湿，佐以软坚散结。方中茵陈为君药，苦泄下降，善清热利湿，为治黄疸要药。臣以炒栀子清热降火，通利三焦，助茵陈引湿热从小便而去。佐以大黄泄热逐瘀，通利大便，导瘀热从大便而下；莪术、牡蛎、鳖甲共行活血化瘀，软坚散结；柴胡、厚朴、枳实共行理气散结，助疏肝行气；苍术、藿香、半夏共行燥湿化痰；白芍柔肝止痛。甘草健脾和中，调和药性为使药。全方共奏疏肝解郁，清热解毒，利湿退黄，软坚散结之功。

茵陈汤（三）

【药物组成】茵陈 100g，炒栀子 20g，大黄 7.5g，蒲公英 30g，连翘 20g，赤芍 20g，丹参 20g，陈皮 15g，鸡内金 20g，焦山楂、焦谷芽、焦麦芽各 10g，生甘草 30g。

【功能主治】清热解毒，行气祛湿。适用于毒热内蕴，气滞湿阻所致阳黄。

【用量用法】水煎服，每日 1 剂，早晚分服。

【出处】于立红，卢秉久.卢秉久诊治黄疸的经验[J].江苏中医药，2013，45（5）：9-10.

【方解】本方为全国老中医药专家学术经验继承工作指导老师卢秉久教授治疗阳黄的经验方。适用于毒热内蕴，气滞湿阻证，治以清热解毒，行气祛湿。方中茵陈清热利湿退黄，大黄泄热逐瘀除湿，二药合用，为君药。使湿热之邪由二便而去。炒栀子清热利湿，导湿热下行；蒲公英散滞气，化热毒；连翘清热解毒，三药共为臣药。佐以陈皮、焦山楂、焦谷芽、焦麦芽、鸡内金共行健脾祛湿，消积导滞，并防肝病传脾；赤芍、丹参共行凉血活血，散瘀止痛。生甘草补中调药为使药。全方共奏清热解毒，行气祛湿之功。

茵陈蒿汤（一）

【药物组成】茵陈，栀子，大黄，水牛角，竹茹。（原方无剂量）

【功能主治】清热利湿，泄热逐瘀，降逆止呕。适用于热毒、湿热蕴结型黄疸。

【用量用法】水煎服，每日 1 剂，早晚分服。

【出处】周兴，刘朝圣，李点，等.熊继柏教授辨治黄疸经验[J].中华中医药杂志，2014，29（8）：2538-2540.

【方解】本方为第三届国医大师、全国老中医药专家学术经验继承工作指导老师熊继柏教授治疗黄疸的经验方。方中茵陈，为君药，苦泄下降，善清热利湿，为治黄疸要药。臣以栀子清热降火，通利三焦，助茵陈引湿热从小便而去。佐以大黄泄热逐瘀，通利大便，导瘀热从大便而下；水牛角清热，凉血，定惊，解毒；竹茹清热定惊，降逆止呕。全方共奏清热利湿，泄热逐瘀，降逆止呕之功。

茵陈蒿汤（二）

【药物组成】水牛角^{研末，分2次冲服} 6g，玄参、莲子心、麦冬、淡竹叶各 15g，大黄 10g，竹沥^{冲服}30g，茵陈20g，栀子12g。

【功能主治】清热利湿，清心定惊，降逆止呕，养阴生津。适用于热毒内陷心包型黄疸。

【用量用法】水煎服，每日1剂，早晚分服。

【出处】周兴，刘朝圣，李点，等.熊继柏教授辨治黄疸经验[J].中华中医药杂志，2014，29（8）：2538-2540.

【方解】本方为第三届国医大师、全国老中医药专家学术经验继承工作指导老师熊继柏教授治疗黄疸的经验方。方中茵陈，为君药，苦泄下降，善清热利湿，为治黄疸要药。臣以栀子清热降火，通利三焦，助茵陈引湿热从小便而去。佐以大黄泄热逐瘀，通利大便，导瘀热从大便而下；水牛角清热，凉血，定惊，解毒；竹沥、淡竹叶、莲子心共行清热定惊，降逆止呕；玄参、麦冬共行养阴生津。全方共奏清热利湿，清心定惊，降逆止呕，养阴生津之功。

茵陈蒿汤合龙胆泻肝汤

【药物组成】茵陈15g，栀子6g，生地黄10g，龙胆15g，当归10g，泽泻10g，通草6g，柴胡10g，甘草6g，茯苓15g，党参10g，鸡内金15g，赤芍20g，车前子^{包煎}10g。

【功能主治】清热解毒，利湿退黄。适用于肝胆湿热型黄疸。

【用量用法】水煎服，每日1剂，早晚分服。

【出处】宋高峰，尹燕耀，刘芳.伍炳彩辨治黄疸病经验撷英[J].上海中医药杂志，2009，43（9）：1-2.

【方解】本方为第三届国医大师、全国老中医药专家学术经验继承工作指导老师伍炳彩教授治疗黄疸的经验方，治以清热解毒，利湿退黄。方中茵陈，苦泄下降，善清热利湿，为治黄疸要药；龙胆大苦大寒，既清利肝胆实火，又清利肝经湿热，共为君药。臣以栀子清热降火，通利三焦，助茵陈引湿热从小便而去。佐以泽泻、通草、车前子共行渗湿泄热，导热下行；实火所伤，损伤阴血，当归、生地黄共行养血滋阴，邪去而不伤阴血；柴胡舒畅肝经之气，引诸药归肝经；茯苓利水渗湿；党参补气健脾；鸡内金通淋化石；赤芍活血凉血，化瘀止痛。甘草调和药性。全方共奏清热利湿，泄热逐瘀，活血化瘀之功。

蒿芩清胆汤

【药物组成】青蒿15g，黄芩15g，淡竹茹10g，法半夏10g，茯苓15g，泽泻20g，炒枳壳10g，郁金6g，碧玉散15g，生大黄^{后下}5g，生甘草3g。

【功能主治】清胆和胃，利湿退黄。适用于黄疸（少阳胆经热盛）。

【用量用法】水煎服，每日1剂，早晚分服。

【出处】陆雯艳，余超.孟河医派名医单兆伟教授辨治肝胆病验案二则[J].中国中西医结合消化杂志，2020，28（7）：540-542.

【方解】本方为首届全国名中医、全国老中医药专家学术经验继承工作指导老师单兆伟教授治疗黄疸的经验方。蒿芩清胆汤出自《通俗伤寒论》。方中青蒿清透少阳邪热；黄芩善清胆热，并燥湿，两药合用，既清透少阳湿热，又祛邪外出，故为君药。淡竹茹善清胆胃之热，化痰止呕；炒枳壳下气宽中，除痰消痞；法半夏燥湿化痰，和胃降逆，三药配合，使热清湿化痰除，故为臣药。茯苓、碧玉散、泽泻共行清热利湿，导邪从小便而出，再加入泄热通腑之生大黄，湿热之邪从二便分利；郁金清利肝胆湿热，并入肝经血分而凉血；生甘草调和药性，共为佐使药。诸药共用，使得湿热得清，胆络通畅，气机调和，则诸症自愈。

茵陈术附汤

【药物组成】茵陈100g，白术20g，附子15g，陈皮15g，大腹皮20g，茯苓20g，桂枝20g，车前子（包煎）20g，泽泻20g，楮实子20g，路路通15g，三七10g，阿胶20g。

【功能主治】温阳化湿，行气利水。适用于阳虚水泛，气滞湿阻所致阴黄。

【用量用法】水煎服，每日1剂，早晚分服。

【出处】于立红，卢秉久.卢秉久诊治黄疸的经验[J].江苏中医药，2013，45（5）：9-10.

【方解】本方为全国老中医药专家学术经验继承工作指导老师卢秉久教授治疗阴黄的经验方。适用于阳虚水泛，气滞湿阻证，治以温阳化湿，行气利水。方中茵陈清热利湿退黄，附子回阳救逆，共为君药。桂枝温阳化湿，为臣药。佐以白术、茯苓健脾除湿；路路通、车前子共行利水通络；陈皮、大腹皮共行行气利水；泽泻、楮实子共行利水消肿，兼实大便；阿胶、三七共行补血活血又可止血。诸药合用脾阳得健，寒湿得化，瘀黄得退，肝络得通。

花参降酶汤合退黄甲方

【药物组成】白花蛇舌草30g，丹参15g，郁金10g，虎杖15g，六月雪30g，垂盆草30g，败酱草30g，黄芩10g，炒栀子10g，生大黄（后下）10g，元明粉10g，胡黄连6g，赤芍20g，水牛角粉10g，生薏苡仁30g。

【功能主治】清热解毒。除湿解郁，利胆退黄。适用于黄疸型肝炎。

【用量用法】水煎服，每日1剂，早晚分服。

【出处】周琴花，花根才.张云鹏治肝验案四则[J].中医文献杂志，1996（3）：27-29.

【方解】本方为上海市名中医张云鹏教授治疗黄疸型肝炎的经验方。方中白花蛇舌草清热解毒，消痈降酶，可以抑制体液免疫功能，使 E 抗原转阴，为君药。丹参活血散瘀，凉血除烦，降酶降浊，为臣药。佐以胡黄连独入血分，善除湿热；郁金行气解郁，清热凉血，利胆止痛，降浊退黄；赤芍活血化瘀，清热凉血；水牛角粉、黄芩、虎杖、炒栀子、垂盆草、败酱草、六月雪共行清热解毒，祛风利湿，活血通络；生大黄泄热散瘀，活血清热解毒，促进胆红素分泌和排泄；元明粉加强利湿退黄之功。全方共奏清热解毒，除湿解郁，利胆退黄之功。

滋肾养肝方

【药物组成】茵陈 30g，虎杖 30g，赤芍 30g，金钱草 30g，车前草 30g，丹参 30g，茯苓 15g，黄芩 15g，鸡内金 15g，陈皮 6g，制半夏 9g，枳壳 9g，猪苓 15g，郁金 15g。

【功能主治】清热利湿，利胆退黄，理气活血。适用于湿热蕴阻型黄疸。

【用量用法】上方加水 500mL，浸泡 20min，头煎煮沸后再煎 25min，二煎煮沸后再煎 20min，两煎相合，分早晚两次温服。

【出处】商斌仪，卓蕴慧，陈逸云，陈建杰.陈建杰治疗慢加急性肝衰竭（急黄）验案一则[J].中医文献杂志，2017，35（1）：40-42.

【方解】本方为陈建杰教授治疗黄疸的经验方。慢加急性肝衰竭的原因主要为毒邪侵袭，在其发病机制中，湿热之邪与外来毒邪致病贯穿始终，因此清热化湿解毒的治则也应贯穿始终。方中茵陈清热利湿退黄，为君药。金钱草、虎杖、黄芩、车前草共行清热利湿，利胆退黄，导湿热从二便去，为臣药。佐以茯苓、猪苓共行利水渗；丹参、赤芍共行活血凉血，散瘀止痛；鸡内金、郁金、枳壳、陈皮、制半夏共行疏肝理气消滞。全方共奏清热利湿，利胆退黄，理气活血之功。

凉血茵陈合剂

【药物组成】生地黄炭 20g，赤芍 15g，牡丹皮 10g，水牛角 30g，阿胶珠 10g，猪苓 12g，茯苓 15g，飞滑石^{包煎} 15g，泽泻 10g，白茅根 30g，大黄炭 6g，炒黄芩 10g。

【功能主治】清热凉血，健脾燥湿，散瘀解毒。适用于黄疸。

【用量用法】水煎服，每日 1 剂，早晚分服。

【出处】张卓文，李如辉，王静波，连建伟.连建伟教授运用茵陈合剂论治黄疸经验[J].浙江中医药大学学报，2015，39（9）：680-682.

【方解】本方为全国老中医药专家学术经验继承工作指导老师连建伟教授治疗黄疸的经验方。方中炒黄芩清热泻火，燥湿退黄，《神农本草经》云其主诸热黄疸，为君药。泽泻、飞滑石利水渗湿，导湿热从小便去，为臣药。佐以水牛角、赤芍、牡丹皮共行清热凉血；猪苓、茯苓共行健脾利湿；白茅根清热利尿，凉血止血；生地黄炭、大黄炭共行泄热散瘀，凉血止血，导湿热从二便去；阿胶珠养阴止血通络。全方共奏清热凉血，健脾燥湿，散瘀解毒之功。

茵陈四苓汤

【药物组成】茵陈60~90g，炒栀子10g，大黄6~10g，茯苓、木贼、益母草各30g，青皮、甘草各3g。

【功能主治】清热燥湿，泻火解毒，利胆退黄。适用于慢性乙型肝炎所致黄疸。

【用量用法】水煎服，每日1剂，早晚分服。

【出处】马志杰，曹娜娅.柴有华治疗肝病临床验案4则[J].实用中医内科杂志，2000（2）：9-10.

【方解】本方为全国老中医药专家学术经验继承工作指导老师、陕西省名中医柴有华教授治疗黄疸的经验方。茵陈四苓汤具有抑制、消除乙型肝炎病毒，增强、调节免疫功能，保护肝细胞的稳定性，改善恢复肝功能等作用。方中茵陈清热利湿退黄，为君药。炒栀子泻火解毒，导湿热从小便去，为臣药。大黄清热燥湿，泻火解毒，利胆退黄；茯苓健脾利湿；木贼清肝泄热，利尿通淋；益母草活血调经，利尿消肿，清热解毒；青皮破气消积；甘草健脾和中，调和药性，共为佐药。全方共奏清热燥湿，泻火解毒，利胆退黄之功。

肝瘟汤

【药物组成】苍术15g，龙胆12g，茵陈30g，车前草15g，升麻15g。

【功能主治】疏肝泻火，清热燥湿，清热解毒。适用于肝胆湿热型急性黄疸。

【用量用法】水煎服，每日1剂，早晚分服。

【出处】吴文平，黄小正.黄保中治疗肝炎及肝硬化思辨特点[J].河北中医，2013，35（1）：5-7.

【方解】本方为全国老中医药专家学术经验继承工作指导老师黄保中教授治疗黄疸的经验方。本病根本病因为脾胃湿热，肝胆疏泄失常，故治以遵治病必求于本的原则，以清利脾胃、肝胆湿热为基本原则。方中茵陈，为君药，苦泄下降，善清热利湿，为治黄疸要药。苍术燥湿健脾，为臣药。佐以龙胆、车前草清热燥湿，利胆退黄，导湿热从小便去；升麻清热解毒，补气升阳。全方共奏疏肝泻火，清热燥湿，清热解毒之功。

大柴胡汤

【药物组成】柴胡30g，大黄^{后下}10g，黄芩10g，半夏10g，白芍10g，枳实30g，厚朴15g，陈皮10g，八月札30g，黄连6g，吴茱萸1g，虎杖30g，蒲公英30g，桃仁10g，甘草 6g。

【功能主治】疏肝解郁，和胃降逆，清热解毒。适用于脾虚气滞，湿热中阻型黄疸。

【用量用法】水煎服，每日 1 剂，早晚分服。

【出处】刘丽坤，王晞星.原发性肝癌重症并发症治验[J].中国中医药信息杂志，2006（5）：81-82.

【方解】本方为首届全国名中医、全国老中医药专家学术经验继承工作指导老师王晞星教授治疗黄疸的经验方。适用于脾虚气滞、湿热中阻型黄疸，治以健脾行气、清热利湿为主。方中重用柴胡，为君药。配臣药黄芩、黄连共行和解清热，以除少阳之邪；轻用大黄配枳实以内泄阳明热结，行气消痞，亦为臣药。白芍柔肝缓急止痛，与大黄相配可治腹中实痛，与枳实相伍可以理气和血，以除心下满痛；半夏、吴茱萸共行和胃降逆；厚朴、陈皮、八月札共行理气散结；虎杖、蒲公英共行清热解毒；桃仁活血化瘀，共为佐药。甘草调和药性为使药。全方共奏疏肝解郁，和胃降逆，清热解毒之功。

虎贯茵黄清肝饮

【药物组成】虎杖 15g，贯众 12g，茵陈 15g，黄根 50g，败酱草 20g，鸡骨草 20g，白花蛇舌草 30g，白茯苓 15g，猪苓 15g，白术 12g，柴胡 9g，甘草 6g，佛手 9g。

【功能主治】清热解毒，利湿退黄，健脾益气，疏肝解郁。适用于肝经郁热型黄疸。

【用量用法】水煎服，每日 1 剂，早晚分服。

【出处】赖祥林.虎贯茵黄清肝饮[J].广西中医药，2006，4（6）：31.

【方解】本方为全国老中医药专家学术经验继承工作指导老师赖祥林教授治疗黄疸的经验方。方中虎杖、茵陈共行清热解毒，利湿退黄，为君药。贯众清热解毒散瘀，为臣药。黄根凉血止血，祛瘀生新，利湿退黄；败酱草、鸡骨草、白花蛇舌草共行清热解毒，破瘀止痛；白术、白茯苓、猪苓共行健脾利湿；柴胡、佛手共行疏肝解郁，行气止痛，共为佐药。甘草健脾和中，清热解毒，调和药性，共为使药。全方共奏清热解毒，利湿退黄，健脾益气，疏肝解郁之功。

治疗黄疸的经验方（一）

【药物组成】茵陈、生山楂各 30g，卷柏、半枝莲、白花蛇舌草、垂盆草、平地木、绞股蓝、丹参、当归、生地黄、赤芍、茯苓各 20g，郁金 15g，柴胡、枳壳、贯众、川芎、炒白术、甘草各 10g。

【功能主治】清热解毒，利湿退黄，化痰祛瘀。适用于肝胆湿热型黄疸。

【用量用法】水煎服，每日 1 剂，早晚分服。

【出处】靳华，李秀惠，勾春燕，钱英.钱英教授和血法治疗慢性肝病理论探讨[J].中西医结合肝病杂志，2015，25（5）：291-292，294.

【方解】本方为首届全国名中医、全国老中医药专家学术经验继承工作指导老师钱英教授治疗黄疸的经验方之一。证属肝胆湿热证，治以清热解毒，利湿退黄。方中茵陈清热利湿退黄，为治黄疸要药。卷柏、半枝莲、白花蛇舌草、垂盆草、贯众共行清热解毒退黄；绞股蓝、平地木共行化痰祛湿退黄；丹参、当归、生地黄、赤芍、生山楂、川芎共行活血通络化瘀；茯苓、炒白术共行健脾利湿；郁金、柴胡、枳壳共行疏肝理气散结。甘草调和药性。全方共奏清热解毒，利湿退黄，化痰祛瘀之功。

治疗黄疸的经验方（二）

【药物组成】黄芪（单煎 1h，兑服）60g，西洋参（单煎 1h，兑服）10g，茵陈先煎150g，猪苓30g，丹参15g，茜草15g，厚朴10g，川黄连6g，熟大黄3g，大黄炭10g。

【功能主治】奏补气养阴，清利湿退黄，化瘀通络。适用于气虚血滞，湿毒阻络型黄疸。

【用量用法】水煎服，每日1剂，早晚分服。

【出处】杜宇琼，车念聪，孙凤霞，张秋云.钱英治疗黄疸学术思想探究[J].北京中医药，2013，32（10）：736-737，743.

【方解】本方为首届全国名中医、全国老中医药专家学术经验继承工作指导老师钱英教授治疗证属虚血滞，湿毒阻络型黄疸的经验方，治则以益气通络，化湿退黄为主。方中黄芪补气，茵陈清热利湿退黄，共为君药。西洋参补气养阴，为臣药。佐以猪苓利湿养阴，厚朴行气除胀，丹参、熟大黄、茜草炭共行活血凉血化瘀，川黄连、大黄炭共行清热泻火。全方共奏补气养阴，清利湿退黄，化瘀通络之功。

治疗黄疸的经验方（三）

【药物组成】茵陈30g，大黄炭6g，栀子6g，金银花15g，连翘15g，重楼30g，蒲公英15g，紫花地丁15g，瓜蒌20g，山慈菇10g，牡丹皮12g，赤芍25g。

【功能主治】清热利湿，解毒退黄。适用于黄疸毒热痰结，瘀阻三焦所致黄疸。

【用量用法】水煎服，每日1剂，早晚分服。

【出处】张秋云，车念聪.钱英辨治慢性病毒性肝病黄疸的经验[J].中国中医药信息杂志，2010，17（12）：93-94.

【方解】本方为首届全国名中医、全国老中医药专家学术经验继承工作指导老师钱英教授治疗慢性病毒性肝病黄疸的经验方，治以凉血活血、化瘀解毒为主。方中重用茵陈，为君药，苦泄下降，善清热利湿，为治黄疸要药。臣以栀子清热降火，通利三焦，助茵陈引湿热从小便而去。佐以大黄炭泄热逐瘀，通利大便，导瘀热从大便而下；重楼、金银花、连翘、蒲公英、紫花地丁共行清热解毒，消肿散结；牡丹皮、赤芍共行活血化瘀；瓜蒌、山慈菇共行化痰散结。全方共奏清热利湿，解毒退黄之功。

治疗黄疸的经验方（四）

【药物组成】生地黄20g，麦冬15g，玄参15g，女贞子15g，白芍20g，三七6g，黄芪30g，郁金10g，金钱草15g，秦艽15g，金雀根15g，大黄炭10g，西红花0.5g，水牛角浓缩粉^{冲服}2g。

【功能主治】益气解毒，清热利湿，化瘀通络。适用于肝肾阴虚，湿毒未清型黄疸。

【用量用法】水煎服，每日1剂，早晚分服。

【出处】张秋云，车念聪.钱英辨治慢性病毒性肝病黄疸的经验[J].中国中医药信息杂志，2010，17（12）：93-94.

【方解】本方为首届全国名中医、全国老中医药专家学术经验继承工作指导老师钱英教授治疗慢性病毒性肝病黄疸的经验方，治以滋肾柔肝退黄，益气活血解毒为主。方中黄芪补气解毒，为君药。生地黄、白芍共行养血柔肝，为臣药。佐以麦冬、玄参、女贞子共行养阴清热，滋阴生津；三七、西红花、大黄炭、金雀根共行活血凉血，化瘀通络；郁金、金钱草、水牛角、秦艽共行清热解毒，利湿退黄。全方共奏益气解毒，清热利湿，化瘀通络之功。

治疗黄疸的经验方（五）

【药物组成】茵陈180g，西洋参30g，冬虫夏草10g，麦冬20g，五味子10g，赤芍20g，丹参25g，牡丹皮15g，三七10g。

【功能主治】清热利湿、益气养阴、凉血化瘀。适用于气阴两虚，瘀血阻滞型黄疸。

【用量用法】水煎服，每日1剂，早晚分服。

【出处】张秋云，车念聪.钱英辨治慢性病毒性肝病黄疸的经验[J].中国中医药信息杂志，2010，17（12）：93-94.

【方解】本方为首届全国名中医、全国老中医药专家学术经验继承工作指导老师钱英教授治疗慢性病毒性肝病黄疸的经验方。方中茵陈清热利湿退黄，为君药。西洋参、冬虫夏草共行补气滋阴，为臣药。佐以麦冬、五味子共行滋阴生津；赤芍、丹参、牡丹皮、三七共行活血凉血，化瘀通络。全方共奏清热利湿、益气养阴、凉血化瘀之功。

治疗黄疸的经验方（六）

【药物组成】茵陈30g，白术20g，麻黄^{先煎去沫}15g，桂枝20g，当归20g，黄芪30g，白芍20g，连翘20g，太子参20g，苍术15g，厚朴20g，陈皮15g，茯苓20g，炙甘草30g。

【功能主治】清热利湿，健脾益气。适用于脾虚型黄疸。

【用量用法】水煎服，每日1剂，早晚分服。

【出处】赵毅飞，卢秉久.卢秉久教授治疗黄疸型肝炎经验总结[J].中医临床研究，2015，7（36）：1-2.

【方解】本方为全国老中医药专家学术经验继承工作指导老师卢秉久教授治疗黄疸型肝炎的经验方。适用于脾虚证，治以温中健脾，益气养血。方中茵陈清热利胆退黄，为君药。黄芪、太子参、当归共行补气养血，为臣药。佐以苍术、白术共行健脾益气，燥湿利水；麻黄、桂枝共行解表发汗；白芍养阴柔肝，缓急止痛；麻黄、桂枝共行解表散寒；白芍柔肝止痛；陈皮、厚朴共行行气除滞；连翘清热解毒；茯苓健脾利水渗湿。炙甘草补中调药为使药。全方共奏清热利湿，健脾益气之功。

治疗黄疸的经验方（七）

【药物组成】茵陈30g，白术20g，苍术15g，黄芩15g，陈皮20g，茯苓20g，泽泻15g，车前草15g。

【功能主治】清热利湿退黄。适用于黄疸后期。

【用量用法】水煎服，每日1剂，早晚分服。

【出处】赵毅飞，卢秉久.卢秉久教授治疗黄疸型肝炎经验总结[J].中医临床研究，2015，7（36）：1-2.

【方解】本方为全国老中医药专家学术经验继承工作指导老师卢秉久治疗黄疸后期的经验方。治以清热利湿退黄。方中茵陈清热利湿退黄，为君药。黄芩清热燥湿，为臣药。佐以茯苓、泽泻、车前草共行清热利湿，其中茯苓利窍而除湿，益气而和中，使邪热从小便出；陈皮理气散结，白术、苍术健脾祛湿。全方共奏清热利湿退黄之功。

治疗黄疸的经验方（八）

【药物组成】茵陈30g，白术20g，麻黄15g，蝉蜕10g，赤芍20g，连翘20g，大黄7.5g，熟附子9g，丹参20g，红花10g。

【功能主治】温中化湿，利胆退黄。适用于中阳不振，寒热错杂，肝胆失于疏泄所致黄疸。

【用量用法】水煎服，每日1剂，早晚分服。

【出处】赵毅飞，卢秉久.卢秉久教授治疗黄疸型肝炎经验总结[J].中医临床研究，2015，7（36）：1-2.

【方解】本方为全国老中医药专家学术经验继承工作指导老师卢秉久教授治疗黄疸型肝炎的经验方。适用于中阳不振，寒热错杂，肝胆失于疏泄证。治以温中化湿，利胆退黄。方中茵陈清热利湿退黄，为君药。白术健脾益气，燥湿利水，为臣药。佐以麻黄、蝉蜕、连翘共行清热解表，现代药理研究表明连翘具有抗病毒、解热、抗炎、解毒及保肝的作用；大黄泄热通便，清热解毒，导邪从大便出；丹参、红花、赤芍共行活血行气，散瘀止痛；熟附子温补中焦，助脾胃运化。全方共奏温中化湿，利胆退黄之功。

治疗黄疸的经验方（九）

【药物组成】茵陈 12g，郁金 12g，金钱草 15g，香附 10g，厚朴 10g，土茯苓 12g，板蓝根 12g，生大黄^{后下}9g，白茅根 12g，生山楂 9g，陈皮 9g。

【功能主治】清热利湿，利胆退黄，消食和胃，通腑泄浊。适用于湿热毒邪，壅滞中焦，肝胆疏泄失常所致黄疸。

【用量用法】口服，每日三次，每次 4 片。

【出处】何江英.金洪元教授肝病验案[J].新疆中医药，1995（2）：39-40.

【方解】本方为首届全国名中医、全国老中医药专家学术经验继承工作指导老师金洪元教授治疗黄疸的经验方。方中茵陈清热利湿退黄，为君药。金钱草、郁金、土茯苓共行解毒利湿退黄，香附疏肝理气，共为臣药。生大黄泄热通便退黄，板蓝根、白茅根共行清热解毒，生山楂、陈皮、厚朴共行行气消食和胃，共为佐药。全方共奏清热利湿，利胆退黄，消食和胃，通腑泄浊之功。

治疗黄疸的经验方（十）

【药物组成】柴胡 9g，人参 9g，当归 9g，白芍 9g，茯苓 20g，白术 9g，香附 9g，郁金 6g，生黄芪 25g，茵陈 15g，鸡内金 10g，炒酸枣仁 9g，砂仁^{后下}6g，甘草 6g。

【功能主治】疏肝健脾，清热利湿退黄。适用于黄疸。

【用量用法】水煎服，每日 1 剂，早晚分服。

【出处】方鸿.朱振铎疏肝健脾治疗黄疸经验[J].山东中医杂志，2010，29（2）：132.

【方解】本方为全国老中医药专家学术经验继承工作指导老师朱振铎教授治疗黄疸的经验方。本方适用于肝气郁结、脾虚湿阻证，治以疏肝健脾、清热利湿退黄。方用柴胡疏肝散合四君子汤。方中茵陈清热利湿退黄，为君药。柴胡疏肝解郁，为臣药。佐以当归、白芍共行滋阴养血，柔肝止痛；白术、茯苓共行健脾化湿；人参、生黄芪共行大补阳气，配香附增强行气之功；郁金加强行气，利湿，退黄之功效；炒酸枣仁养心安神；鸡内金、砂仁共行健胃消食。甘草调和诸药。全方共奏疏肝健脾，清热利湿退黄之效。

治疗黄疸的经验方（十一）

【药物组成】党参 15g，白术 12g，茯苓 15g，茵陈 30g，柴胡 10g，香附 10g，炒山药 20g，炒薏苡仁 20g，牛膝 15g，猪苓 15g，赤芍 20g。

【功能主治】疏肝健脾，清热燥湿，利胆退黄，活血凉血，散瘀止痛。适用于脾虚瘀毒型黄疸。

【用量用法】水煎服，每日1剂，早晚分服。

【出处】南然，宋春荣.常占杰教授用益脾养肝法治肝病经验谈[J].光明中医，2012，27（12）：2408-2409.

【方解】本方为全国老中医药专家学术经验继承工作指导老师常占杰教授治疗黄疸的经验方。脾胃为气血生化之源，肝脏的功能恢复离不开脾胃运化的支持，四君子汤为益气健脾基础方剂，常占杰教授选择四君子汤，益气养脾、化湿健脾、活血缩脾的同时疏肝养肝以维护支持肝脏功能正常运转。方中党参、白术、茯苓共行益气健脾燥湿，为君药。茵陈清热燥湿，利胆退黄，为臣药。佐以猪苓、炒薏苡仁共行健脾利湿；柴胡、香附共行疏肝解郁；牛膝补肝肾，利尿通淋；炒山药健脾益胃；赤芍活血凉血，散瘀止痛。全方共奏疏肝健脾，清热燥湿，利胆退黄，活血凉血，散瘀止痛之功。

治疗黄疸的经验方（十二）

【药物组成】太子参30g，苍术15g，茯苓15g，猪苓15g，生薏苡仁18g，半夏10g，陈皮10g，木香10g，砂仁^{后下}10g，厚朴15g，八月札30g，茵陈30g，黄连6g，丹参30g，莪术30g，半枝莲30g，蜈蚣4条，壁虎6g，鸡内金15g，甘草6g。

【功能主治】健脾益气，解毒活血，软坚散结，消瘤抗癌，利胆退黄。适用于脾虚气滞，湿热中阻型黄疸。

【用量用法】水煎服，每日1剂，早晚分服。

【出处】刘丽坤，王晞星.原发性肝癌重症并发症治验[J].中国中医药信息杂志，2006（5）：81-82.

【方解】本方为首届全国名中医、全国老中医药专家学术经验继承工作指导老师王晞星教授治疗黄疸的经验方，治以健脾行气、清热利湿。方中以太子参健脾益气；茵陈、黄连共行清热利湿，使脾胃之气充足，湿热之邪得以祛除；半夏、八月札、莪术、共行解毒活血，软坚散结，消瘤抗癌；生薏苡仁、茯苓、猪苓、砂仁、苍术共行健脾化湿；木香、厚朴共行行气散结；丹参活血化瘀，半枝莲清热解毒；蜈蚣、壁虎共行攻毒散结，通络止痛；鸡内金健脾消食化石。甘草调和药性。全方共奏健脾益气，解毒活血，软坚散结，消瘤抗癌，利胆退黄之功。

治疗黄疸的经验方（十三）

【药物组成】茵陈、败酱草、薏苡仁、丹参各30g，茯苓、赤芍、连翘各15g，炒栀子、生甘草各10g。

【功能主治】清热解毒，利湿退黄，健脾祛湿，活血凉血。适用于湿热蕴结，热重于湿型黄疸。

【用量用法】水煎服，每日1剂，早晚分服。

【出处】杨瑞华,张赤志.张赤志教授辨治肝炎特色举隅[J].光明中医，2012，27（1）：140-141.

【方解】本方为全国老中医药专家学术经验继承工作指导老师张赤志教授治疗黄疸的经验方。方中茵陈为君药，苦泄下降，善清热利湿，为治黄疸要药，《神农本草经》云：主风湿寒热邪气，热结黄疸。臣以炒栀子清热降火，通利三焦，助茵陈引湿热从小便而去。佐以茯苓、薏苡仁共行健脾祛湿；丹参、赤芍共行活血凉血；败酱草、连翘共行清热解毒。生甘草健脾和中，清热解毒，调和药性为使药。全方共奏清热解毒，利湿退黄，健脾祛湿，活血凉血之功。

治疗黄疸的经验方（十四）

【药物组成】丹参25g，生黄芪30g，牡丹皮9g，赤芍40g，三七粉^{分2次冲服}6g，生地黄25g，麸炒白术8g，茯苓12g，水红花子9g，茵陈20g，炒栀子6g，生大黄^{后下}6g，泽泻18g，盐车前子^{包煎}30g，猪苓9g，豆蔻^{后下}8g。

【功能主治】热解毒，利湿退黄，软肝散结，凉血活血。适用于湿重于热型黄疸。

【用量用法】水煎服，每日1剂，早晚分服。

【出处】杜姚,杜朋丽,郭子敬,等.姚希贤临证治疗黄疸病经验浅析[J].中华中医药杂志，2019，34（8）：3554-3556

【方解】本方为首届全国名中医、全国老中医药专家学术经验继承工作指导老师姚希贤教授治疗黄疸的经验方，适用于湿重于热型黄疸。治以健脾利湿退黄。方中茵陈、炒栀子、生大黄共行清热解毒，利湿退黄；茯苓、猪苓、泽泻、盐车前子共行淡渗利湿，通利小便；生黄芪、麸炒白术共行益气健脾化湿，防药物苦寒败胃；豆蔻芳香化浊，醒脾开胃，宣畅气机以助化湿退黄；丹参、赤芍、水红花子、牡丹皮、三七粉共行凉血活血，软肝散结；生地黄清热生津。全方共奏热解毒，利湿退黄，软肝散结，凉血活血之功。

治疗黄疸的经验方（十五）

【药物组成】丹参25g，黄芪20g，赤芍40g，西红花^{单包}1g，牡丹皮9g，醋香附9g，厚朴9g，麸炒白术8g，茯苓12g，泽泻18g，水红花子8g，炒鸡内金8g，茵陈30g，生大黄^{后下}6g。

【功能主治】清利肝胆湿热。适用于肝胆湿热型黄疸。

【用量用法】水煎服，每日1剂，早晚分服。

【出处】杜姚,杜朋丽,郭子敬,等.姚希贤临证治疗黄疸病经验浅析[J].中华中医药

杂志，2019，34（8）：3554-3556

【方解】本方为首届全国名中医、全国老中医药专家学术经验继承工作指导老师姚希贤教授治疗黄疸的治疗的经验方。方中重用茵陈，为君药，苦泄下降，善清热利湿，为治黄疸要药。臣以生大黄泄热逐瘀，通利大便，导瘀热从大便而下；泽泻、茯苓、麸炒白术、黄芪共行健脾化湿；丹参、赤芍、西红花、水红花子、牡丹皮共行凉血活血，通络散结；厚朴、醋香附共行疏肝行气；炒鸡内金健脾和胃。全方共奏热解毒，利湿退黄，健脾益气，通络散结之功。

黑疸

治疗黑疸的经验方

【**药物组成**】茵陈^(先煎)80g，炒栀子、川厚朴各10g，白薇20g，地骨皮、青蒿各15g，大腹皮、大腹子各12g，熟大黄3g，元明粉^(后下)4g。

【**功能主治**】热利湿，行气消胀，退热通便。适用于湿热困阻所致黑疸病。

【**用量用法**】水煎服，每日1剂，早晚分服。

【**出处**】张丽丽，胡建华，李丽，钱英.钱英教授固肾退黄法治疗黑疸病经验浅析[J].中西医结合肝病杂志，2019，29（6）：541-542.

【**方解**】本方为首届全国名中医、全国老中医药专家学术经验继承工作指导老师钱英教授治疗黑疸病的经验方，病机为肝久病而虚损、气血两伤所致；木旺乘土，肝脾不调则出现胃胀，大便次数增多，排便不畅等症。黑便是湿邪入内，困于脾土，肝气不舒，血瘀气滞，出现肝不藏血之症。根据病机，确立治法，以茵陈汤退黄。方中茵陈为君药，苦泄下降，善清热利湿，为治黄疸要药。臣以炒栀子清热降火，通利三焦，助茵陈引湿热从小便而去。佐以熟大黄泄热逐瘀，通利大便，导瘀热从大便而下；青蒿、地骨皮、白薇共行滋肾阴清虚热；川厚朴、大腹皮、大腹子共行理气化湿除胀；元明粉泄热通便，消积和胃。全方共奏清热利湿，行气消胀，退热通便之功。

风疹

治疗风疹的经验方

【药物组成】当归12g，生地黄20g，赤芍20g，川芎10g，桂枝10g，白芍20g，炙甘草15g，大枣10g，生姜3片，秦艽60g，白鲜皮30g。

【功能主治】养血祛风，调和营卫。适用于风疹。

【用量用法】水煎服，每日1剂，早晚分服。

【出处】关伟，靳华，李丽，钱英.钱英论治风疹经验[J].北京中医药，2019，38（3）：224-226.

【方解】本方为首届全国名中医、全国老中医药专家学术经验继承工作指导老师钱英教授治疗风疹的经验方之一。风疹的病因为风，此风属外风、实风，其发病乃由素体血虚，营卫失和，风邪直入脏腑，与热气相搏，阻滞于脾胃肝胆，导致脾胃运化功能失常，肝失疏泄，胆汁不循常道，溢于肌肤。本病病位在脾胃肝胆，病性属虚实夹杂，以实为主。方中桂枝解肌发表，调和营卫，为君药。当归甘辛甘温，补血养肝，和血调经；白芍益阴敛营，与桂枝相合，一治卫强，一治营弱，合则调和营卫，是相须为用，共为臣药。佐以生地黄、赤芍共行清热凉血化瘀，养阴生津；秦艽、白鲜皮共行祛风。川芎辛温，活血理气；炙甘草、大枣、生姜共行调和药性，共为使药。全方共奏养血祛风，调和营卫之功。

胃癌肝转移

治疗胃癌肝转移的经验方

【药物组成】黄芪 36g，赤芍 10g，茜草 10g，蝉蜕 5g，焦山楂、焦谷芽、焦麦芽各 10g，水红花子 8g，五味子 5g，莪术 8g，蛇莓 15g，蟾皮 ^{焙干研末分2次冲服} 0.3g。

【功能主治】补气养阴，健脾消食，活血行气，利水消肿。适用于胃癌肝转移。

【用量用法】水煎服，每日 1 剂，早晚分服。

【出处】宁莉.高举真运用益气化瘀法治疗胃癌肝转移经验[J].辽宁中医杂志，2006（5）：527.

【方解】本方为全国老中医药专家学术经验继承工作指导老师高举真教授治疗胃癌肝转移的经验方。方中黄芪、五味子共行气阴双补，为君药。现代药理研究表明，五味子具有消炎、促进肝脏的解毒过程、阻止肝细胞损伤、促进受损的肝细胞再生、激活合成代谢过程和保护肝脏免受毒害的作用。赤芍、茜草共行活血化瘀，为臣药。佐以焦山楂、焦谷芽、焦麦芽、水红花子共行健胃消食，消积化滞；莪术破血行气，消积止痛；蛇莓清热解毒，活血化瘀，收敛止血；蟾皮清热解毒，利水消胀；蝉蜕疏散风热。全方共奏补气养阴，健脾消食，活血行气，利水消肿之功。

胰腺癌肝转移

治疗胰腺癌肝转移的经验方

【药物组成】蜈蚣^{去足}1条,僵蚕10g,山慈菇10g,茜草10g,葶苈子3g,浙贝母30g,淫羊藿、知母、白芷、枸杞子、菊花、桑椹、女贞子、墨旱莲、山茱萸、黄精、桑寄生、菟丝子、太子参、白术各10g,生薏苡仁30g,阿胶^{烊化}10g,丹参18g,柴胡、白芍、枳壳、全蝎各10g。

【功能主治】益气健脾补肾,疏肝活血,祛湿通络,解毒化痰,软坚抗癌。适用于胰腺癌肝转移。

【用量用法】水煎服,每日1剂,分2次服。

【出处】张孟仁,张晓阳,郭赛珊.郭赛珊治疗恶性肿瘤经验[J].北京中医药,2019,38(9):881-883.

【方解】本方为首届全国名中医、全国老中医药专家学术经验继承工作指导老师郭赛珊教授治疗胰腺癌肝转移的经验方。胰腺癌肝转移证属脾肾两虚,血瘀湿阻,治以益气健脾补肾,疏肝活血,祛湿通络,解毒化痰,软坚抗癌。方中蜈蚣、僵蚕、山慈菇、茜草、葶苈子、浙贝母共行解毒化痰软坚;枸杞子、菊花、桑椹、女贞子、墨旱莲、山茱萸、黄精、桑寄生共行滋阴补肾;菟丝子、淫羊藿共行补益肾气;太子参、白术、生薏苡仁共行益气健脾;阿胶、丹参补血;柴胡、白芍、枳壳共行疏肝理气;淫羊藿配知母清热祛湿;白芷芳香化湿;全蝎活血化瘀。现代药理研究表明,薏苡仁、山慈菇、浙贝母、全蝎、蜈蚣、僵蚕等具有抗癌抑制肿瘤,防止其复发和转移的功效,尤其是蜈蚣的提取物具有明显的抑制肝癌细胞的作用。

妊娠肝功能损害

保肝护胎方

【药物组成】 柴胡,黄芩,白芍,白术,茯苓,黄芩,紫苏梗,砂仁[后下],茵陈,枸杞子,菊花,女贞子,墨旱莲,桑椹,菟丝子,五味子,甘草。

【功能主治】 滋补肝肾。适用于妊娠肝功能损害。

【用量用法】 每日1剂,水煎服。忌辛辣刺激和油腻食物。

【出处】 张晓阳,张孟仁.郭赛珊治疗妊娠肝功能损害的经验[J].中国临床医生杂志,2019,47(6):640-641.

【方解】 本方为首届全国名中医、全国老中医药专家学术经验继承工作指导老师郭赛珊教授治疗妊娠肝功能损害的经验方。妊娠肝功能损害是妊娠期常见的病证,国内研究显示,其临床发生率约为3.0%。妊娠肝功能损害可导致产后出血率、早产率、胎膜早破发生率、胎儿宫内窘迫及剖宫产发生率、新生儿窒息发生率、低体重儿发生率明显增加。妊娠肝功能损害治疗窗有限(从发病至分娩),治疗风险相对较高。郭赛珊教授在长期临床实践与探索中体会到该病发于妊娠期,虽病变在肝,但与孕妇气血失和、脏腑功能失调有密切关系。妇人之养胎者血也,肾主人身之精,精化血,人身之精血有限,聚以养胎,常可导致阴血不足;脾为后天之本。保肝护胎方用枸杞子、菊花、女贞子、墨旱莲、桑椹、菟丝子、五味子补益肝肾为主,调冲任,使肾精血足而胎安;配以柴胡、白芍疏肝养血,调顺气机,气血调和,而安胎孕,符合中医凡有胎者,以安为要,佐以养血顺气(沈金鳌《妇科玉尺》)。配白术、茯苓健脾益气,使脾健血旺而荫胎孕;黄芩、紫苏梗、砂仁理气,清热,和胃,安胎。正如朱丹溪所云:理脾脾健,则气血易生;疏气气顺,则气血调和。理脾疏气,兼以清热养血,则胎自安矣。茵陈清热祛湿,与五味子相配保肝、降酶为辨病用药;甘草调和诸药。

临床可根据患者的不同情况加减,如湿盛者加白蔻、佩兰、石菖蒲;湿热并重者加干姜、黄连、苍术、黄柏、淫羊藿、知母;阴虚盗汗者加地骨皮;腰痛者加桑寄生;气虚者加太子参、生黄芪;睡眠差者加炒酸枣仁;有皮疹瘙痒者加紫草。全方补益肝肾,疏肝健脾和胃,清热祛湿,安胎,保肝降酶。治疗中嘱患者忌生冷、油腻、辛辣等食品,以免损伤脾胃、助湿生热,截断湿热内生之源。充分体现出融汇中西医两种理论、辨病与辨证、辨证论治与辨证施食相结合的特点与优势。全方肝、脾、肾三脏同治,具有清热祛湿、滋阴、疏肝健脾和胃、补益肝肾安胎之功效。现代药理研究证实,方中柴胡抗肝损伤、利胆、降低转氨酶,促进肝组织修复;黄芩、茵陈、五味子有保肝、降低转氨酶的作用;白术、茯苓、女贞子、墨旱莲、枸杞子、菟丝子亦有保肝作用,墨旱莲草还有促进肝细胞再生的作用;菟丝子有安胎作用。

胆囊炎

和肝汤

【药物组成】柴胡15g，当归15g，白芍15g，茯苓15g，白术20g，党参15g，枳壳15g，木香6g，砂仁（后下）6g，郁金20g，香附10g，黄连10g，黄芩15g，黄柏15g，茵陈30g，蒲公英30g，鸡骨草15g，焦山楂、焦谷芽、焦麦芽各20g，鸡内金10g，炙甘草3g，干姜3片，大枣5枚。

【功能主治】疏肝郁，助脾阳，扶正固本。适用于胆囊炎。

【用量用法】水煎服，每日1剂，早晚分服。

【出处】叶励民.方和谦临床运用和肝汤验案举例[J].中国民间疗法，2016，24（12）：13-14.

【方解】本方为首届国医大师、全国老中医药专家学术经验继承工作指导老师方和谦教授治疗胆囊炎的经验方。本方适用于肝胆气郁，久而化热证，治以利胆疏肝，泻火解毒，健脾消食。方中当归、白芍共行养血滋阴，滋养血脉，柔肝止痛，共为君药。党参、白术、茯苓共行补脾益胃，保护气血生化之源，共为臣药。佐以柴胡、香附、郁金、木香、枳壳共行行气疏肝解郁，蒲公英、鸡骨草共行清热解毒；黄芩、黄连、黄柏、茵陈共行清热燥湿，泄肝胆热毒；焦山楂、焦谷芽、焦麦芽、鸡内金共行健脾和胃，助脾胃运化。大枣、炙甘草、干姜共行调和药性，保护脾胃，共为使药。全方共起疏肝郁，助脾阳，扶正固本的功用。

疏肝汤

【药物组成】柴胡、白术各10g，香附、郁金、半夏、金钱草、黄芩、栀子各9g，党参、茯苓、陈皮、川楝子、延胡索各15g，甘草6g。

【功能主治】疏肝行气解郁，清热解毒利胆。适用于慢性胆囊炎。

【用量用法】水煎服，每日1剂，早晚分服。

【出处】胡西百合提，杜惠玲.金洪元教授的经验方治疗肝郁脾虚型慢性胆囊炎60例疗效观察[J].新疆中医药，2012，30（2）：45-47.

【方解】本方为首届全国名中医、全国老中医药专家学术经验继承工作指导老师金洪元教授治疗肝郁脾虚型慢性胆囊炎的经验方。方中柴胡、香附二药相合疏肝行气解郁，共为君药。郁金、党参、白术、黄芩、金钱草为臣药，郁金为血中之气药，于活血化瘀之中，兼行气解郁利胆；党参、白术共行补气健脾；黄芩清热燥湿，泻火解毒；金钱草清肝胆之火，除湿退黄，利尿通淋。茯苓、半夏、栀子、川楝子、延胡索共行为佐药，茯苓健脾渗湿；半夏燥湿化痰，消肿散结止痛，降逆止呕，佐助臣药，补气利湿之功更强；栀子泄热除烦，解毒利湿，凉血止血；延胡索、陈皮共行行气活血止痛。甘草调和诸药为使药。诸药合用虚实并治，气虚得补，湿热得清，血瘀得化。

理气胆通汤

【药物组成】柴胡 25g，生白芍、黄芩、虎杖、郁金、延胡索、大黄^{后下}、香附各 16g，广木香 10g，金钱草 30g，川楝子 76g，甘草 10g。

【功能主治】疏肝理气，利湿退黄，活血止痛。适用于肝胆气郁，夹湿积热型胆囊炎。

【用量用法】水煎服，每日 1 剂，早晚分服。

【出处】李小贤，白长川.李寿山教授用通法治疗胆囊炎的经验[J].实用中医内科杂志，1992（3）：1-3.

【方解】本方为全国老中医药专家学术经验继承工作指导老师李寿山教授治疗胆囊炎的经验方，治以疏利肝胆，理气祛湿清热。方中柴胡功善疏肝解郁，用以为君药。香附理气疏肝而止痛，延胡索活血行气以止痛，二药相合，助柴胡以解肝经之郁滞，并增行气活血止痛之效，共为臣药。郁金、广木香、川楝子共行理气行滞；黄芩、金钱草、虎杖、大黄共行清热解毒，利湿退黄；生白芍养血柔肝，缓急止痛，均为佐药。甘草调和诸药，为使药。诸药相合，共奏疏肝行气，利湿退黄，活血止痛之功。

小柴胡汤

【药物组成】柴胡 15g，黄芪 25g，炒白术 20g，薏苡仁 30g，苍术 15g，佛手 15g，鳖甲^{先煎}25g，白及 10g，炒莱菔子 15g，五味子 15g，神曲 15g，陈皮 15g，鸡内金 15g，沙参 15g，甘草 10g。

【功能主治】疏肝行气、活血止痛，燥湿健脾。适用于肝胃郁热型慢性胆囊炎。

【用量用法】水煎服，每日 1 剂，早晚分服。

【出处】刘洋，李贺薇.谢晶日教授以肝脾论治疗自身免疫性肝炎探析[J].国医论坛，2015，30（4）：17-18.

【方解】本方为全国老中医药专家学术经验继承工作指导老师谢晶日教授治疗慢性胆囊炎的经验方剂。适用于肝胃郁热证，治以疏肝健脾，清热解毒燥湿，予小柴胡汤。小柴胡汤有和解枢机，调和肝脾之意，少阳为三阳之枢，和解少阳则三焦通利，使邪有去处，正气得复，疾病向愈。方中柴胡功善疏肝解郁，用以为君药。佛手理气疏肝而止痛，为臣药。陈皮理气行滞；黄芪、炒白术、薏苡仁、苍术共行健脾益气，燥湿利水；白及收敛止血，消肿生肌；鳖甲软坚散结；炒莱菔子、鸡内金、神曲共行健胃消食；五味子收敛固涩，益胃生津；沙参滋阴养肝，均为佐药。甘草调和诸药为使药。诸药相合，共奏疏肝行气、活血止痛、燥湿健脾之功。

柴胡疏肝散

【药物组成】北柴胡6g，枳实10g，赤芍10g，白芍10g，陈皮10g，炒栀子10g，生大黄^{后下}10g，黄芩10g，茵陈10g，甘草10g。

【功能主治】清热利湿，利胆退黄，疏肝解郁，散瘀止痛。适用于慢性胆囊炎急性发作。

【用量用法】水煎服，每日1剂，早晚分服。

【出处】张芸.陈长华主任医师运用疏肝法治验举隅[J].中国中医急症，2005（11）：1087.

【方解】本方为全国老中医药专家学术经验继承工作指导老师陈长华教授治疗慢性胆囊炎急性发作的经验方。方中茵陈清热利湿退黄，为君药。炒栀子泄热解毒，导湿热从小便去，为臣药。佐以生大黄、黄芩共行清热利湿，泄下逐瘀，导湿热从二便去；北柴胡疏肝解郁；白芍养血柔肝止痛；枳实、陈皮共行理气宽中；赤芍活血凉血，散瘀止痛。甘草健脾和中，调和药性为使药。全方共奏清热利湿，利胆退黄，疏肝解郁，散瘀止痛之功。药理研究表明疏肝理气药物促进胆汁的排泄，减少胃酸分泌，松弛奥狄老括约肌紧张度，扩张胆管，加速胆囊收缩，增强胃排空和肠道推进的功能。

柴胡疏肝散合五金汤

【药物组成】金钱草、海金沙^{包煎}、炒白芍、郁金、黄芩、蒲公英各15g，柴胡、制香附、姜半夏、制大黄、金铃子各12g，炒川芎、炙鸡内金各9g，陈皮6g。

【功能主治】疏肝理气和胃。适用于肝胆湿热型慢性胆囊炎。

【用量用法】水煎服，每日1剂，早晚分服。

【出处】宁蕾蕾，魏佳平，秦铮然，倪海祥.葛琳仪运用柴胡疏肝散医案4则[J].新中医，2018，50（2）：180-182.

【方解】本方为第三届国医大师、全国老中医药专家学术经验继承工作指导老师葛琳仪教授治疗慢性胆囊炎的经验方。肝气郁结，胆道不利，肝胆失疏，湿热内蕴，不通则痛，故而慢性胆囊炎常常出现肝经所循之胁肋部疼痛。肝气犯胃，胃失和降，故恶心嗳气，大便不畅。治以疏肝理气，化湿通腑为要。方用柴胡疏肝散行气止痛。有形之邪阻于胆道，以五金汤金钱草、海金沙、金铃子、炙鸡内金、郁金共行清热利湿、化解排石。又配以制大黄、黄芩共行泄热通络通腑。姜半夏软坚散结，制香附、陈皮、炒川芎共行行气止痛，蒲公英清热解毒，炒白芍平肝止痛。葛琳仪言："调畅气机，通利胆道及肠道是治疗本病关键，方证结合，邪去气畅，则诸症皆瘥。"

五金散合柴胡疏肝散

【药物组成】绿萼梅6g，柴胡、郁金、香附、枳壳、佛手、青皮、陈皮、鸡内金、白芍、五味子各12g，酒大黄15g，延胡索20g，海金沙^{包煎}、马蹄金、广金钱草各30g。

【功能主治】疏肝解郁，理气散结，化石通淋，利湿退黄。适用于胆囊炎。

【用量用法】水煎服，每日1剂，早晚分服。

【出处】章源.陈意的经验方二则[J].浙江中西医结合杂志，2015，25（2）：105-106.

【方解】本方为全国老中医药专家学术经验继承工作指导老师陈意教授治疗胆囊炎的经验方。方中柴胡功善疏肝解郁，为君药。香附理气疏肝而止痛，助柴胡以解肝经之郁滞，为臣药。陈皮、枳壳、青皮、佛手、绿萼梅共行理气行滞；白芍养血柔肝，缓急止痛，缓解胆道括约肌的痉挛，改善胆汁引流；延胡索、郁金共行活血行气止痛；海金沙、鸡内金共行通淋化石；五味子收敛固涩，补肾生津；酒大黄善清上焦血分热毒；马蹄金、广金钱草共行清热利湿，退黄通淋，均为佐药。全方共奏疏肝解郁，理气散结，化石通淋，利湿退黄之功。

养肝柔肝汤

【药物组成】黄芪30g，太子参、生地黄、枸杞子、何首乌、白术、白芍、生山楂各12g，青皮、陈皮、生大黄^{后下}、莱菔子各9g，玫瑰花、白残花各3g，甘草6g。

【功能主治】补气滋阴，益气健脾，养血柔肝，疏肝解郁。适用于慢性胆囊炎，肝阴不足，胆郁气滞所致胆结石。

【用量用法】水煎服，每日1剂，早晚分服。

【出处】牛颖，方邦江，周爽.朱培庭治疗胆道病经验举隅[J].湖北中医杂志，2004（8）：17-18.

【方解】本方为全国老中医药专家学术经验继承工作指导老师朱培庭教授治疗胆囊炎的经验方。本病在胆，而病之本却源于肝，以胆石症以从肝论治。治疗胆石症的关键在于不仅要清除胆石异物，而且还要恢复肝脏的正常功能，防止病理性胆汁的产生，杜绝胆石的再生和复发，故以养肝柔肝立法。方中黄芪、生地黄共行补气健脾，滋阴养肝，共为君药。枸杞子、何首乌共行滋阴补肝；太子参、白术共行益气健脾，共为臣药。佐以陈皮、青皮共行行气化瘀，白芍、玫瑰花、白残花共行疏肝行气解郁，生大黄、生山楂共行行气散瘀，莱菔子消食理气除胀。甘草补脾和中，调和药性为使药。全方共奏补气滋阴，益气健脾，养血柔肝，疏肝解郁之功。

治疗胆囊炎的经验方（一）

【药物组成】金钱草60g，生大黄^{后下}6g，柴胡18g，黄芩12g，姜半夏15g，川楝子9g，郁金24g，苍术15g，茯苓15g，皂角刺15g，薏苡仁30g，甘草12g。

【功能主治】清热利湿，利胆退黄，疏肝行气，消毒止痛。适用于肝郁化热，脾胃虚弱所致胆囊炎。

【用量用法】水煎两遍，取汁300mL，分早晚2次空腹温服。

【出处】马婷婷，徐晶，谢旭善.谢旭善论治胆囊炎经验[J].中医药通报，2012，11（6）：24-25，29.

【方解】本方为全国老中医药专家学术经验继承工作指导老师、山东省名中医谢旭善教授治疗胆囊炎的经验方。本方适用于肝郁化热，脾胃虚弱证，治以疏肝解郁，益气健脾。方中柴胡疏肝解郁，化肝胆热，为君药。川楝子疏肝泄热，为臣药。佐以大量金钱草清热利胆，溶石排石；郁金、黄芩共行清热利湿，利胆退黄；生大黄通腑泄热，导湿热从二便去；皂角刺消毒透脓；苍术、薏苡仁、茯苓共行益气健脾祛湿，姜半夏燥湿化痰。甘草健脾和中，缓和药性为使药。全方共奏清热利湿，利胆退黄，疏肝行气，消毒止痛之功。

治疗胆囊炎的经验方（二）

【药物组成】酒大黄2g，制乳香3g，制没药3g，三七粉^{分2次冲服}3g，柴胡10g，炒白芍10g，炒黄芩10g，制香附10g，广郁金10g，薤白头10g，延胡索10g，鸡血藤15g，炒莱菔子15g，丹参15g，瓜蒌15g，忍冬藤15g，当归15g。

【功能主治】疏肝解郁，活血化瘀，解毒止痛。适用于胆囊炎。

【用量用法】水煎服，每日1剂，早晚分服。

【出处】郭健，赵宇明，和梦珂，等.刘燕池教授治疗肝胆疾病临证经验[J].世界中医药，2015，10（6）：873-875.

【方解】本方为全国老中医药专家学术经验继承工作指导老师刘燕池教授治疗胆囊炎的经验方。本病初起主要由于情志内伤，饮食不节等因素导致肝胆郁滞，湿热内生或痰瘀互结于胆囊。临床表现为胆壁增厚、粗糙甚至纤维化，易诱发胆结石、胆囊息肉等疾病。治以疏肝利胆，清热利湿，活血化瘀，理气止痛。方中柴胡疏肝解郁；瓜蒌、丹参、薤白头、三七粉、鸡血藤共行活血化瘀；制乳香、制没药、制香附、延胡索、广郁金共行活血行气止痛；当归、炒白芍共行补血柔肝；炒莱菔子消积导滞；忍冬藤解毒通络；炒黄芩、酒大黄共行清热燥湿。全方共奏疏肝解郁，活血化瘀，解毒止痛之功。伴胆结石者，加鸡内金、金钱草、海金沙清热通淋排石。

治疗胆囊炎的经验方（三）

【药物组成】柴胡 6g，赤芍 12g，香附 10g，黄连 4g，吴茱萸 3g，肉桂[后下] 2g，法半夏 10g，九香虫 5g，川楝子 10g，炒枳壳 10g，片姜黄 10g，青皮、陈皮各 6g，炙甘草 3g，广木香 5g，蒲公英 15g，炙鸡内金 10g，郁金 10g，酢浆草 15g。

【功能主治】疏肝解郁，理气散结，清热解毒。适用于胆囊炎。

【用量用法】水煎服，每日 1 剂，早晚分服。

【出处】李英英，贾晓玮，郭立中.周仲瑛教授用温法辨治肝胆疾病 2 则[J].长春中医药大学学报，2012，28（2）：230-231.

【方解】本方为首届国医大师、全国老中医药专家学术经验继承工作指导老师、国家级非物质文化遗产传统医药项目代表性传承人周仲瑛教授治疗胆囊炎的经验方。湿热瘀毒互结是发病的病理基础，贯穿于疾病的始终，肝主疏泄，肝胆互为表里，胆气郁滞，肝失条达，气滞血瘀，不通则痛，治以疏肝理气，清利湿热。方中柴胡疏肝解郁，升发肝阳，为君药。川楝子、九香虫、炒枳壳、青皮、广木香共行行气止痛，理气散结，为臣药。佐以黄连清热燥湿；香附疏肝理气解郁；赤芍、郁金、片姜黄共行活血化瘀止痛；蒲公英、酢浆草共行清热解毒利湿；炙鸡内金健胃消食；法半夏、陈皮共行和胃降逆止呕；吴茱萸、肉桂共行疏肝理气止痛，暖肝散寒。炙甘草健脾益气，调和药性为使药。全方共奏疏肝解郁，理气散结，清热解毒之功。

治疗胆囊炎的经验方（四）

【药物组成】茵陈，金钱草，川楝子，延胡索，白芍，丹参，桃仁，红花，山楂，鸡内金，麦芽，谷芽，莱菔子，栀子，黄芩。（原方无剂量）

【功能主治】疏肝行气，清热利湿，利胆退黄，消毒止痛。适用于老年慢性结石性胆囊炎。

【用量用法】每日 1 剂，水煎两遍，取汁 300mL，分早中晚 3 次温服。6~12 剂为 1 个疗程，通常是临床症状基本控制后，改为不定期服药，以防反复。不定期服药时间均在 1 年以上。并嘱患者平日进低脂肪、低胆固醇饮食，保持心情舒畅。血脂异常高者，加服调血脂药。

【出处】蒋中秋，常青.廖润泉教授治疗老年慢性结石性胆囊炎经验介绍[J].贵阳中医学院学报，1999（3）：17-18.

【方解】本方为首届全国名中医廖润泉教授治疗胆囊炎的经验方。慢性结石性胆囊炎多属于中医胁痛、胃脘痛范围。其病因多为肝郁气滞和饮食不节。胆为中清之腑，以通降下行为顺，胆附于肝，若肝气郁结，胆失疏泄，或过食肥甘，伤及脾胃，脾失健运，水湿内停，酿生湿热，阻于肝胆，瘀胆日久而成石，结石阻于胆腑，胆腑气滞更甚，气滞则血瘀，故多有血瘀表现。现代医学认为本病急性发作的原因主要为胆囊梗阻及细菌入侵。细菌入侵包括经血循环及结肠道逆行。方中茵陈、金钱草共行清热利湿，增加胆汁分泌；川楝子、延胡索共行疏肝理气止痛；莱菔子消食下气；丹参、桃仁、红花共行活血化瘀，改善胆囊功能，恢复肠道规律性蠕动；白芍养阴柔肝，缓急止痛，缓解胆道括约肌的痉挛，改善胆汁引流。理气药和活血化瘀药配伍应用，提高肠管张力，保持收缩幅度，有利于十二指肠的舒缩和排空，从而促进胆汁的排泄，对控制和预防胆道感染都有重大意义。这与中医六腑以通为用的理论相符合。栀子、黄芩清热利湿，促进炎症消散吸收，有利于感染和控制。山楂消食，其山楂酸、黄酮酸和内酯等成分，可使胆汁酸、磷脂与胆固醇的比值升高，减少胆固醇沉着；麦芽、谷芽共行助消化，与胆固醇、胆色素代谢有关；鸡内金健胃消食，通淋化石。综观全方既有疏肝利胆、清热利湿、行气活血之功效，又有一定的溶石和防止结石形成的作用，故临床应用本方治疗不接受手术的老年慢性结石胆囊炎患者，取得良好的效果。

临证加减：湿热重者加龙胆、栀子、黄芩、甘草。腹胀明显者，加木香、香附、枳实、厚朴；脾虚气滞者加党参、黄芪、白术、茯苓、木香、砂仁。

治疗胆囊炎的经验方（五）

【药物组成】柴胡15g，金钱草30g，郁金15g，佛手10g，紫苏子15g，姜黄10g，川芎10g，白芍25g，枳壳15g，陈皮15g，炒白术20g。

【功能主治】疏肝利胆，健脾化瘀。适用于肝郁脾虚兼血瘀型慢性胆囊炎。

【用量用法】水煎服，每日1剂，早晚分服。

【出处】于红菲，王静滨.谢晶日教授从肝脾论治慢性胆囊炎经验[J].中医研究，2016，29（7）：27-29.

【方解】本方为全国老中医药专家学术经验继承工作指导老师谢晶日教授治疗慢性胆囊炎的经验方。本病的病因多为情志不畅，肝气不疏，肝乘脾土，脾失健运，内生湿浊，久而化热，湿热蕴结，中焦气机阻滞，胆气郁滞，胁下脉络瘀阻，不通则痛，形成肝胆湿热之胁痛。脾脏在本病的重要性，重视调理肝脾。本方适用于肝郁脾虚兼血瘀证，治以疏肝利胆，健脾化瘀。方中柴胡疏肝解郁，理气散结，为君药。川芎活血行气，化瘀止痛；炒白术益气健脾，共为臣药。佐以金钱草利湿退黄；姜黄活血化瘀；白芍滋补肝阴，缓急止痛，改善胆汁引流；紫苏子降气消痰；枳壳、陈皮、郁金、佛手共行理气散结。全方共奏疏肝解郁，活血行气，化瘀止痛，益气健脾之功。现代药理研究，解郁化瘀药皆利胆解痉，并调整胆内脂质代谢，降低胆固醇。

治疗胆囊炎的经验方（六）

【药物组成】柴胡9g，黄芩9g，栀子9g，茵陈30g，板蓝根20g，虎杖20g，金钱草30g，败酱草20g，赤芍20g，丹参20g，郁金15g，枳壳9g。

【功能主治】疏肝解郁，清热利湿，利胆退黄。适用于胆囊炎。

【用量用法】水煎服，每日1剂，早晚分服。

【出处】薛盟举.周信有治疗胆囊炎、胆结石的临床经验[J].世界中医药，2011，6（1）：72.

【方解】本方为第三届国医大师、全国老中医药专家学术经验继承工作指导老师周信有教授治疗胆囊炎的经验方。方中柴胡入肝胆经，升发阳气，疏肝解郁，透邪外出，为君药。茵陈清热利湿退黄，为臣药。佐以栀子、黄芩、虎杖、金钱草共行清热解毒，利湿通淋化石；丹参、赤芍共行活血化瘀，通络止痛；板蓝根、败酱草共行清热解毒，消肿散结；枳壳、郁金共行理气解郁，泄热破结。全方共奏疏肝解郁，清热利湿，利胆退黄之功。

治疗胆囊炎的经验方（七）

【药物组成】柴胡 6g，枳壳 8g，制香附 12g，佛手片 10g，绿萼梅 10g，当归 8g，川芎 6g，醋炒延胡索醋 10g，炒川楝子 10g，郁金 10g，白芍 12g，蒲公英 12g。

【功能主治】疏肝行气、活血止痛，化瘀散结。适用于肝气郁滞型胆囊炎。

【用量用法】水煎服，每日 1 剂，早晚分服。

【出处】巴执中.巴坤杰教授治疗慢性胆囊炎的经验[J].安徽中医学院学报，1994（2）：17-18.

【方解】本方为全国老中医药专家学术经验继承工作指导老师巴坤杰教授治疗胆囊炎的经验方。慢性胆囊炎的治则当以求通、求和为本。故慢性胆囊炎治疗用药，理气药以芳香冲和为贵，清热药以轻清达热为优，活瘀药以柔肝养血为上乘。方中以柴胡功善疏肝解郁为君药。制香附理气疏肝而止痛，川芎活血行气以止痛，二药相合，助柴胡以解肝经之郁滞，并增行气活血止痛之效，共为臣药。枳壳理气行滞；白芍、当归共行养血柔肝，缓急止痛；佛手片、绿萼梅、炒川楝子、郁金共行疏肝解郁；醋炒延胡索活血行气止痛；蒲公英清热解毒，均为佐药。诸药相合，共奏疏肝行气、活血止痛，化瘀散结之功。

胆囊息肉样病变

治疗胆囊息肉样病变的经验方

【**药物组成**】柴胡 10g，炒黄芩 10g，白芍 15g，炒枳实 10g，郁金 30g，茵陈 30g，凤尾草 20g，法半夏 15g，黄连 10g，鸡内金 10g，干姜 15g，川芎 10g，党参 10g，炙甘草 10g，大枣 10g，钩藤（后下）10g，延胡索 10g，伏龙肝（包煎）30g，煅牡蛎（先煎）15g，木香 10g。

【**功能主治**】疏肝解郁，活血行气，清热利湿，软坚散结。适用于肝郁脾虚型胆囊息肉样病变。

【**用量用法**】水煎服，每日 1 剂，早晚分服。

【**出处**】谭令，任北大，程发峰，王雪茜.王庆国辨治胆囊息肉样病变经验[J].中医学报，2019，34（11）：2349-2352.

【**方解**】本方为首届全国名中医、全国老中医药专家学术经验继承工作指导老师王庆国教授治疗胆囊息肉样病变的经验方。方中柴胡入肝胆经，升发阳气，疏肝解郁，透邪外出，为君药。白芍敛阴养血柔肝，为臣药，与柴胡合用，以补养肝血，条达肝气，可使柴胡升散而无耗伤阴血之弊。佐以炒枳实、郁金、木香共行理气解郁，泄热破结，与白芍相配，又理气和血，使气血调和；川芎、延胡索共行活血行气止痛；钩藤清热平肝；党参健脾益气；鸡内金、法半夏共行软坚散结化石；干姜温中散寒；炒黄芩、黄连、茵陈、凤尾草共行清热利湿，利胆退黄；伏龙肝既可治其心下痞满，亦可散其息肉之邪，加煅牡蛎以助伏龙肝软坚散结之功。使以炙甘草、大枣共行调和诸药，益脾和中。全方共奏疏肝解郁，活血行气，清热利湿，软坚散结之功。

胆囊癌

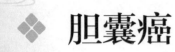

养肝柔肝汤

【药物组成】太子参、生地黄、枸杞子、何首乌、白术、白芍、菝葜、虎杖、郁金、莱菔子、生山楂、蛇莓、蛇六谷各12g，黄芪、白花蛇舌草各30g，青皮、陈皮、生大黄后下、延胡索各9g，玫瑰花、白残花各3g，红藤、龙葵、茵陈各15g，甘草6g。

【功能主治】益气健脾，滋补肝肾，行气散瘀。适用于气阴两虚，气血瘀滞所致胆囊癌。

【用量用法】水煎服，每日1剂，早晚分服。

【出处】牛颖，方邦江，周爽.朱培庭治疗胆道病经验举隅[J].湖北中医杂志，2004（8）：17-18.

【方解】本方为全国老中医药专家学术经验继承工作指导老师朱培庭教授治疗胆囊癌的经验方。证属肝阴不足，胆郁气滞，治以养肝利胆，予自拟"养肝柔肝汤"化裁。方中太子参、黄芪共行益气健脾，为君药。生地黄清热生津，滋阴补肝，为臣药。佐以枸杞子、何首乌共行滋补肝肾；白术健脾化湿；陈皮、青皮共行行气化瘀；白芍、玫瑰花共行疏肝行气解郁；白花蛇舌草、蛇莓、蛇六谷共行清热解毒；生大黄、生山楂、菝葜共行行气散瘀；延胡索、红藤共行活血行气止痛；莱菔子行气除胀；茵陈、虎杖、郁金、白残花共行清热利湿，疏肝泄热；龙葵清热解毒，活血消肿。甘草补脾和中为使药，现代药理研究表明甘草甜素具有增强机体免疫，抑制病毒和抗肝纤维化的作用。全方共奏益气健脾，滋补肝肾，行气散瘀之功。

胆宁汤合四君子汤

【药物组成】太子参、龙葵、白英、生地黄、枸杞子、何首乌、白术、白芍、茵陈、虎杖、山楂各12g，延胡索、莱菔子、神曲各9g，玫瑰花、白残花各3g，大枣24g，黄芪15g，

【功能主治】益气养阴，理气化瘀、清热解毒。适用于肝阴不足，气虚血瘀所致胆囊癌。

【用量用法】水煎服，每日1剂，早晚分服。

【出处】林天碧，王永奇，朱培庭.朱培庭治疗胆囊癌经验[J].中国中医药信息杂志，

2012，19（5）：91-92.

【方解】本方为全国老中医药专家学术经验继承工作指导老师朱培庭教授治疗胆囊癌的经验方。适用于肝阴不足，气虚血瘀证，治以益气养阴，佐以理气化瘀、清热解毒。方中白芍、生地黄、枸杞子、何首乌共行滋养肝阴，共为君药。茵陈、虎杖、莱菔子共行清热利湿，利胆通腑，共为臣药。黄芪、太子参、白术共行健脾益气，现代药理研究表明黄芪具有抑制肝细胞中细胞间黏附分子-1（ICAM-1）的表达和 HSC 增殖、胶原产生的作用，可减少总胶原及 I、Ⅲ、Ⅳ型胶原在肝内的沉积；山楂、神曲健脾开胃，助脾胃运化，防养肝之药滋腻；玫瑰花、延胡索疏肝解郁；白英抗癌解毒；白残花清热化湿；龙葵清热解毒，活血消肿。大枣补中益气，调苦涩汤药之味以便患者长期坚持服药。全方攻补兼施，正本清源。

胆道癌

治疗胆道癌的经验方（一）

【药物组成】太子参 12g，生地黄 12g，枸杞子 12g，何首乌 12g，白术 12g，白芍 12g，黄芪 30g，青皮 9g，陈皮 9g，玫瑰花 3g，白残花 3g，白花蛇舌草 30g，蛇莓 12g，蛇六谷 12g，红藤 15g，菝葜 10g，龙葵 15g，生大黄^{后下} 10g，茵陈 15g，虎杖 10g，郁金 10g，莱菔子 10g，生山楂 12g，延胡索 10g，甘草 6g。

【功能主治】益气柔肝，理气化瘀，泄浊解毒。适用于气阴两虚，肝体失养，血行瘀滞所致胆管癌。

【用量用法】水煎服，每日1剂，早晚分服。

【出处】方邦江，周爽，顾宏刚，牛颖.朱培庭教授从肝辨治胆道癌肿经验撷要[J].江苏中医药，2004（10）：22-24.

【方解】本方为全国老中医药专家学术经验继承工作指导老师朱培庭教授治疗肝内胆管癌的经验方。胆道癌的病机较复杂，多临床表现为寒热混杂，虚实夹杂，而正虚邪陷，以虚为主是其主要病理特点。本方适用于气阴两虚，肝体失养，血行瘀滞。治以益气柔肝，佐以理气化瘀，清热解毒。方中太子参、黄芪共行益气健脾，为君药。生地黄清热生津，滋阴补肝，为臣药。佐以白术益气健脾；何首乌、枸杞子、白芍共行滋阴柔肝；陈皮、青皮、白残花、玫瑰花、生大黄、虎杖、茵陈、郁金共行疏肝利胆，清热利湿；白花蛇舌草、蛇六谷、蛇莓、龙葵、菝葜、红藤、生山楂、延胡索共行活血行气，豁痰化瘀；莱菔子消食除胀。甘草清热解毒，调和药性。诸药合用共奏益气柔肝，理气化瘀，泄浊解毒之效。现代药理研究表明滋阴养肝中药具有抗肝细胞变性、逆转肝细胞超微结构异常变化、抑阻肝癌的作用。

治疗胆道癌的经验方（二）

【药物组成】太子参 15g，白术 9g，茯苓 15g，川石斛 15g，八月札 15g，枳实 15g，半枝莲 15g，卷柏 15g，七叶胆 15g，黄芪 30g，薏苡仁 30g，瓜蒌子 15g，鸡内金 12g，焦山楂、焦神曲各 15g。

【功能主治】疏肝理气，活血散瘀，健脾补虚，清热解毒。适用于气阴亏虚，气滞毒结所致肝道癌。

【用量用法】每日 1 剂,早晚分服。

【出处】罗琴琴,王立芳,徐振晔.徐振晔辨治肝内胆管癌 1 则[J].江苏中医药,2017,49(2):49-50.

【方解】本方为全国老中医药专家学术经验继承工作指导老师徐振晔教授治疗肝内胆管癌的经验方。肝内胆管癌是一种恶性肿瘤,可以归属中医肝积的治疗范畴。此病多因饮食失节、情志不畅、劳倦内伤等长期积累导致肝胆失疏,脾胃失运,久则及肾;正气虚损则气滞、痰湿、瘀血、热毒等内生之邪以及外感六淫之邪乘虚而入,病久则毒邪内壅成积。本病以正邪虚实为主,以扶正祛邪为治疗原则。本方适用于气阴亏虚,气滞毒结证,治以益气养阴,理气散结,兼清热毒。方中生太子参、白术、茯苓共行益气健脾燥湿;川石斛滋阴,补虚固本,共为君药。黄芪补气升阳,托毒排脓,为臣药。佐以薏苡仁健脾利湿;七叶胆、半枝莲、卷柏共行清热解毒抗癌,现代药理研究表明七叶胆不仅具有补益作用,还有清热解毒抗癌的疗效,半枝莲具有抑制乙型肝炎病毒生长,强度中等,促进细胞免疫功能恢复的作用;枳实、瓜蒌子共行理气散结;鸡内金、焦山楂、焦神曲共行健脾消食,助脾胃运化;八月札疏肝理气,活血散瘀,除烦利尿,平肝和胃,调畅气机。全方共奏疏肝理气,活血散瘀,健脾补虚,清热解毒之功。徐振晔教授临证亦喜用灵芝补中益气,药理研究表明灵芝多糖减轻四氯化碳所导致的肝损伤。

胆囊切除术后综合征

芪芩乌贝汤合左金丸

【**药物组成**】黄芪10g，黄芩10g，白术10g，白及5g，半夏6g，白芍10g，厚朴10g，陈皮6g，柴胡6g，枳壳10g，防风10g，乌贼骨10g，浙贝母6g，仙鹤草15g，黄连3g，吴茱萸2g，炙甘草3g。

【**功能主治**】养血柔肝，清热燥湿，收敛止血，消肿生肌，止痛。适用于脾虚肝郁，兼夹湿热所致胆囊切除术后综合征。

【**用量用法**】水煎服，每日1剂，早晚分服。

【**出处**】刘丽，徐艺.单兆伟教授从肝脾论治胆囊切除术后综合征的经验[J].环球中医药，2019，12（2）：216-218.

【**方解**】本方为首届全国名中医、全国老中医药专家学术经验继承工作指导老师单兆伟教授治疗胆囊切除术后综合征的经验方。本方适用于脾虚肝郁，兼夹湿热证，治以疏肝健脾，清热利湿。方中柴胡疏肝解郁，为君药。黄芪、白术共行健脾益气燥湿，为臣药。佐以白芍养血柔肝，缓急止痛；半夏、陈皮共行燥湿化痰；黄芩、黄连共行清热燥湿；白及收敛止血，消肿生肌，现代药理研究表明，白及煎剂可明显缩短出血和凝血时间，其止血的作用与其所含的胶质有关，对胃黏膜损伤有明显的保护作用，溃疡抑制率可达94.8%，白及粉对实验性犬的胃及十二指肠穿孔有明显的治疗作用，可迅速堵塞穿孔，阻止胃及十二指肠内容物外漏，并加大网膜的覆盖，并抑制多种细菌的生长与繁殖；厚朴、枳壳共行理气散结；浙贝母、仙鹤草共行清热化痰止咳，解毒散结消痈；乌贼骨制酸，止痛，止血；吴茱萸散寒止痛，降逆止呕，助阳止泻；防风祛风解表止痛。炙甘草调和药性。全方共奏养血柔肝，清热燥湿，收敛止血，消肿生肌，止痛之功。

胆道蛔虫症

治疗胆道蛔虫症的经验方

【药物组成】 龙胆10g,栀子10g,黄芩10g,连翘10g,川楝子10g,生大黄[后下]10g,茵陈20g,黄连4g,柴胡6g,甘草6g。

【功能主治】 疏肝泄热,利湿解毒,杀虫。适用于肝胆湿热型胆道蛔虫症。

【用量用法】 水煎服,每日1剂,早晚分服。

【出处】 谢建华.谢兆丰运用龙胆泻肝汤的经验[J].南京中医药大学学报,1998(2):44.

【方解】 本方为全国老中医药专家学术经验继承工作指导老师谢兆丰教授治疗胆道蛔虫症的经验方。本方适用于肝胆湿热,胆道阻滞证,治以清热利湿,通腑止痛。方中茵陈清热利湿退黄,为君药。栀子泻火利湿,导湿热从小便去,为臣药。佐以柴胡疏肝解郁,川楝子疏肝泄热杀虫;龙胆、黄芩、黄连共行清热燥湿;生大黄通腑泄热,杀虫从二便去;连翘清热解毒。甘草健脾和中,调和药性为使药。全方共奏疏肝泄热,利湿解毒,杀虫之功。

胆胀

归芍运脾汤

【药物组成】当归15g,白芍15g,党参30g,白术30g,茯苓10g,石菖蒲15g,炒麦芽15g,山楂15g,香附12g,郁金15g,甘草6g。

【功能主治】健脾益气,柔肝理气,消食除胀。适用于肝脾不和型胆胀。

【用量用法】水煎服,每日1剂,早晚分服。

【出处】张毅,李金田,田旭东,等.王自立治肝必柔肝,柔肝先养肝思想探悉[J].中国中医药信息杂志,2008(2):85-86.

【方解】本方为首届全国名中医、全国老中医药专家学术经验继承工作指导老师王自立教授治疗脂肪肝的经验方。本方适用于患者逾五旬,久病体弱,为饮食所伤,脾运失健,气血失充,肝失所养,胆失疏泄,经络不畅而成胆胀,治以健脾助运、养血柔肝,方用归芍运脾汤加减。方中党参、白术共行健脾益气,扶正祛邪,为君药。香附、郁金共行疏肝理气消胀,为臣药。当归、白芍共行柔肝止痛;茯苓、炒麦芽、山楂、石菖蒲共行健脾消食,助脾胃运化,共为佐药。甘草健脾益气,调和药性为使药。全方共奏健脾益气,柔肝理气,消食除胀之功。

胆石症

利胆消胀汤

【药物组成】金钱草15g，郁金10g，海金沙^{包煎}10g，鸡内金10g，炒枳实10g，炒白芍15g，柴胡10g，炙甘草6g，延胡索10g，川楝子10g，黄芩10g。

【功能主治】疏肝理气，散瘀止痛，清热解毒，利湿退黄，通淋化石。适用于肝胆湿热型胆囊结石合并胆囊炎。

【用量用法】水煎服，每日1剂，早晚分服。

【出处】李龙华，何凌，张小萍.张小萍治疗肝胆病验案举隅[J].江苏中医药，2015，47（9）：49-51.

【方解】本方为首届全国名中医、全国老中医药专家学术经验继承工作指导老师张小萍教授治疗胆囊结石合并胆囊炎的经验方。本方适用于肝胆湿热证，治以清热利湿，活血通络，利胆消胀。方中柴胡疏肝解郁，行气止痛，为君药。金钱草、黄芩共行清热解毒，利湿退黄，解毒消肿，为臣药。佐以海金沙、鸡内金共行通淋化石，《本草备要》谓海金沙行气，解郁，泄血，破瘀……散肝郁；延胡索、炒枳实、郁金共行疏肝活血行气；川楝子疏肝泄热；炒白芍养血柔肝，缓急止痛。炙甘草调和药性为使药。诸药合用共奏疏肝理气，散瘀止痛，清热解毒，利湿退黄，通淋化石之功。

肝管溶石方

【药物组成】广郁金12g，金钱草30g，虎杖30g，鸡内金30g，生大黄^{后下}10g。

【功能主治】理气疏肝，解郁溶石。适用于肝气郁结型胆管结石症。

【用量用法】水煎服，每日1剂，早晚分服。

【出处】邓淑云，邓裔超.邓启源主任医师治肝病经验[J].福建中医药，1996，4（6）：7-8.

【方解】本方为全国老中医药专家学术经验继承工作指导老师邓启源主任医师治疗胆管结石症的经验方。病机为肝气郁结，疏泄不利，郁久成石，治当理气疏肝，解郁溶石，自创肝管溶石方。方中广郁金疏肝解郁；金钱草、虎杖共行清热利湿，利胆退黄，通淋化石；鸡内金健胃消食，助消石；生大黄泄下攻积，助结石从大便出。全方共奏疏肝理气，解郁化石之功。

柴胡疏肝散合茵陈汤

【药物组成】柴胡 6g，陈皮 6g，炒枳壳 18g，赤芍、白芍各 18g，川芎 18g，香附 9g，大黄 6g，川楝子 9g，海金沙^{包煎}15g，鸡内金 10g，茵陈 15g，炙甘草 3g。

【功能主治】疏肝解郁，利湿退黄，清热泻火，行气止痛。适用于肝郁气滞型胆管结石。

【用量用法】水煎服，每日 1 剂，早晚分服。

【出处】贾慧玲.王国三应用柴胡疏肝散治疗肝胆病症验案举隅[J].河北中医，2014，36（10）：1450-1451.

【方解】本方为全国老中医药专家学术经验继承工作指导老师王国三教授治疗胆管结石的经验方。方中柴胡功善疏肝解郁，用以为君药。香附理气疏肝而止痛；川芎活血行气以止痛，二药相合，助柴胡以解肝经之郁滞，并增行气活血止痛之效，共为臣药。陈皮、炒枳壳、川楝子共行理气行滞；白芍养血柔肝，赤芍清泄肝火，相伍为用，其效益彰；炙甘草养血柔肝，缓急止痛；茵陈清热利湿，利胆退黄；大黄清热泻火，通腑泄浊；海金沙、鸡内金共行利胆排石，均为佐药。炙甘草调和诸药，为使药。诸药相合，共奏疏肝解郁，利湿退黄，清热泻火，行气止痛之功。

靖胆丸

【药物组成】柴胡，黄连，白芍，枳壳，甘草，制附子，焦栀子，广郁金，金钱草，鸡内金。（原方无剂量）

【功能主治】调肝扶脾，通利胆腑，消散结石。适用于胆石症。

【用量用法】水煎服，每日 1 剂，早晚分服。

【出处】尤松鑫.调肝扶脾法治疗胆石症[J].南京中医药大学学报，1995（6）：19-21.

【方解】本方为全国老中医药专家学术经验继承工作指导老师尤松鑫教授治疗胆结石的经验方。本病病机为肝郁气滞，脾虚湿阻，湿热交结，由此确立调肝扶脾的治疗法则。方中广郁金疏肝解郁，为君药。黄连、焦栀子、金钱草共行清热利湿；鸡内金通淋化石，共为臣药。佐以柴胡、枳壳共行疏肝理气；白芍柔肝止痛；制附子温助脾阳，祛除湿邪，与调肝药为伍，加强调畅气机，疏通肝胆之功，与苦寒药为伍，则清泄而不伤正，与化石药为伍，增消散结石，通利胆腑之功。甘草调和药性。全方共奏调肝扶脾，通利胆腑，消散结石之功。

五金散

【药物组成】郁金、川楝子、柴胡、香附、姜半夏、枳壳各 12g，海金沙^{包煎}、鸡内金、黄芩各15g，延胡索18g，马蹄金、金钱草、虎杖、连钱草各30g。

【功能主治】疏肝理气，燥湿化痰，清热解毒，利湿退黄，化石散结。适用于胆石症。

【用量用法】水煎服，每日1剂，早晚分服。

【出处】章源.陈意验方二则[J].浙江中西医结合杂志，2015，25（2）：105-106.

【方解】本方为全国老中医药专家学术经验继承工作指导老师陈意教授治疗胆结石的经验方。方中柴胡疏肝解郁，为君药。姜半夏燥湿化痰，为臣药。佐以郁金、香附、川楝子、枳壳共行疏肝解郁，理气散结；虎杖、黄芩、金钱草、马蹄金、连钱草共行清热解毒，利湿退黄，现代药理研究表明金钱草具有抗炎利胆，促进胆汁分泌，降低游离胆红素和钙离子的含量，抑制胆红素结石的形成的作用，通过调节脂质代谢防治结石；海金沙、鸡内金共行通淋化石；延胡索活血行气止痛。全方共奏疏肝理气，燥湿化痰，清热解毒，利湿退黄，化石散结之功。

四金二胡汤

【药物组成】金钱草30g，郁金10g，鸡内金15g，海金沙^{包煎}15g，柴胡10g，延胡索10g，佛手10g，香橼10g，枳壳10g，厚朴10g，丹参15g，连翘15g，生甘草6g。

【功能主治】理气健脾，利胆排石。适用于胆石症。

【用量用法】水煎服，每日1剂，早晚分服。

【出处】张明妍，陈慧娲，陈宝贵.陈宝贵运用四金二胡汤治疗胆石症经验[J].山东中医杂志，2016，35（1）：59-60.

【方解】本方为全国名中医、全国老中医药专家学术经验继承工作指导老师陈宝贵教授治疗胆结石的经验方。胆石症的基本病机为肝和胆疏泄功能失常，治以疏肝理气、利胆排石为主，辅以健脾和胃，体现通、降二字。方中金钱草、海金沙共行清热利尿，通淋结石，抗炎利胆，促进胆汁分泌；鸡内金健胃消食，化坚消石，三金配伍，清肝利胆，健脾消石，促使胆汁分泌和排泄，共为君药。柴胡疏肝解郁，为臣药。郁金、延胡索、佛手、香橼、枳壳、厚朴共行疏肝理气；丹参化瘀止痛；连翘清热解毒，共为佐药。生甘草调和药性，为使药。诸药合用共奏理气健脾，利胆排石之功。

养肝利胆汤

【药物组成】生地黄12g，何首乌9g，枸杞子12g，茵陈12g，虎杖12g，生大黄^{后下}6g，生山楂12g，郁金9g，佛手9g，绿萼梅6g。

【功能主治】疏肝养阴，利胆排石。适用于肝肾不足型胆石症。

【用量用法】水煎服，每日1剂，早晚分服。

【出处】李炯.朱培庭教授治疗肝阴不足型胆石病经验[J].四川中医，2015，33（5）：

1-3.

【方解】本方为全国老中医药专家学术经验继承工作指导老师朱培庭教授治疗胆结石的经验方。病理性胆汁的产生是胆石形成的病理基础，而肝阴不足，引起胆汁化生乏源，不生成正常胆汁。肝失疏泄，肝郁气结，胆腑失调，胆汁贮藏、排泄异常，胆流不通，甚至淤积而成。本方适用于肝肾不足证，治以滋补肝肾。方中生地黄、枸杞子、何首乌共行滋养肝阴以化生胆汁。佛手、郁金、绿萼梅、虎杖、茵陈共行清热利湿，行气利胆；生大黄泄下通腑，泄热逐瘀；生山楂健脾开胃，助脾胃运化。全方治源与治流并举，收效甚捷。

当归补血汤合白芍甘草汤

【药物组成】太子参 12g，黄芪 30g，枸杞子 12g，何首乌 9g，天冬、麦冬各 9g，当归 12g，南沙参、北沙参各 9g，白术 12g，青皮 9g，陈皮 9g，鸡内金 9g，香附 12g，郁金 9g，炒栀子 9g，金钱草 30g，茵陈 15g，玉米须 30g，白芍 12g，甘草 9g。

【功能主治】补气养血，滋阴清热。适用于肝肾不足，阴虚内热所致胆石症。

【用量用法】水煎服，每日 1 剂，早晚分服。

【出处】李炯，肖广远.朱培庭治疗肝胆管结石术后经验拾萃[J].辽宁中医杂志，2014，41（1）：28-29.

【方解】本方为全国老中医药专家学术经验继承工作指导老师朱培庭教授治疗胆石症的经验方。适用于病机为久病阴虚内热，耗伤气血，肝阴不足，脾胃生化乏源所致，治以益气养阴清热，拟当归补血汤、白芍甘草汤。方中太子参、黄芪、当归共行补气养血，滋阴清热，共为君药。枸杞子、天冬、麦冬、南沙参、北沙参、何首乌共行滋补肝阴，共为臣药。佐以青皮、陈皮共行健脾益气，理气止痛；白术健脾益气；香附、炒栀子、郁金、金钱草、玉米须、茵陈、鸡内金共行清热利湿，通淋化石；白芍、甘草共行敛阴缓急，酸甘化阴，而肝为刚脏，体阴而用阳，故两药合用可直入肝脏，以达柔肝敛阴之功。全方攻防兼备，紧凑有力，共奏补气养血，滋阴清热之功。

胆宁汤合四君子汤

【药物组成】太子参、茯苓、白术、生地黄、枸杞子、茵陈、虎杖、黄芩、白芍、生山楂各 12g，黄芪 15g，青皮、陈皮、佛手、郁金、白茅根各 9g，生大黄（后下）、甘草各 6g。

【功能主治】补气健脾，滋阴养血，疏肝解郁。适用于肝胆气郁型胆石症。

【用量用法】水煎服，每日 1 剂，早晚分服。

【出处】蒋海涛，章学林.朱培庭治疗胆石症的经验[J].山西中医，2013，29（10）：3-4+37.

【方解】本方为全国老中医药专家学术经验继承工作指导老师朱培庭教授治疗胆石症的经验方。适用于肝胆气郁证，治以益气健脾，疏肝利胆，用胆宁汤合四君子汤。方中太子参、黄芪、茯苓、白术共行补气健脾，为君药。枸杞子、生地黄共行滋阴养血，为臣药。佐以青皮、陈皮、佛手、郁金共行疏肝解郁；黄芩、虎杖、茵陈共行清热利湿；生山楂行气散瘀，消食开胃；生大黄泄热逐瘀；白芍、甘草共行敛阴缓急，白茅根凉血解毒。全方共奏补气健脾，滋阴养血，疏肝解郁之功。

养肝柔肝汤

【药物组成】黄芪30g，太子参、生地黄、枸杞子、何首乌、白术、白芍、茯苓、甘草、陈皮各9g。

【功能主治】益气养阴，柔肝止痛。适用于胆囊结石。

【用量用法】水煎服，每日1剂，早晚分服。

【出处】郑培永，牛颖.朱老养阴柔肝汤治疗胆囊结石[J].湖北中医杂志，2002（1）：11-12.

【方解】本方为全国老中医药专家学术经验继承工作指导老师朱培庭教授治疗胆囊结石的经验方。适用于肝阴不足，胆郁气滞证，治以养肝利胆。方中生地黄清热养血，养阴生津，为君药。何首乌、枸杞子共行滋补肝阴，为臣药。佐以黄芪、太子参共行补气助阳；白芍养血敛阴，柔肝止痛，白术益气健脾，二药合用，增强疏肝健脾之效；茯苓利水祛湿；陈皮理气化痰，散结止痛。甘草调和药性，缓急止痛为使药。诸药合用防治结合，共奏益气养阴，柔肝止痛之功。疼痛明显，可加绿萼梅、青皮、延胡索共行疏肝理气止痛；湿热明显，或有高血脂者，可用大黄、山楂清热利湿化浊降脂；食后腹胀者，可用莱菔子消食除胀。基础实验研究表明养阴柔肝药具有调节肝细胞质膜ATP酶活性，改善肝细胞代谢，稳定肝细胞内环境，促进泌胆和排胆的功能。

十二味疏肝利胆冲剂

【药物组成】柴胡，炒栀子，丹参，郁金，枳实，厚朴，生大黄[后下]，黄芩，赤芍，金钱草，车前草，甘草。（原方无剂量）

【功能主治】疏肝解郁，利湿退黄，活血散瘀。适用于胆石症。

【用量用法】水煎服，每日1剂，早晚分服。

【出处】彭辉，刘名扬，陈赛赛，余树山，张琦，刘举达.于庆生治疗胆石症经验[J].安徽中医药大学学报，2018，37（1）：31-33.

【方解】本方为全国老中医药专家学术经验继承工作指导老师于庆生教授治疗胆石症的经验方。胆石症的病机特点是在肝阴不足或肝失疏泄基础上形成的气滞血瘀、湿热阻结，从肝论治、从胆论治的标本兼治的理念，创十二味疏肝利胆冲剂。方中柴胡疏肝解郁，为君药。炒栀子、生大黄、金钱草、车前草、黄芩共行清热利湿，泄热解毒，导湿热从二便去，为臣药。佐以丹参、赤芍共行活血凉血，散瘀止痛；郁金、枳实、厚朴共行行气散结。甘草补脾和中，调和药性为使药。全方共奏疏肝解郁，利湿退黄，活血散瘀之功。

疏肝利胆溶石汤

【药物组成】柴胡9g，黄芩10g，郁金10g，丹参13g，川芎9g，赤芍25g，白术10g，砂仁^{后下}9g，枳实7g，茵陈15g，石韦25g，广木香9g，青皮、陈皮各13g，浙贝母13g，鸡内金15g，三七粉^{分2次冲服}5g，大白9g，金钱草30g。

【功能主治】疏肝解郁，清热利湿，活血化瘀，化石通淋。适用于胆石症。

【用量用法】水煎服，每日1剂，早晚分服。

【出处】郭海涛，乔俭.乔振纲老中医治疗肝内胆石症经验介绍[J].光明中医，2015，30（12）：2649-2651.

【方解】本方为全国老中医药专家学术经验继承工作指导老师乔振纲教授治疗胆石症的常用的经验方。病机为肝胆气滞为本，湿热瘀阻为标，故其治应谨守病机，立足疏肝利胆，针对其本，理气化湿活瘀，以治其标。方中柴胡疏肝解郁，为君药。茵陈、黄芩、金钱草共行清热解毒，利湿退黄，为臣药。佐以郁金疏肝解郁；青皮、陈皮、广木香共行理气散结，助柴胡疏肝行气；丹参、赤芍、川芎、三七粉共行活血行气散瘀；鸡内金、石韦共行化石通淋；枳实、大白共行通降腑气；白术、砂仁共行健脾和胃化湿；浙贝母化痰散结。全方共奏疏肝解郁，清热利湿，活血化瘀，化石通淋之功。

治疗胆石症的经验方（一）

【药物组成】丹参13g，柴胡9g，黄芩10g，姜半夏9g，茵陈13g，白术10g，枳实7g，郁金9g，牡丹皮9g，广木香9g，三七粉^{分2次冲服}5g，石韦15g，莪术9g，鸡内金15g，砂仁^{后下}9g，焦山楂、焦谷芽、焦麦芽各13g，青皮、陈皮各13g，金钱草30g。

【功能主治】疏肝解郁，清热利湿，健脾消食，化石通淋。适用于肝气郁滞，湿热瘀阻，日久成石，影响脾胃气机升降所致胆石症。

【用量用法】水煎服，每日1剂，早晚分服。

【出处】郭海涛，乔俭.乔振纲老中医治疗肝内胆石症经验介绍[J].光明中医，2015，30（12）：2649-2651.

【方解】本方为全国老中医药专家学术经验继承工作指导老师乔振纲教授治疗肝内胆石症的经验方。本病疗程过长会损伤脾胃，故治疗需应时时注意顾护脾胃，始终注意养护正气。全程用药要始终恪守和贯彻轻剂缓图扶正固本的理念。方中柴胡疏肝解郁，为君药。茵陈、黄芩、金钱草共行清热利湿退黄，为臣药。佐以郁金疏肝解郁；青皮、陈皮、广木香、枳实共行理气散结，助柴胡疏肝行气；姜半夏燥湿化痰；丹参、牡丹皮、莪术、三七粉共行活血行气散瘀；鸡内金、石韦共行健脾消食，化石通淋；白术、砂仁共行健脾和胃化湿；焦山楂、焦谷芽、焦麦芽共行健脾消食。全方共奏疏肝解郁，清热利湿，健脾消食，化石通淋之功。

治疗胆石症的经验方（二）

【药物组成】丹参13g，柴胡9g，黄芩10g，姜半夏9g，藿香9g，砂仁^{后下}9g，杏仁9g，豆豆蔻9g，郁金10g，茵陈15g，苍术9g，川厚朴9g，三七粉^{分2次冲服}5g，石韦15g，槟榔9g，大黄9g，金钱草30g。

【功能主治】疏肝解郁，清热利湿，活血化瘀，化石通淋。适用于肝郁气滞，湿热内蕴，结石内阻，脾胃不和所致胆石症。

【用量用法】水煎服，每日1剂，早晚分服。

【出处】郭海涛，乔俭.乔振纲老中医治疗肝内胆石症经验介绍[J].光明中医，2015，30（12）：2649-2651.

【方解】本方为全国老中医药专家学术经验继承工作指导老师乔振纲教授治疗肝内胆石症的经验方。方中柴胡疏肝解郁，为君药。黄芩、茵陈、大黄、金钱草清热利湿退黄，通腑泄浊，为臣药。佐以郁金疏肝解郁；川厚朴行气散结，助柴胡疏肝行气；藿香、砂仁、苍术、豆豆蔻共行健脾化湿；丹参、三七粉共行活血化瘀。药理研究表明丹参促进肝细胞修复，抑制炎性因子释放和肝星状细胞（HSC）活化，促进胶原降解；杏仁润肠通便；姜半夏燥湿化痰；石韦化石通淋；槟榔行气利水。全方共奏疏肝解郁，清热利湿，活血化瘀，化石通淋之功。

治疗胆石症的经验方（三）

【药物组成】丹参13g，柴胡9g，黄芩10g，炒栀子9g，茵陈15g，川芎9g，赤芍25g，郁金9g，三七粉^{分2次冲服}5g，莪术9g，石韦15g，砂仁^{后下}9g，焦山楂、焦谷芽、焦麦芽各13g，虎杖9g，大黄^{后下}15g，延胡索15g，青皮、陈皮各9g，金钱草30g。

【功能主治】疏肝解郁，清热解毒，利湿退黄，活血化瘀，化石通淋。适用于肝气郁滞，湿热瘀阻，日久成石，影响中焦气机升降所致胆石症。

【用量用法】水煎服，每日1剂，早晚分服。

【出处】郭海涛，乔俭.乔振纲老中医治疗肝内胆石症经验介绍[J].光明中医，2015，30（12）：2649-2651.

【方解】本方为全国老中医药专家学术经验继承工作指导老师乔振纲教授治疗胆石症的经验方。方中柴胡功善疏肝解郁，用以为君药。郁金理气疏肝而止痛助柴胡以解肝经之郁滞，并增行气活血止痛之效，为臣药。陈皮、青皮共行理气行滞，茵陈、炒栀子、黄芩、金钱草、大黄、虎杖共行清热解毒，利湿退黄，导湿热从二便去；丹参、川芎、三七、莪术、延胡索、赤芍共行活血行气，化瘀散结；石韦化石通淋；焦山楂、焦谷芽、焦麦芽共行健脾消食；砂仁行气健脾，化湿和胃。诸药相合，共奏疏肝解郁，清热解毒，利湿退黄，活血化瘀，化石通淋之功。

治疗胆石症的经验方（四）

【药物组成】茵陈15g，炒栀子、大黄^{后下}、柴胡、枳实、黄芩、白芍、半夏各10g。

【功能主治】疏肝解郁，清热利湿，理气散结。适用于肝胆湿热型胆石症。

【用量用法】水煎服，每日1剂，早晚分服。

【出处】彭辉，刘名扬，陈赛赛，余树山，张琦，刘举达.于庆生治疗胆石症经验[J].安徽中医药大学学报，2018，37（1）：31-33.

【方解】本方为全国老中医药专家学术经验继承工作指导老师于庆生教授治疗胆石症的经验方。适用于肝胆湿热证，治以疏肝利胆，清热利湿。方中柴胡疏肝解郁，清肝胆热，为君药。茵陈、炒栀子、大黄、黄芩共行清热利湿，泄热解毒，导湿热从二便去，为臣药。佐以白芍养血柔肝，枳实理气散结，半夏燥湿化痰。全方共奏疏肝解郁，清热利湿，理气散结之功。

治疗胆石症的经验方（五）

【药物组成】黄连2.5g，肉桂^{后下}3g，炮姜3g，炒枳实20g，瓜蒌20g，法半夏10g，制香附10g，高良姜5g，炒莱菔子15g，紫苏梗10g，槟榔10g，厚朴5g，醋柴胡5g，炒赤芍10g，炒延胡索10g，莪术9g。

【功能主治】疏肝解郁，活血行气，散瘀止痛。适用于胆结石。

【用量用法】水煎服，每日1剂，早晚分服。

【出处】李英英，贾晓玮，郭立中.周仲瑛教授用温法辨治肝胆疾病2则[J].长春中医药大学学报，2012，28（2）：230-231.

【方解】本方为首届国医大师、全国老中医药专家学术经验继承工作指导老师、国家级非物质文化遗产传统医药项目代表性传承人周仲瑛教授治疗胆结石的经验方。本方适用于湿阻气滞，寒热互结，胃失和降证，治当清热燥湿，温中行气，和胃降逆。本方由半夏泻心汤、小陷胸汤、香附丸、四逆散、小承气汤等方复合而成，具有寒热并调、辛开苦降的功效，其中四逆散促进肝脏干细胞的增殖，并诱导其分化，促进肝损伤修复。方中醋柴胡疏肝行气，为君药。炒莱菔子、紫苏梗、槟榔、炒延胡索、制香附共行活血行气，除胀止痛，为臣药。佐以厚朴、炒枳实共行理气散结；莪术、炒赤芍、瓜蒌共行活血散瘀，散结止痛；肉桂、炮姜、高良姜共行温补肝阳；黄连清热燥湿，法半夏燥湿散结。全方共奏疏肝解郁，活血行气，散瘀止痛之功。

治疗胆石症的经验方（六）

【**药物组成**】柴胡30g，茵陈40g，青皮30g，郁金30g，槟榔30g，大黄^{后下}9g，延胡索15g，香附15g，川楝子9g，枳实20g，鸡内金20g，金钱草30g，赤芍20g。

【**功能主治**】疏肝解郁，清热利湿，理气散结，通淋化石。适用于胆石症。

【**用量用法**】水煎服，每日1剂，早晚分服。

【**出处**】薛盟举.周信有治疗胆囊炎、胆结石的临床经验[J].世界中医药，2011，6（1）：72.

【**方解**】本方为第三届国医大师、全国老中医药专家学术经验继承工作指导老师周信有教授治疗胆石症的经验方。方中柴胡入肝胆经，升发阳气，疏肝解郁，透邪外出，为君药。茵陈清热利湿退黄，为臣药。佐以郁金、香附、青皮、川楝子、枳实共行疏肝理气散结；大黄、金钱草、鸡内金共行利湿通淋；槟榔行气利水；延胡索、赤芍共行活血化瘀，行气止痛。全方共奏疏肝解郁，清热利湿，理气散结，通淋化石之功。

参考文献

[1] 张晔，吕金朋，孙佳明，张辉.鳖甲抗肝纤维化研究进展[J].吉林中医药，2018, 38（6）：673-675.

[2] 曹锦花.茵陈的化学成分和药理作用研究进展[J].沈阳药科大学学报，2013, 30（6）：489-493.

[3] 郑艳华，王建彬，张红霞，等.加减柴平汤对慢性乙型病毒性肝炎肝纤维化及肝星状细胞凋亡的影响[J],河北中医，2011.01, 33（1）：18-20.

[4] 邱庐山，邹天柱，陈小明.加味茵陈汤联合恩替卡韦治疗重症化趋势乙型病毒性肝炎患者炎症指标及氧化应激水平影响[J].中医临床研究，2019（11）：12-15.

[5] 傅琪琳，黄甫，李粉萍，等.柴芍六君子汤对 ALT＜2 倍 ULN 慢性乙型病毒性肝炎患者病毒复制的影响[J].中医学报，2019, 34（1）：176-179.

[6] 白辰，车念聪，刘文兰，等.一贯煎对大鼠肝纤维化拮抗作用的影响[J].中华中医药杂志，2015, 30（3）：815-817.

[7] 何晓可，白斌，李向哲，等.加减膈下逐瘀汤治疗瘀热阻络型慢性乙型肝炎肝纤维化的临床观察[J].世界最新医学信息文摘（连续型电子期刊），2015（12）：1-2.

[8] 张军武，赵琦，尉亚辉.酸枣仁汤的药理研究及化学成分研究进展[J].河南中医，2012, 32（10）：1375-1377.

[9] 欧莉.中药凤尾草的研究进展[J].中医药导报，2008（3）：92-93.

[10] 张达坤，杨永和，蔡敏，等.林天东分期辨治慢性乙型肝炎经验[J].广州中医药大学学报，2014, 31（2）：309-311.

[11] 魏述程，岳冬辉，于连贺，等.甘露消毒丹治疗湿热类疾病临床研究概述[J].中医药临床杂志，2017, 29（5）：735-738.

[12] 尹燕耀，林云华，宗亚力，等.柴芍六君子汤加减对肝郁脾虚型慢性乙型肝炎免疫介导发病机制的干预研究[J].辽宁中医杂志，2014, 41（11）：2394-2396.

[13] 刘中勇，邓鹏，胡丹.膈下逐瘀汤现代临床应用研究[J].江西中医药，2012, 43（1）：75-80.

[14] 游昕，熊大国，郭志斌，等.茯苓多种化学成分及药理作用的研究进展[J].安徽农业科学，2015, 43（2）：106-109.

[15] 王建平，张海燕，傅旭春.土茯苓的化学成分和药理作用研究进展[J].海峡药学，2013, 25（1）：42-44.

[16] 聂红明，陈建杰，高月求，等.补肾法和清肝法对慢性乙型肝炎患者细胞免疫调控作用的比较研究[J].上海中医药杂志，2013, 47（11）：4144.

[17] 孙学华，郑亚江，李曼.补肾冲剂联合干扰素治疗慢性乙型肝炎及其对树突状细胞的影响[J].中华中医药学刊，2011, 29（6）：1270, 273.

[18] 王灵台，陈建杰，高月求，等.补肾法为主治疗慢性肝病的临床研究[J].中医药通报，2005, 4（2）：2631.

[19] 王丽春，雷秉钧，李林，等.温阳中药对实验性肝纤维化治疗作用的研究[J].四川大学学报（医学版），2004, 35（4）：532-535.

[20] 刘欣，索智敏.苦参抗乙肝病毒的作用机制研究[J].中国生化药物杂志，2015, 4（35）：67-69.

[21] 石荣亚，王学敏，李志锋，等.恩替卡韦联合调控免疫方治疗 e 抗原阳性慢性乙肝临床研究[J].现代医学，2013, 41（8）：559-561.

[22] 方永顺.人参与黄芪配伍免疫作用的药理研究[J].中医药学刊，2002（4）：471-476.

[23] 朱良春，陈继明.复肝丸治疗早期肝硬化的临床体会[J].上海中医杂志，1980（6）：10-12.

[24] 彭海燕.益肝柴胡汤治疗慢性乙型肝炎 120 例[J].福建中医药，1998（06）：18-19.

[25] 时圣明,潘明佳,王文倩,等.虎杖的化学成分及药理作用研究进展[J].药物评价研究,2016,39(2):317-321.

[26] 蒋喜巧,苗明三.蒲公英现代研究特点及分析[J].中医学报,2015,30(7):1024-1026.

[27] 赵德语,张维东.复肝宝保肝降酶及抗肝纤维化的实验研究[J].中国中西医结合急救杂志,2000(4):217-220.

[28] 李波.白花蛇舌草的化学成分和药理作用研究进展[J].天津药学,2016,28(5):75-78.

[29] 汤锡华.茵陈四苓合剂治疗婴儿肝炎综合征(附342例分析)[J].上海中医药杂志,1987(3):27-28.

[30] 叶庆,陈定潜.陈定潜从湿毒论治慢性重型乙肝[J].中国中医药现代远程教育,2015,13(3):28-30.

[31] 刘文兰,油红捷,赵青舟,等.肝纤维化大鼠阴虚证表征的观察及一贯煎的干预作用[J].中国医药导报,2015,12(7):7-10,18.

[32] 王宝庆,郭宇莲,练有扬,等.鸡内金化学成分及药理作用研究进展[J].安徽农业科学,2017,45(33):137-139.

[33] 陈进杰,关江伟,苏淑仪,等.茵陈四苓汤结合臭氧治疗对乙肝病毒抑制效果随机平行对照研究[J].实用中医内科杂志,2013,27(15):62-64.

[34] 白松林,启晓宇,余颜.温肾方免煎剂联合拉米夫定治疗HBeAg阳性慢性乙型肝炎脾肾阳虚证的疗效时间关系[J].世界华人消化杂志,2013,21(12):1126-1130.

[35] 蒋华,周珉,吕海,等.水牛角地黄汤对脓毒症大鼠肝功能及肝组织病理的影响[J].中医杂志,2016,57(8):696-700.

[36] 何晓凤,张晶,张梅.延胡索化学成分、药理活性及毒副作用研究进展[J].上海中医药杂志,2017,51(11):97-100.

[37] 胡锦庆,巴元明,丁霑,等.邵朝弟教授治疗乙型肝炎病毒相关性肾炎经验[J].时珍国医国药,2017,28(5):1229-1230.

[38] 李秀惠.钱英教授截断逆挽法治疗慢性重型肝炎的思路与方法[J].上海中医药杂志,2007(1):1-4.

[39] 张保国,刘庆芳.猪苓汤的现代药理研究与临床应用[J].中成药,2014,36(8):1726-1729.

[40] 崔健,张晗睿,王庆国.王庆国应用柴胡桂枝干姜汤的经验[J].辽宁中医杂志,2009,36(7):1213-1214.

[41] 白珺,李斌,冉小库,等.白术对脾虚动物利水作用研究[J].辽宁中医药大学学报,2016,18(9):28-32.

[42] 刘宇,王彦刚.李佃贵教授运用角药治疗肝硬化经验[J].河北中医,2016,38(8):1125-1127.

[43] 孟宪鑫,史淑红,李刚,等.李佃贵治疗慢性肝病经验[J].中医杂志,2007(9):780-781.

[44] 聂安政,林志健,王雨,等.秦艽化学成分及药理作用研究进展[J].中草药,2017,48(3):597-608.

[45] 宋广青,刘新民,王琼,等.石斛药理作用研究进展[J].中草药,2014,45(17):2576-2580.

[46] 张雪,宋玉琴,杨雨婷,等.益母草活血化瘀化学成分与药理作用研究进展[J].药物评价研究,2015,38(2):214-217.

[47] 王玲,吴军林,吴清平,等.山楂降血脂作用和机理研究进展[J].食品科学,2015,36(15):245-248.

[48] 陈红,刘传玉,李承晏.青皮的化学及药理作用研究进展[J].中草药,2001(11):93-95.

[49] 夏玲红,金冠钦,孙黎,等.车前草的化学成分与药理作用研究进展[J].中国药师,2013,16(2):294-296.

[50] 窦铮.冯全生教授从脾论治肝硬化的学术思想探讨[D].成都中医药大学,2019.

[51] 贾子尧,林瑞超,马志强,等.四逆散药理作用和临床应用文献研究[J].辽宁中医药大学学报,2017,19(6):159-162.

[52] 杜宇琼,车念聪,高彦彬,等.水红花子现代药理作用研究进展[J].北京中医药,2015,34(12):993-995.

[53] 凌嫚芝.桑明合剂治疗非酒精性脂肪肝60例[J].四川中医,2007(7):42-44.

[54] 牛莉,于泓苓.中药当归的化学成分分析与药理作用研究[J].中西医结合心血管病电子杂志,2018,6(21):

90，92.

[55] 崔红燕，顾伟梁，马越鸣，等.复肝丸对小鼠和大鼠肝纤维化模型的影响[J].中药药理与临床，2012，28（1）：137-141.

[56] 吴荻，鲍万国，丁艳华，等.消水汤治疗原发性肝癌腹水的临床及实验研究[J].中国中西医结合杂志，2005，25（12）：1066-1069.

[57] 周晓玲，唐农，余静芳，等.理中汤对肝硬化大鼠肠道微生态的影响[J].辽宁中医杂志，2018，45（7）：1521-1525.

[58] 鞠静，杜武勋.真武汤药效物质基础及温阳利水机制研究[J].杏林中医药，2016，36（7）：719-723.

[59] 欧立娟，刘启德.陈皮药理作用研究进展[J].中国药房，2006（10）：787-789.

[60] 魏华，彭勇，马国需，等.木香有效成分及药理作用研究进展[J].中草药，2012，43（3）：613-620.

[61] 邓爱平，李颖，吴志涛，等.苍术化学成分和药理的研究进展[J].中国中药杂志，2016，41（21）：3904-3913.

[62] 范冬冬，匡艳辉，向世勰，等.绞股蓝化学成分及其药理活性研究进展[J].中国药学杂志，2017，52（5）：342-352.

[63] 高艳青，刘俊.决明子的药理作用及其研究进展[J].中国药业，2008（8）：63-64.

[64] 徐瑛，陈晓蓉.张云鹏治疗脂肪性肝炎经验[J].四川中医，2005（10）：4-5.

[65] 唐标，邓常清.基于网络药理研究的降脂理肝汤治疗非酒精性脂肪肝病作用机制研究[J].中草药，2018，49（15）：3493-3500.

[66] 王玲，吴军林，吴清平.红曲降血脂功能的研究及应用概况[J].食品工业科技，2014，35（8）：387-389，393.

[67] 杨仕权，陈贵海，邓巍，等.血府逐瘀合二陈汤对肥胖大鼠内脏脂肪素等脂肪因子含量的影响[J].北京中医药大学学报，2015，38（2）：104-110.

[68] 高翔，汪静，张光海，等.祛痰活血汤干预大鼠非酒精性脂肪肝及其作用机制研究[J].泸州医学院学报，2013，36（5）：441-446.

[69] 黄涵签，王潇晗，付航，等.柴胡属药用植物资源研究进展[J].中草药，2017，48（14）：2989-2996.

[70] 钟艳花，林重，钟映芹，等.藿朴夏苓汤治疗糖尿病肝病大鼠的实验研究[J].广东药科大学学报，2017，33（5）：639-642.

[71] 李建学，樊祥富，刘学龙，等.枸杞子化学成分及其药理作用的研究进展[J].食品安全导刊，2016（24）：75.

[72] 王珏，黄学亮，赵红利.李佃贵教授治疗乙型肝炎后肝纤维化经验[J].河北中医，2004（12）：889.

[73] 黄宝康，秦路平，张朝晖，等.中药楮实子的临床应用[J].时珍国医国药，2002（7）：434-435.

[74] 胡云飞，徐国兵.牡丹皮及其主要成分牡丹皮酚的药理作用研究进展[J].安徽医药，2014，18（4）：589-592.

[75] 张喆，赵静洁，王永志，等.柴胡疏肝散药理作用及机制研究进展[J].中国中医药信息杂志，2017，24（9）：128-131.

[76] 高世荣.桂枝茯苓丸药理及临床应用综述[J].河南中医，2016，36（2）：358-359.

[77] 黄河胜，马传庚，陈志武.黄酮类化合物药理作用研究进展[J].中国中药杂志，2000，25（10）：589-592.

[78] 马养民，张志伟.构树属植物黄酮类化合物及其药理作用研究进展[J].时珍国医国药，2009，20（3）：733-734.

[79] 陈晓白，莫志贤.中药鸡骨草化学成分及药理研究进展[J].时珍国医国药，2008，19（7）：1781-1782.

[80] 陈晓白，甘耀坤，王晓平，等.毛鸡骨草活血化瘀作用的研究[J].玉林师范学院学报，2009，30（3）：69-72

[81] Mukhopadhyay，PK Panda，DN Das，et al.Abrus agglutinin suppresses human hepatocellular carcinoma in vitro and in vivo by inducing caspase-mediated cell death[J].Acta Pharmaco-logica Sinica，2014，35（6）：814-824.

[82] 国家药典委员会.中国药典[S].北京：中国医药科技出版社，2020.

[83] 杨香，宾学森.曾庆骅教授用复元活血汤治疗肝脓肿的经验[J].中国中西医结合杂志，1993（8）：491-492.

[84] 黄恒青.杨春波主任医师应用内消法治愈肝脓肿2例[J].福建中医药，2000（2）：23-24.

[85] 陈婧, 方建国, 吴方建, 等.鱼腥草抗炎药理作用机制的研究进展[J].中草药, 2014, 45(2): 284-289.

[86] 杨晓峪, 李振麟, 濮社班, 等.皂角刺化学成分及药理作用研究进展[J].中国野生植物资源, 2015, 34(3): 38-41.

[87] 杜义斌.熊继柏"抓主症"诊治恶性肿瘤经验[J].中医杂志, 2019, 60(4): 285-287, 321.

[88] 李朝军, 刘嘉湘.刘嘉湘教授治疗肝癌经验[J].山西中医, 2009, 25(12): 9-10.

[89] 王学江, 钱英, 丰平, 等. 榭芪散防治肝癌前病变的组化表型的研究［J］. 中华综合医学杂志, 2002 (3): 385-386.

[90] 丰平, 刘树红, 李霞, 等. 榭芪散对肝癌前病变大鼠肝脏线粒体结构的影响［J］. 中药药理与临床, 2008, 24(1): 56-57.

[91] 李晶滢.钱英教授辨治原发性肝癌学术思想及临床经验研究[D].北京: 中国中医科学院, 2015.

[92] 张秋云, 车念聪, 高连印.钱英辨治肝癌术后临床经验[J].北京中医药, 2010, 29(12): 905-906.

[93] 都金星, 刘平, 孙明瑜, 等.下瘀血汤对四氯化碳诱导的肝硬化大鼠肝脏血管新生的抑制作用[J].中西医结合学报, 2011, 9(8): 878-887.

[94] 崔箭.十灰散止血、凝血作用机制研究[J].山东中医药大学学报, 2004(6): 463-466.

[95] 边艳琴, 曹红燕, 董姝, 等.茵陈汤与甘露消毒丹对二甲基亚硝胺诱导肝纤维化大鼠模型的方证比较研究[J].中华中医药杂志, 2013, 28(5): 1396-1401.

[96] 王靖思, 陈兰羽, 刘玉琴, 等.孙桂芝从补脾胃, 治未病论治肝癌经验[J].中医杂志, 2015, 56(13): 1096-1098.

[97] 何立丽, 孙桂芝.孙桂芝治疗原发性肝癌经验[J].上海中医药杂志, 2009, 43(8): 3-4.

[98] 李翊, 彭代银.桃红四物汤的药理研究进展[J].安徽医药, 2011, 15(5): 529-531.

[99] 齐贺彬, 徐慧媛.史济招教授治疗慢性肝病合并瘤及瘤样增生经验[J].中国医刊, 2001(1): 53-54.

[100] 黄漠然, 赵文靖, 李晋, 等.牛黄及其代用品化学成分、分析方法和药理作用研究进展[J].药物分析杂志, 2018, 38(7): 1116-1123.

[101] 陈月桥, 张荣臻, 毛德文, 等.茵陈术附汤治疗慢性肝衰竭的临床研究进展[J].大众科技, 2015, 17(5): 101-104.

[102] 孙欢娜, 李勇.李勇教授采用中西医结合治疗慢加急性肝衰竭的经验总结[J].中国医药导报, 2018, 15(9): 114-117, 122.

[103] 李艳盛.茵陈四苓汤加减治疗慢性乙型肝炎的临床应用[J].中国实用医药, 2010, 5(4): 172-173.

[104] 李点.熊继柏教授诊治黄疸经验介绍[J].新中医, 2009, 41(8): 16.

[105] 赵杰.孙桂芝从肝脾论治胆囊癌经验初探[J].辽宁中医杂志, 2015, 42(11): 2081-2083.

[106] 张世昌.益气柔肝法治疗气阴不足型胆石病83例[J].上海中医药杂志, 1994(11): 29.